Rosita Arvigo
Nadine Epstein

# Die Maya-Hausmedizin

Rosita Arvigo
Nadine Epstein

# Die Maya-Hausmedizin

Kräuterrezepte
Massage
Geistheilung

Aus dem Englischen
von Jochen Eggert

Integral

*Die amerikanische Originalausgabe erschien 2001 unter dem Titel »Rainforest Home Remedies« im Verlag Harper San Francisco, USA.*

*Der Integral Verlag ist ein Unternehmen der Econ Ullstein List Verlag GmbH & Co. KG*

*ISBN 3-7787-9083-8*


*Umschlaggestaltung: HildenDesign, München*
*Gesetzt aus der Sabon und Benguiat bei Franzis print & media, München*
*Druck und Bindung: Clausen & Bosse, Leck*

Dieses Buch wurde zur Erinnerung an Don Elijio Panti
und andere traditionelle Heiler geschrieben.

Sie sind die »Wissenden«, die selbst in schwierigsten
Zeiten an der Wahrheit festhalten.

Dieses Buch ist eine Gemeinschaftsarbeit. Da es jedoch vor allem Rosita Arvigos berufliche und persönliche Erfahrungen enthält, haben wir für manche Abschnitte die Darstellung in der ersten Person gewählt.

# Inhalt

# Was die Maya-Heilkunde für Sie tun kann

Bietet unsere eigene »traditionelle« Heilweise uns nicht Schmerzmittel, Antidepressiva und Potenzpillen zuhauf? Wozu also auf die Informationen dieses Buches und die vorgestellten Heilmittel zurückgreifen? Was hätte ein ohnehin gehetzter Mensch wie Sie davon, sich auch noch mit Maya-Heilkunde zu befassen?

Nun, dieses Buch wird Ihnen zeigen, daß die Maya-Medizin

- etwa fünfundachtzig Prozent der häufigsten Gesundheitsstörungen abdeckt,
- Ihnen mehr Initiative bei Ihrem eigenen Gesundungsprozeß erlaubt,
- Ihr Gefühl der Verbundenheit mit der Natur erneuert und vertieft,
- Ihr Team von Helfern erweitert, weil Sie auf Pflanzen, Massage, Bäder, Gebet und Ritual zurückzugreifen lernen,
- dem Unbekannten und Unsichtbaren innen wie außen Freiräume erschließt,
- dem Heilen eine spirituelle Dimension gibt, die wir in der modernen Medizin meist vergeblich suchen,
- den Menschen als Energiewesen in unser Gesundheitsdenken einbringt (eine durch neuere Forschung bestätigte uralte Vorstellung etwa bei den Indianern, Indern und Chinesen),
- erkennbar macht, weshalb die Investition von Zeit in das Heilungsgeschehen sinnvoll und lohnend ist,
- unser Verständnis der Welt vertieft,
- Ihnen vermittelt, daß die Natur weder erschreckend noch unergründlich ist,

- Ihnen natürliche, ungiftige und erschwingliche Alternativen als Ergänzung der Schulmedizin anbietet,
- gemeinschaftsbildend wirkt, weil sie zu gegenseitiger Hilfe anregt,
- dauerhaftere Heilerfolge zeitigt,
- Körper und Seele stärkt, anstatt sie zu schwächen,
- Ihre Seele einbezieht,
- eine bewußtseinserweiternde spirituelle Sicht der Welt vertritt,
- falsch verstandenes menschliches Leiden erklärt,
- Hand in Hand mit der natürlichen Selbstheilungstendenz des Körpers arbeitet.

Zudem macht Maya-Heilkunde auch noch Spaß. Es gibt kaum etwas Schöneres als ein Kräuterbad nach Maya-Art, das durch Gebet und liebevolle Hinwendung zu einer spirituellen Erfahrung wird.

Warum also nicht von den Maya lernen? Suchen Sie sich das Beste aus diesem echten überlieferten Wissen heraus, um es in Ihrem dicht gedrängten Leben anzuwenden. Probieren Sie es aus, und Sie werden erfahren, was die Maya-Heilkunde für Sie tun kann.

# Vorwort

Don Elijio Panti, einer der letzten großen *H'men* der Maya, starb 1996 im Alter von 103 Jahren. *H'men* (Aussprache: Hehmen) bedeutet im Mopan-Dialekt »Wissender« beziehungsweise »Wissende«. Ein H'men ist Arzt/Ärztin und zugleich Priester/Priesterin, weshalb er oder sie im körperlichen wie im spirituellen Bereich zu heilen vermag.

Don Elijio wurde in San Andreas geboren, einem kleinen, an einem steilen Hang gelegenen Mopan-Dorf oberhalb des Peten-Itza-Sees in Peten, Guatemala. Als er elf Jahre alt war, brachte sein Vater im Rausch einen Mann um. Don Elijios Mutter steckte ihren Sohn in ihr Umschlagtuch und floh mit ihrem Mann ins benachbarte Belize, das damalige British Honduras.

Don Elijio wuchs in dem an einem Fluß gelegenen beschaulichen Maya-Dorf Succotz auf, einige Kilometer von Belizes Westgrenze zu Guatemala entfernt. Der beherrschende Einfluß seiner Kindheit und Jugend war sein Vater, ein bekannter *Hechisero* – so nennt man einen Schwarzmagier, der seine Kräfte eher zu finsteren Zwecken einsetzt.

Der kleine Elijio fühlte sich früh zu den Pflanzen und zur Heilkunst hingezogen, doch der Weg seines Vaters lag ihm überhaupt nicht. Er heiratete, wie es damals noch üblich war, recht jung, mit fünfzehn, und arbeitete für den Unterhalt seiner Familie als *Chiclero*. Wochen- und monatelang lebte und arbeitete er dann in den Lagern tief im Regenwald, wo man den Sapodillbäumen ihr Latex abzapfte, um daraus Chiclegummi zu gewinnen, der bis zur Erfindung synthetischer Ersatzstoffe die Hauptzutat bei der Kaugummiherstellung bildete. Das Anzapfen der Bäume war harte und gefährliche

Arbeit. Wenn die Lager geschlossen wurden, mußten sich die dort arbeitenden Männer und Frauen neue Verdienstmöglichkeiten suchen.

In seinem letzten Jahr als Chiclero arbeitete Don Elijio in einem nahe der Maya-Ruinenstadt Tikal in Guatemala gelegenen Lager. Dort lernte er Jeronimo Requena kennen, einen über große Kräfte gebietenden H'men, der auch als Lagerarzt fungierte. Don Elijio suchte einen neuen Beruf, und Requena fand sich bereit, ihn in der Kunst des Heilens zu unterweisen.

So fügte es sich, daß Don Elijio sich in einen mündlich überlieferten Wissensschatz einzuarbeiten begann, der seit Jahrtausenden von H'men zu H'men weitergegeben worden war. Er lernte im Schatten des großen Jaguartempels von Tikal. Er war ungefähr dreißig Jahre alt.

Nachdem er zwei Jahre lang die heilkräftigen Pflanzen studiert und eifrig zu den Geistern der Maya gebetet hatte, bekam er sein *Sastun*. Ein Sastun ist ein Stein oder Kristall, durch den manche Heiler mit der Geisterwelt kommunizieren. Don Elijios Sastun war ein grünlicher transparenter Stein von der Größe einer Murmel. Mit dem Besitz dieses Steins war er nun selbst ein H'men.

Sechzig Jahre verbrachte er von da an größtenteils in dem kleinen Mayadorf San Antonio in den Ausläufern der Maya Mountains, um in seiner winzigen baufälligen »Praxis« sein Heilwissen anzuwenden. San Antonio blickte auf eine lange Geschichte des Schamanismus und der Ausbildung Heilkundiger zurück.[1] Bei seiner Arbeit der Heilung von Körper und Geist standen Pflanzenheilmittel und Körperarbeit im Vordergrund. Allmählich verbreitete sich sein Ruf, und obgleich San Antonio sehr abgelegen war, fanden die Hilfesuchenden ihren Weg zu ihm, Anfangs zu Fuß oder auf Eseln, später mit dem Auto oder Pick-up.

Es war kein leichtes Leben für Don Elijio. Wie die meisten traditionellen Heiler hatte er keine nennenswerten Einnahmen, und sogar an der gebührenden Achtung fehlte es mitunter. Während der protestantischen Evangelisierungskampagne in den fünfziger Jahren traten in Mittelamerika viele Dorfbewohner zum Protestantismus über, darunter auch einige von Don

Elijios Enkelkindern. Seine Praxis blieb zwar selten leer, doch galt er bei vielen jetzt als ein Relikt der Vergangenheit, als einer, der nichts als wertlosen Aberglauben zu bieten hatte. Es kam sogar vor, daß man ihn der schwarzen Magie beschuldigte.

Solche Verleumdungen waren die Maya freilich seit dem sechzehnten Jahrhundert gewohnt. Die Spanier hatten die Maya von Anfang an wissen lassen, wie wenig sie von ihren Überzeugungen hielten. Sie bezeichneten die H'men der Maya als *Brujos* oder Hexer, und Diego de Landa, der erste Bischof von Yucatán, nannte die Maya »Dämonenanbeter«. Trotz aller Repressalien hielten die Maya an ihrer Religion fest und versuchten ihren Glauben mit dem Katholizismus in Einklang zu bringen. Im Laufe der Zeit zeigte sich die katholische Kirche auch immer toleranter gegenüber den Überzeugungen der Maya, doch für den Protestantismus gilt dies leider nicht.

Interessanterweise war Don Elijio bei den Medizinern und medizinischen Pflegekräften von Belize keineswegs ein Geächteter; gelegentlich wurden sogar schwierige Fälle direkt an ihn verwiesen. Das heutige Belize ist mit seinen weniger als zweihunderttausend Einwohnern ein vielsprachiges, multiethnisches Gemeinwesen, in dem niemand mehr an unterschiedlichen kulturellen und heilkundlichen Praktiken Anstoß nimmt. Die Menschen in den Dörfern haben sich seit Generationen an die traditionellen Heiler gewandt, die stets geachtete Mitglieder der Gemeinschaft waren. Infolgedessen hat die wissenschaftliche Medizin nie den gleichen Ausschließlichkeitsanspruch erheben können wie in Europa und den USA.

Als ich Don Elijio 1982 zum ersten Mal begegnete, hatte sein Leben einen Tiefpunkt erreicht. Er war schon über achtzig, und niemand war ernsthaft daran interessiert, die alte Heilkunst zu erlernen. Traditionelle Maya-H'men geben ihr Wissen an von ihnen selbst ausgebildete Lehrlinge weiter. Don Elijio hatte keinen Lehrling.

Seine Frau Chinda war nach fünfundsechzig Jahren Ehe gestorben, und die Einsamkeit setzte ihm sehr zu. Er war bei erstaunlich guter Gesundheit, sprach allerdings gern dem Alkohol zu. In den ersten drei Jahren nach Chindas Tod trank er ständig und brachte sich bei dem Versuch, seinen Schmerz zu ertränken, beinahe selbst um. Als ich ihn das erste Mal sah, hatte er mit dem Trinken schon wieder aufgehört.

Ich fand bald heraus, daß er keinen Lehrling hatte, und bot mich an. Er lehnte ab. Er sagte: »Eine *Gringa* ausbilden – wer hätte davon etwas? Irgendwann mußt du wieder nach Hause, das ist nun mal der Lauf der Dinge, und dann hätte hier oben keiner mehr etwas von dem, was ich dir beigebracht habe.«

So arbeitete ich ein Jahr lang als seine Helferin und tat alles, um mich als nützlich und würdig zu erweisen. Ich zerschnitt Pflanzen und erntete Mais, ich lauschte ungezählte Stunden seinen wunderbaren Geschichten und setzte mein Können als Masseurin ein, um seine Schmerzen zu lindern. Schließlich gab er nach und erklärte sich bereit, mein Lehrer zu sein – aber nur unter der Bedingung, daß seine Leute nie ohne einen Heilkundigen bleiben durften. Ich willigte ein.

Zum Glück hatte ich einen Mann und eine Familie, die mich in den jetzt folgenden zehn Jahren der Ausbildung unterstützten. Don Elijio und ich wurden sehr gute Freunde. Anderen gegenüber nannte er mich seine Tochter.

1994 habe ich mit dem Buch *Sastun: My Apprenticeship with a Maya Healer* (*Mein Leben als Medizinfrau*, 1995) einen Bericht über diese Jahre bei Don Elijio vorgelegt und seitdem Tausende von Briefen, E-Mails und Anrufen von Menschen erhalten, die von den Möglichkeiten der Maya-Heilkunde fasziniert sind. Manche erzählten mir, wie sehr die Begegnung mit Don Elijio – sogar in einem Buch – sie begeistert habe. Sie sagten, sie hätten beim Lesen das Gefühl gehabt, sie seien wirklich dort mit uns im Regenwald. Tausende haben inzwischen den Regenwald-Medizinlehrpfad der Ix Chel Farm in Belize erlebt. Und viele weitere haben meine Workshops und Vorträge überall auf der Welt besucht. Jeden Tag bekomme ich einen Brief, einen Anruf, eine E-Mail oder einen Besuch von jemandem, der für sich selbst oder einen nahestehenden Menschen Heilung sucht.

Dieses Echo geht, um ehrlich zu sein, ein wenig über das hinaus, was ich verkraften kann, und so ringe ich häufig mit dem von Don Elijio vorausgesagten Schicksal: Als traditioneller Maya-Heilkundiger muß man darauf gefaßt sein, daß die

Menschen, denen man hilft, einen nicht nur überschwenglich preisen, sondern auch geringschätzen.

»Das ist ein einsamer Weg, mein Kind«, pflegte Don Elijio zu sagen. »*Curanderos*, Heiler, besitzen nicht oft das Vertrauen eben der Menschen, denen sie helfen. Sie fürchten uns, sie beneiden uns, und manche hassen uns. Die Gerüchteküche hat immer Hochbetrieb. Wenn wir Leute heilen, die anderswo keine Hilfe gefunden haben, nennen sie uns Hexer. Aber in der Nacht, wenn du deinen müden Körper in die Hängematte sinken lassen möchtest, hörst du es plötzlich klopfen, und dann steht genau der, der dich am Tag einen Hexer genannt hat, vor der Tür und hält ein Kind im Arm, das schon an der Schwelle des Todes steht. Tag und Nacht, du hast niemals Ruhe.«

Genauso ist es auch für mich gekommen. Ein Privatleben gibt es nur ausnahmsweise, und häufig sehe ich mich Argwohn und Neid ausgesetzt. Zeit ist etwas Kostbares, schwer zu Beschaffendes geworden.

Einerseits sehe ich, daß ich niemanden abweisen kann, der Hilfe braucht, aber andererseits kann ich mich unmöglich persönlich um jeden einzelnen kümmern. Ich kann nicht einmal allen antworten, die schriftlich um Rat bitten. Schon bei Don Elijio riß der Strom der Patienten nie ab, aber wenigstens hatte er noch kein Telefon, keine E-Mail-Adresse, kein Faxgerät und kein Postfach, und er reiste nicht durch die ganze Welt.

Mit diesem Buch möchte ich das Problem ein wenig entschärfen. Es wendet sich an jene, die mehr über das uralte Heilwissen der Maya erfahren möchten, um ihm dann einen Platz in ihrem Leben, vielleicht sogar in ihrer beruflichen Arbeit zu geben, die aber keine Zeit oder Gelegenheit haben, bei einem echten Meister dieser Tradition in die Lehre zu gehen.

Seit Don Elijios Tod drängt es mich ganz besonders, all das aufzuschreiben, was ich im Laufe von zwanzig Jahren von ihm und anderen traditionellen Heilern gelernt habe. Don Elijios letzte, todbringende Erkrankung trat 1996 ein. Noch im Vorjahr hatte ich ihn als einen Menschen von erstaunlicher körperlicher und geistiger Kraft erlebt, aber er starb dann doch einen sehr schweren Tod, und seine letzten Tage zu erleben, war auch für mich schmerzhaft.

Dann jedoch wurde ihm endlich die Anerkennung zuteil, die er längst verdient gehabt hätte. Hunderte zutiefst dankbarer Patienten nahmen an dem eindrucksvollen Staatsbegräbnis teil. Vertreter der Öffentlichkeit, Nachbarn und Professoren stimmten das Loblied dieses bescheidenen Mannes an, der der Welt so viel von seiner Liebe, seinem Humor und seiner herzlichen Art gegeben hatte, dessen Heilkunst die Menschen so viel verdankten. Darunter waren sogar einige von denen, die ihn als Fossil und Narren verlacht oder einen Dämonenanbeter genannt hatten.

Einmal meldete sich über unser knackendes Funktelefon in Belize sogar ein Reporter der *New York Times*. Er schrieb einen Nachruf auf Don Elijio, der nie in den USA gewesen war und sich nur selten mehr als fünfzig Meilen von San Antonio entfernte. Er besaß kaum Schulbildung und hatte sein Lebtag keine Zeitung gelesen. Daß es eine *New York Times* gab, hätte er nicht einmal gewußt.

Die Überschrift des Nachrufs lautete: »Maya-Heiler mit Verbindung zur Moderne«. Im Text hieß es: »Elijio Panti, ein traditioneller Heiler, dessen Kräuterheilmittel die Aufmerksamkeit wissenschaftlicher Mediziner erregten und Tausende von Patienten seine bescheidene Hütte in Belize aufsuchen ließen, starb am Sonntag in seinem Heimatort San Antonio. Er wurde 103 Jahre alt und galt als der letzte Meister der Maya-Heilkunde in Belize.«

In der Nacht nach Don Elijios Tod hatte Greg, mein Mann, einen Traum. In diesem Traum befand er sich selbst im Bett, und Don Elijio lag auf dem Boden. Er sah alt und krank aus. Dann erhob er sich und war plötzlich in einen viel jüngeren, kräftigeren Don Elijio verwandelt. Er stieg ins Bett, gab mir einen Kuß, umarmte mich und zeigte dann in eine Ecke des Zimmers. Dort befand sich ein ungefähr fünfzehnjähriger Maya-Junge. Das Gesicht dieses Jungen änderte sich ständig und verwandelte sich in die Gesichter von vielen anderen Maya-Jungen und -Mädchen.

Don Elijio sagte: »Nehmt diese Kinder, als wären es eure eigenen. Bildet sie aus, und bringt ihnen bei, einander zu helfen.«

Um dieser Bitte zu entsprechen, veranstaltet die Ix Chel Farm jedes Jahr ein zehntägiges Sommerlager, bei dem Kindern vermittelt wird, wie wichtig es ist, die Heilpflanzen zu schützen und die überlieferte Heilkunst zu bewahren. Während dieses Sommerlagers sind traditionelle Heiler anwesend, die Geschichten erzählen, Wissen vermitteln und den Gebrauch ihrer Heilmethoden demonstrieren. Wir hoffen, daß aus einem der teilnehmenden Kinder eines Tages ein H'men wird und die Weitergabe des Wissens nicht abbricht.

## Zur Handhabung dieses Buches

Es gibt so vieles, was wir von den Maya lernen können!

Dies ist ein Selbsthilfebuch, das auf den Prinzipien der Maya-Medizin und Maya-Heilkunde basiert. Sie werden ebenso einfache wie bewährte Anleitungen zur Herstellung alter und neuer Heilmittel finden, welche die natürlichen Selbstregulierungs-, Selbstheilungs- und Regenerationskräfte des Körpers unterstützen. Außerdem bietet das Buch Anregungen für die Gesunderhaltung von Geist und Seele.

Für manche Maya-Heilmittel würde man unmittelbare persönliche Anleitung durch einen H'men benötigen, aber es gibt viele andere, die man selbständig anwenden kann, und die finden Sie hier. Dieses Buch wird keine/n H'men aus Ihnen machen, und das kann auch nicht seine Absicht sein. Es ist jedoch der wichtigsten Funktion eines H'men verpflichtet: wahrer Heilung.

Worum es Ihnen auch gehen mag, dieses Buch wird

### Wichtige Begriffe der Maya-Heilkunde

H'men (männlich und weiblich): Wissender, Heiler, Arzt-Priester, Schamane

Ch'ulel: Die Lebenskraft in allem Existierenden; ähnlich dem chinesischen *Qi* oder dem indischen *Prana*

Sastun: Stein oder Kristall, den ein H'men benutzt, um mit den Geistern zu kommunizieren

Xiv (Aussprache: Schiev): Heilpflanzen

sich Ihnen jedenfalls am besten erschließen, wenn Sie den einleitenden ersten Teil lesen. Hier erfahren Sie einiges über die Maya-Heilkunde und ihre Wurzeln sowie über das Weltbild der Maya.

Der zweite Teil stellt Heilmittel für häufige körperliche Krankheiten vor und widmet sich auch den Besonderheiten bei Frauen, Männern und Kindern. Um Ihnen den Zugriff zu erleichtern, haben wir die Krankheiten hier alphabetisch angeordnet.

Die Maya bedienen sich, wie Sie sehen werden, einer breiten Palette von Hausmitteln. Wir haben bei jeder Gesundheitsstörung möglichst viele dieser Mittel angeführt; es sind größtenteils Mittel, deren Zutaten Sie sich ohne große Mühe besorgen können. Für die wenigen Pflanzen, die nicht ohne weiteres zu finden sind, die wir aber ihrer Wirksamkeit wegen genannt haben, geben wir Ihnen im Anhang Informationsquellen an.

Sie werden unterwegs immer wieder auf Rezepte für Arzneimittel und gelegentlich auch für gesundheitlich wertvolle Speisen stoßen. Sie finden diese Rezepte in eigenen Textkästen unter den Überschriften »Schnelle Hilfe«, »Aus der Küche« und »Altes Wissen«.

Im dritten Teil geht es um Körperarbeit. Hier erläutern wir die Philosophie der Maya-Massage und stellen Techniken vor, die Sie an sich selbst oder an Freunden ausprobieren können. Vielleicht erstaunt es Sie zunächst, daß in einem Buch über Hausmittel von Massage die Rede ist, aber Massage gehört zu den sehr wichtigen Bestandteilen der Maya-Medizin und besitzt hier einen ganz eigentümlichen Stellenwert. Unseres Wissens ist bisher noch nichts zu diesem Thema veröffentlicht worden.

Den vierten Teil, der sich dem spirituellen Heilen zuwendet, sollten Sie unbedingt lesen. Hier werden Sie erfahren, wie die Maya spirituelle Erkrankungen auffassen und behandeln. Außer den Arzneimitteln werden wir Ihnen hier auch Rituale und Gebete nahebringen. Wir hoffen, daß Sie hier vielleicht Aufschluß über Probleme bekommen, die wir alle haben, aber selten verstehen.

Und vergessen wir nicht die eigentlichen »Helden« dieses Buches, die Heilpflanzen. Wir erzählen Ihnen hier von Pflanzen, die es im Regenwald gibt, und von anderen, die vielleicht in Ihrem Garten wachsen, die Sie in Ihrem Gewürzregal finden oder im Laden kaufen können. Wir leiten Sie Schritt für Schritt bei der Anlage Ihres eigenen Heilpflanzengartens an. Und für den Fall, daß Sie Näheres über bestimmte Pflanzen in Erfahrung bringen möchten, gibt es im Anhang eine Liste der wissenschaftlichen Pflanzennamen. Schließlich geben wir noch Informationsquellen an für den Fall, daß Sie bestimmte Pflanzen oder Samen suchen und Informationen einholen oder sich nach Praktizierenden der Maya-Medizin erkundigen möchten.

Setzen Sie alle in diesem Buch genannten Heilmittel mit Augenmaß ein. Achten Sie auf Nebenwirkungen und mögliche allergische Reaktionen; denken Sie schon vor der Anwendung an mögliche Wechselwirkungen der Pflanzenarzneien mit sonstigen Medikamenten, und sprechen Sie sich stets mit Ihrem Arzt ab. Brechen Sie die Einnahme der Kräutermittel sofort ab, wenn Sie unerwünschte Nebenwirkungen spüren. Einige der Mittel könnten für die Zeit der Schwangerschaft ungeeignet sein. Sehen Sie dann nach, ob Sie im Abschnitt über Frauenkrankheiten umsetzbare Vorschläge finden.

Denken Sie daran, daß Selbstdiagnosen gefährlich sein können. Buschärzte vermögen zwar in Notsituationen Erstaunliches zu bewirken, aber es wird doch immer Fälle geben, die man besser der modernen Medizin überläßt. Verstehen Sie dieses Buch also bitte nicht als Erste-Hilfe-Leitfaden in Notfällen.

### Wichtige spanische Begriffe der Maya-Heilkunde

Susto: Schreck
Pesar: Trauer, Kummer, Gram
Invidia: Neid
Tristeza: Traurigkeit
Bajos: Kräuterdampfbad
Ciro: Magenbeschwerden
Mal ojo: der böse Blick
Pinchar: primitives Akupunktursystem der Maya
Ventosa: Schröpfen
Viento: Wind
Sobadera: Anwender der Maya-Massage
Espiritos: Geister
Hechisero: Schwarzmagier
Curandero: Heiler

Das Heilwissen der Maya kann ein zusätzliches Instrument sein, soll aber nicht den Besuch bei Ihrem Hausarzt und anderen Vertretern der Heilberufe ersetzen.

Dieses Buch ist ausschließlich als Informationsquelle gedacht. Die hier gegebenen Informationen dürfen auf keinen Fall als Alternative zur Beratung oder Beurteilung durch Ihren Arzt oder andere Vertreter der anerkannten Heilberufe aufgefaßt werden.

Alle in diesem Buch enthaltenen Informationen sind sorgfältig auf ihre Richtigkeit überprüft worden. Die Autorinnen und der Verlag lehnen jedoch jegliche Verantwortung für nachteilige Wirkungen ab, zu denen es durch die Anwendung der hier gegebenen Informationen kommen könnte.

# ERSTER TEIL

# Grundzüge der Maya-Medizin

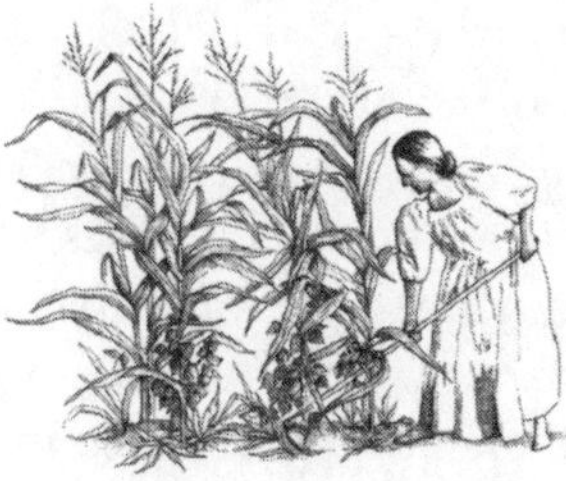

Viele Menschen halten die Maya für ein Volk der Vergangenheit, was vielleicht an den faszinierenden Städten liegt, die ihre Vorfahren hinterlassen haben. Auch mich begeistert der Anblick der über Belize und Mittelamerika verstreuten alten Tempel, Paläste und Hügel jedesmal. Die Ix Chel Farm, mein Zuhause, liegt auf einem dieser Hügel.

Ich habe dreißig Jahre bei den Maya gelebt und kann Ihnen versichern, daß sie sehr lebendig sind! Viele ihrer achtundzwanzig Sprachen werden noch heute in Teilen von Mexiko, Guatemala, Belize, Honduras und El Salvador gesprochen. Und neben den Sprachen sind auch einige der alten Traditionen erhalten geblieben. Die Maya-Heilkunde dürfte eine der reichsten Traditionen sein, die der von den Spaniern angerichteten Verwüstung widerstanden haben.

Die architektonischen, astronomischen, mathematischen und technischen Leistungen der Maya faszinieren uns seit Generationen, aber nur wenige wissen um die hochdifferenzierte und wirksame Medizin dieses Volkes. Als 1982 meine Zusammenarbeit mit Don Elijio begann, ging es mir vor allem um seine Kenntnisse im Bereich der Pflanzen und pflanzlichen Heilmittel, die ich gern in meinem eigenen Heilberuf anwenden wollte. Ich hatte in Südmexiko jahrelang in der Nähe von Maya und Nahuatl-Indianern gelebt, war aber noch so gut wie gar nicht mit deren umfangreichen medizinischen Wissen vertraut.

Erst nach und nach ging mir auf, daß Don Elijio und die Maya sehr viel mehr als bloß Pflanzenkenntnisse zu bieten hatten. Die Kenntnis der Pflanzen und ihrer Anwendung ist nur ein Aspekt ihres Wissens, wenn auch ein sehr wesentlicher.

Für die Ethnologen ist die Maya-Heilkunde ein medizinisch-religiöses System. Bei körperlichen Erkrankungen unterschiedlichster Art verfügen sie über Arzneien, die jeder – vor allem jeder Angehörige eines Heilberufes – sicher gern in den Heilmittelschatz aufnehmen würde. Körperliche Erkrankungen wie Magenschmerzen oder infizierte Wunden gehören zur sichtbaren Welt, und man begegnet ihnen mit »natürlich-empirischem« Wissen.

Ebenso wirksame Mittel gibt es bei den Maya jedoch gegen Erkrankungen des Geistes, also Dinge, die dem äußeren Auge nicht sichtbar sind, etwa Traurigkeit, Kummer, Schreck oder Neid. Sie gehören der »magisch-mystischen« Welt an und fallen traditionell in die Zuständigkeit der H'men. Für Maya-Heiler sind an solchen Krankheiten der Seele auch Geister beteiligt – sie sind »übernatürlichen« Ursprungs –, und Geister können sowohl krank machen als auch heilen.

Der natürliche und der übernatürliche Teil des alten Heilwissens greifen ineinander. So besteht zwischen den Wirkkräften der Pflanzen und der menschlichen Seele für die Maya kein grundsätzlicher Unterschied. Das ist für ein von Kindesbeinen an im Unterscheiden und Trennen geschultes westliches Bewußtsein nicht immer leicht nachzuvollziehen. Da die Maya-Medizin diese beiden Welten als Einheit betrachtet, geht sie in mancher Hinsicht über die moderne Medizin hinaus.

Mich fesseln vor allem die Geister der Maya, die Vorstellung von spirituellem Kranksein und spiritueller Heilung. Dann gefällt mir auch, daß diese Geister als etwas ganz Alltägliches angesehen werden. Man achtet sie und gedenkt ihrer bei allem, was täglich zu tun ist, und nicht nur während eines wöchentlichen »Termins« in der Kirche oder Synagoge. Der spirituelle Aspekt der Maya-Heilkunde vermag die Leere zu füllen und die Sehnsüchte zu befriedigen, die so vielem Kranksein zugrunde liegen.

Ich habe die »magische« Seite der Maya-Medizin über die Jahre hin als immer wertvoller für meine Patienten und mich selbst empfunden. Es öffneten sich mir Türen, deren Existenz ich früher nicht einmal vermutet hätte. Erst durch die Lehre von den Krankheiten des Geistes habe ich verstanden, weshalb – bei gleicher Krankheit und Behandlung – manche Menschen gesund werden und andere nicht.

Für solches Wissen wäre auch in der modernen Zivilisation genügend Platz. Seit den sechziger Jahren erobern sich Menschen des Westens die östlichen Heiltraditionen, und dieses Interesse ist weiterhin stark. Es wäre gewiß klug, den Blick auch einmal nach Süden zu wenden und die alte Weisheit der Maya in den Wissensschatz der Welt aufzunehmen.

Traditionelle Heilkunst ist ein Webteppich, an dem Menschen aller Zeiten und Weltregionen gewebt haben. Die Muster setzen sich in Abwandlungen von Kultur zu Kultur fort, und die Grundthemen sind universaler Natur. Manches von dem, was Sie hier über die Maya lesen werden, wird sich wohl mit Ihrer eigenen Intuition decken. Der Anteil der Maya an diesem Webteppich ist zwar bisher weitgehend übersehen worden, doch die Farben und die Muster sind da und bilden für den, der hinschaut, ein Weltwissen ab.

Manchmal, sehr selten, wird das lange Zeit als abwegig Erachtete in einem späteren Jahrhundert zur Selbstverständlichkeit. Die Zeit der Maya ist jetzt gekommen. Die Zeit, könnte man sagen, hat sie eingeholt. Vielleicht haben wir aber nur endlich aufgehorcht.

Einer Legende zufolge wird der Prophet und König der Maya und Azteken eines Tages zurückkehren. Er heißt bei den Azteken Quetzalcoatl, und die Maya nennen ihn Kukulcan. Beide Namen künden von der »gefiederten Schlange«, und die Schlange ist seit unvordenklichen Zeiten in vielen Kulturen der Welt und so auch bei den Maya das Symbol der Medizin und der heilenden Kräfte.

Der große Gottkönig weissagte, es würden eines Tages »auf den Schwingen einer Taube« weiße Menschen ins Land kommen, deren Anführer verschiedenerlei Füße hätten, den einer Taube und den eines Adlers. Diese weißen Menschen würden sich für Tauben ausgeben, aber wie Adler handeln. Sie würden den roten Menschen ihr Land, ihre Religion, ihre Frauen und ihre Würde nehmen, und es würden Jahrhunderte der Sklaverei und der Leiden folgen.

Dann würden eines Tages andere weiße Menschen auftauchen, Menschen mit zwei Taubenfüßen, und sie würden Liebe und Brüderlichkeit ausrufen. Das sind der Prophezeiung zufolge die Menschen, die sich mit den Indianern zusammentun und eine Zeit der Erneuerung einläuten werden, eine Zeit der gegenseitigen Achtung und einer neuen Wertschätzung der beinahe untergegangenen alten Lebensweise. Nach und nach, so heißt es weiter, wird der Rote Mann seine frühere Stellung zurückgewinnen und sich dem Weißen Mann mit den Taubenfüßen anschließen, um gemeinsam eine bessere Welt zu schaffen.

## Sechs Prinzipien der Maya-Medizin

Betrachten wir jetzt die Grundprinzipien der Maya-Medizin, wie sie heute noch in weiten Teilen Mittelamerikas praktiziert wird.

### 1. Ch'ulel, die Lebensenergie

Die Maya gleichen den anderen indigenen Kulturen von Alaska bis Brasilien darin, daß sie das Heilige in allem Lebendigen erkennen und achten. Kräuter, Bäume, Steine, Tiere und Menschen – sie alle sind heilig.

Alles in dieser Schöpfung ist erfüllt von Ch'ulel, einer vibrierend lebendigen Kraft, die für die Maya aus einer göttlichen Quelle sprudelt. Sie sehen den gesamten Kosmos – Berge, Häuser, Quellen, heilige Orte, den Himmel, die Erde – als von Ch'ulel durchdrungen.

Das Wort »Ch'ulel« hat den gleichen Ursprung wie *ch'ul* oder *k'ul*, das bei den alten Maya soviel wie »heilig« oder »göttlich« bedeutete.[1] Die Maya-Könige wurden *Ch'ul ahaw* genannt, Herren der Lebenskraft. Ch'ul ist außerdem eines der Maya-Wörter für die Seele.

Ch'ulel ist mit der in den alten chinesischen Quellen *Qi* (frühere Schreibweise *Ch'i*) genannten Kraft vergleichbar, aber auch mit dem indischen *Prana*, dem *Mana* der Huna und dem *Mojo* des Vudu. In der modernen Medizin kommt dieser Begriff der Lebenskraft nicht vor, aber wir finden ihn in den Heilsystemen und spirituellen Anschauungen überall auf der Welt, und er existiert wohl schon, seit es Menschen gibt. Sehen Sie sich beispielsweise im Kabbalismus um, in den Schriften des vorsokratischen Griechenland, etwa bei Heraklit, in den Lehren der Ojibwa oder auch im Pantheismus. In der heutigen Breitenkultur begegnet uns der Begriff schlicht als »die Kraft« in *Star Wars*. Mit einem Wort: Ch'ulel ist eine universale Kraft, durch die unser gesondertes Ich in das Gewebe der Welt eingebunden ist.

Wenn Ch'ulel in allen Dingen ist, leuchtet es ein, daß Maya-Heiler mit Pflanzen, Steinen, Tieren, Mineralien, Wasser und vor allem durch das Gebet zu heilen vermögen. Die zentrale Vorstellung der Maya-Medizin besteht darin, daß wir von Heilmitteln umgeben sind. Wir finden sie direkt vor unserer Tür, aber auch an Wegrändern und in den Bäumen und anderen Pflanzen, in Steinen und Tieren, in Gebeten und in unseren Träumen. Mutter Erde ist voller heilender Kräfte.

Von besonderer Bedeutung ist das Gebet. Ein Gebet bündelt das Ch'ulel und richtet es wie einen Laserstrahl auf die Stelle aus, wo es benötigt wird. Es wirkt wie ein Ch'ulel anziehender Magnet.

### Mensch und Tier teilen sich die Lebenskraft

Die Maya von Yucatán kennen übernatürliche Wächter oder Beschützer, die sie *Chanul* nennen. Ein Chanul teilt sich mit einem Menschen von dessen Geburt an Ch'ulel und nimmt für gewöhnlich die Gestalt eines wilden Tieres an. In der Schamanensprache wird ein Chanul manchmal auch »Kraft-Tier« genannt.

Dem überlieferten Glauben zufolge wird bei der Geburt eines Menschen zugleich der ihm zugehörige Chanul in der Geisterwelt geboren. Dieser Chanul wird dort festgehalten, bis er um Hilfe und Schutz angerufen wird. Manche Schamanen lassen sich vom Chanul helfen. Andere, zum Beispiel Don Elijios Lehrer Jeronimo Requena, können sich in ihr Chanul verwandeln und ihr Ch'ulel auf dieses Wesen übertragen.

In einem Zeitschrifteninterview erläuterte die verstorbene Maya-Kennerin Linda Schele: »Die wichtigsten Austauschprozesse im Leben finden nicht zwischen Mensch und Mensch, Mensch und Ort oder Mensch und Tier statt, sondern zwischen dem Ch'ulel und allem anderen. Menschen können ihr Ch'ulel teilweise verlieren, und dann bedarf es bestimmter Zeremonien, um die Kraft zurückzugewinnen.«

Verlust der Seele oder des Ch'ulel ist eine gemeinsame Vorstellung schamanistischer Kulturen. Nach Auffassung der Zinacanteco-Maya setzt sich das Ch'ulel eines Menschen aus dreizehn Anteilen zusammen.[2]

Gehen einer oder mehrere dieser Anteile verloren, wird der Mensch krank. Bei einem solchen Verlust der Seele bemühen sich alle Heiltraditionen der Maya, auch die ganz praktischen und handgreiflich ausgerichteten, die Seele durch geeignete Mittel in den Körper zurückzulocken. Eines der Hauptziele der Maya-Medizin besteht darin, stets ein ausgewogenes Verhältnis zwischen dem einströmenden und ausströmenden Ch'ulel zu wahren.

## 2. Keine Trennung zwischen dem Spirituellen und dem Stofflichen

Wenn Ch'ulel in allem ist, kann es keine Trennung zwischen Geist, Körper und Seele geben. Ch'ulel ist in jedem der drei Bereiche, und jeder ist für Gesundheit, Wohlbefinden, Stabilität und das nicht immer leicht zu verwirklichende innere Gleichgewicht – für das Glück des Menschen – gleich wichtig.

Das Geistige und das Körperliche bilden für die Maya ein Kontinuum, und zwischen den beiden ist nur eine Art zarter Schleier, den ein H'men durchdringen kann. Die Gefühle des Menschen sind mit diesem Schleier verwoben und können sich daher körperlich oder geistig manifestieren.

Durch diesen zarten Schleier bleiben die beiden Bereiche füreinander sichtbar. Und sie müssen sich immer wieder austauschen, damit das Gleichgewicht gewahrt bleibt. Für Menschen ist es möglich, Blicke durch diesen Schleier zu werfen und mit dem spirituellen Bereich zu kommunizieren. Die wichtigsten Mittel dazu sind Gebet, Traum, Vision, Ritual und Zeremonie.

Was finden wir hinter dem Schleier? Die Maya-Kosmologie ist sehr komplex, und ihre Quellen sind alles andere als leicht verständlich, deshalb werde ich hier einfach die Darstellung wiedergeben, die ich von Don Elijio bekam. Er sagte, hinter dem Schleier lebten die Geister der Maya. Er liebte es, über diese Geister zu sprechen, die er seine *muy buenos amigos* nannte, seine allerbesten Freunde. Tatsächlich sprach er sie auch als seine Freunde an. Nach seiner Überzeugung würden sie sich ohne den direkten Umgang mit Menschen einsam fühlen, und die Heilkunst und ihre Ausübenden liebten sie ganz besonders.

Wer sind diese Geister? Sie sind Manifestationen des Ch'ulel und stellen Ch'ulel bereit. Sie arbeiten Hand in Hand mit den Menschen und sprechen auf deren Gebete an. Deswegen glauben die Maya-Heiler, daß verlorengegangenes Ch'ulel durch Gebete wieder aufgefüllt werden kann.

Don Elijio hatte eine besondere Beziehung zu den »Neun Wohlgesonnenen Geistern«, auf spanisch *Los Nueve Espiritos Beneficios de los Maya*, auf maya *Bolon Tiku*. Don Elijio nannte sie *Bolon Ik*.

»Sie sind nicht Gott, aber die rechte Hand Gottes«, sagte er gern. »Sie verrichten Gottes Werk. Sie sind die Herren über Blitz, Donner, Regen, Mais und Wälder.«

Die Maya haben ein sprechendes Bild für die spirituelle Welt hinter dem Schleier. Im Zentrum dieser Welt steht ein riesenhafter Ceiba- oder Kapokbaum, der typische Baum des Regenwaldes. Die Maya nennen ihn *yax che*. *Yax* hat drei Bedeutungen: »grün«, »zuerst« und »heilig«. *Che* bedeutet Baum.

Stamm und Äste bilden den oberirdischen Teil, die Wurzeln den unterirdischen. Deshalb stehen die Wurzeln auch für die Unterwelt, Stamm und Äste für die Oberwelt.

Die Astwelt und die Wurzelwelt des Lebensbaumes sind spiegelbildlich: Die eine ist dunkel, die andere hell, die eine ist sichtbar, die andere nicht, die eine yin, die andere yang, eine sammelt das Nährende, die andere wird genährt. Die Unterwelt und die Oberwelt umfangen zwischen sich unsere stoffliche Welt. Diese trennt Unter- und Oberwelt, ist aber auch die Verbindungstür zwischen ihnen.

Die alte Maya-Kosmologie beschreibt also eine Dreiheit: ein Baum, drei Welten. Innerhalb dieser Dreiheit neigen die Maya wie auch andere Kulturen zu einer dualistischen Betrachtungsweise. Sie sehen die Welt als Schauplatz eines ewigen Kampfes zwischen Oben und Unten, Gut und Böse.

Am Stamm des Baumes, also in der Oberwelt, werden dreizehn Ebenen unterschieden. Es sind die himmlischen Bereiche, in denen Licht und Gnade, Güte und Vergebung herrschen. Es ist das Reich des Sonnenscheins, des Wachstums und der Regeneration. In den dreizehn oberirdischen Bereichen leben dreizehn Geister. Sie werden kollektiv als *Oxlahuntiku* bezeichnet; Don Elijio nannte sie *Oxlahunik*.

Don Elijios geliebte Neun Wohlwollende Geister bewohnen die ersten neun Ebenen. Sie sind es, die das alltägliche Leben ermöglichen. Man muß sich diese Geister als so etwas wie Überseelen vorstellen, ähnlich den christlichen Erzengeln. Sie bringen Regen und Donner und die Jahreszeiten, sie lassen alles Lebendige wachsen und gedeihen. Sie sind die Hüter der Welt und haben für Menschen, Tiere und Pflanzen zu sorgen; sie kümmern sich um die Ernte und die Jahreszeiten, um Tag und Nacht, um Wegkreuzungen, um gebärende Frauen, um alles, was das tägliche Leben ausmacht. Jedem dieser Geister ist irgendein Aspekt des Lebens anvertraut, doch ihre Rollen überschneiden sich auf manchmal verwirrende Weise.

Die Namen dieser Geister sind besonders stark mit Ch'ulel aufgeladen. Deshalb dürfen diese Namen, wie Don Elijio betonte, niemandem mitgeteilt werden, der kein Sastun besitzt. Es handelt sich hier um ein echtes Maya-Geheimnis, und so ist es auch mir nicht erlaubt, Ihnen diese Namen zu nennen. Gemäß dem *Popol Vuh*, jenem großen spirituellen Text der Maya, würde die Kenntnis der Namen nur die Kräfte dieser Geister schwächen.

Die Namen etlicher anderer Geister werden jedoch unter den Maya ohne Scheu benutzt. Ix Chel beispielsweise ist die Göt-

## Die Geschichte des Popol Vuh

Das *Popol Vuh* ist das große religiöse und mythologische Epos der Maya. Ähnlich der Bibel und der griechischen Mythologie berichtet es von der Erschaffung der Menschen, und wer es liest, wird hier auf universale Motive stoßen.

Das *Popol Vuh* erzählt von den Reisen mythischer Helden und schildert die Welt der Maya-Götter. Der Popol-Vuh-Kenner James A. Fox von der Stanford University erläutert: »Der Mythos gilt als Kompilation vieler Mythen und besitzt somit eine weitaus tiefere Bedeutung, als die Geschichte selbst erkennen läßt. Er berichtet von den Idealen und Überzeugungen der alten Maya und vertieft unser Bild von der antiken Maya-Kultur.«[3]

Die Geschichte beginnt mit den Göttern, welche die Erde erschaffen und sie mit Tieren und Pflanzen bevölkern. Danach möchten sie Wesen erschaffen, die »wandeln und arbeiten und sich auf gemessene, artikulierte Weise mitteilen, die heilige Stätten besuchen, Opfer darbringen und ihre Erzeuger mit dem Namen anrufen«.[4]

Das freilich erweist sich als gar nicht so einfach. Die Götter formen zuerst Lebewesen aus Lehm. Diese Lehmwesen entsprechen jedoch nicht den Erwartungen, und so erschaffen die Götter ein Geschlecht hölzerner Lebewesen, und die wiederum werden durch Wesen aus Fleisch ersetzt. Die ersten Fleischwesen führen jedoch ein gottloses, lasterhaftes Leben, und so kommt eine große Flut über die Welt und ertränkt sie alle.

Da suchen die Götter den Rat eines älteren Götterpaares, Xpiyacoc und Xmucane. Xpiyacoc ist, wie Dennis Tedlock sagt, der »göttliche Ehestifter« und Xmucane die »göttliche Hebamme«.

An dieser Stelle wenden die Autoren des *Popol Vuh* sich den Abenteuern jener Gott-Heroen zu, die die Erde für Menschen bewohnbar machen. Im Mittelpunkt stehen die Zwillingssöhne von Xpiyacoc und Xmucane, die sogenannten Helden-Zwillinge Hunaphu (nicht zu verwechseln mit dem Gott Hunabku) und Xbalanque.

Die nun folgende lange Geschichte beinhaltet, kurz gesagt, daß die Zwillinge die Herren des Todes unterwerfen, die Götter der von den Maya Xibalba genannten Unterwelt.

Die Bewohner von Xibalba versuchen die Zwillinge zu töten, doch sie entwischen jedesmal. Schließlich erzürnen sie die Herren des Todes so sehr, daß ihr Tod unausweichlich wird, aber sie leiten ihren eigenen Tod so klug in die Wege, daß sie wiedergeboren werden können. Als die Zwillinge ins Leben zurückkehren, besiegen sie die Herren des Todes und verbannen sie für alle Zeit aus der Welt der Menschen.

Nachdem die Helden-Zwillinge die finsteren und wilden Kräfte des Universums in die Unterwelt vertrieben haben, ist alles bereit für die vierte Schöpfung, in der wir heute leben. Damit kehren die Autoren des *Popol Vuh* zu ihrem ursprünglichen Thema zurück, der Erschaffung der Menschen.

Tedlock schreibt: »Die Götter erfahren von einem mit gelblichweißem Mais angefüllten Berg, und Xmucane, die göttliche Hebamme, mahlt diesen Mais sehr fein. Anschließend spült sie sich die Hände ab, und das Mehl und das Wasser bilden zusammen das, woraus menschliches Fleisch entsteht.«[5]

Aus dem Teig werden vier Männer geformt. Und sie sind genau das, was die Götter sich gewünscht hatten. Sie sehen die Welt sogar mit der gleichen Klarheit wie die Götter. Das ist den Göttern nun wieder des Guten zuviel, und so »vernebeln« sie den Blick des Menschen, um anschließend vier Frauen für die Männer zu formen. Von hier an erzählt das *Popol Vuh* die Geschichte der Quiche Maya.

tin der Medizin, des Gebärens, der Weberei und des Mondes; sie ist die Königin aller Göttinnen. Sie wacht über Kranke, gebärende Frauen, Neugeborene, die Heiler und die Pflanzen. Sie ist die Hüterin des Waldes und die Königin der Waldgeister, der *Dueños* oder Herren des Waldes, wie Don Elijio sie nannte. Itzamna, der Gott der Heilkunst, wird als Ix Chels Gemahl angesehen. Sie tragen beide Schlangen auf dem Kopf, das Symbol der Heilkunst. David Freidel, Linda Schele und

Joy Parker sehen in dem Maya-Wort »*Itz*« einen weiteren Ausdruck für die Seele. *Itzam* ist wörtlich ein »Seeler«, ein Schamane. Dies wird so gedeutet, daß der Schamane jemand ist, der das Tor öffnet, damit Itz oder Seele in die Welt gelangen kann.[6]

Kenner der Maya-Kultur haben weitere Geister identifiziert. Yax Tum Bak beispielsweise ist der Herr der Pflanzungen, und der Gott des Regens heißt Chac. Nach Sylvanus G. Morley ist Yim Kaax der Gott des Mais.[7]

Über den Neun Wohlwollenden Geistern sind die vier Geister der vier höheren Himmelsebenen angesiedelt. In der Laubkrone des Weltbaumes residiert Hunabku, der herrschende

## Zahlen sind heilig

Auch in den Zahlen manifestiert sich Ch'ulel. Für die Maya sind die Zahlen von Null (manche sehen die Null als die Erfindung der Maya an) bis dreizehn heilig. Da es neun wohlwollende und neun übelwollende Geister gibt, ist die Neun eine besonders heilige Zahl, der wir in der Maya-Kultur allenthalben begegnen. Vier, neun und dreizehn weisen die höchste Ch'ulel-Dichte auf. Diese Zahlen treten, wie Sie sehen werden, immer wieder im Heilsystem der Maya und bei den Behandlungsformen auf. So spricht man beim Beten jeweils neun Gebete, verbindet vier Pflanzen zu einer Rezeptur oder kombiniert zu einer Behandlung neun verschiedene Pflanzen.

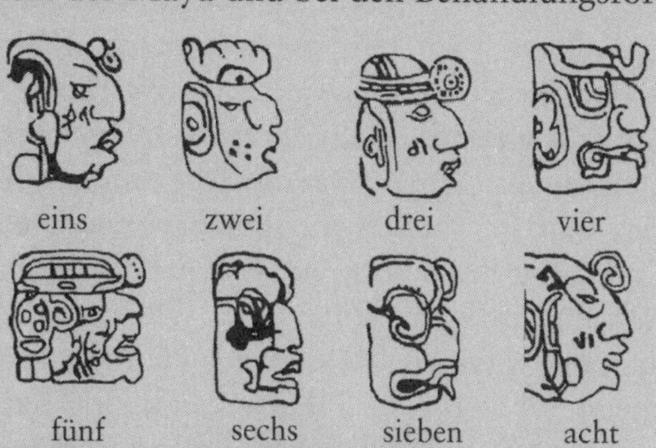

eins zwei drei vier

fünf sechs sieben acht

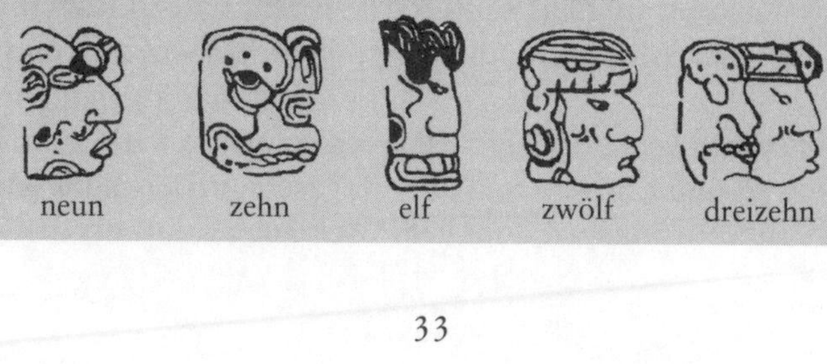

neun zehn elf zwölf dreizehn

Geist und große heilige Gott der Maya, der über die gesamte Schöpfung wacht. Don Elijio bezeichnete Hunabku als den Vater von Ix Chel und Itzamna. Er und die anderen Geister dieser Ebene besitzen die größte Macht.

Im Wurzelbereich des Baumes finden sich die neun Ebenen der Unterwelt, jede von einem eigenen Herrn oder Geist beherrscht. Es sind die Neun Übelwollenden Geister, die durch Dürre, Überflutung, Sturm, Krieg, Elend, Leid und Hungersnot immer wieder Tod und Zerstörung bringen.

Die Unterwelt, ein zentrales Thema der Maya-Heilkunde, ist von finsteren, unheimlichen Gängen und Tunnels durchzogen, die voller »verlorene Seelen« genannter Geister sind.

## 3. Achtung gegenüber den Pflanzen und den Zyklen der Natur

Der »Saft«, der durch die drei Welten des Ceiba-Baumes zirkuliert und sie verbindet, ist das Ch'ulel. Dieser ständige Strom von Ch'ulel durch alle Teile des Baumes ist die Bewegung des Lebens unterhalb und oberhalb der Erdoberfläche.

Damit ist jede Pflanze ins Gewebe des Lebens eingebunden und heilig. Was der Erde entspringt, ist von Ch'ulel durchdrungen und muß daher auch eine Seele besitzen. Für die Maya-Heiler besitzen die Pflanzen *Dueños*, vergleichbar den indischen *Devas* und den *Fairies* oder Anderswelt-Bewohnern der Kelten. Das spanische Wort »Dueños« bezeichnet Aufseher oder Herren und im modernen Sprachgebrauch auch Eigentümer. Das von Don Elijio verwendete Wort des Mopan-Maya lautet *Canan* und bedeutet Hüter oder Wächter.

Pflanzen spielen eine wichtige Rolle in der Heilkunde und werden entsprechend verehrt. Eine Pflanzenheilkunde hat es seit der Frühzeit in allen Kulturen gegeben, und so finden wir auch bei den Maya ein umfangreiches Wissen auf diesem Gebiet.

Heutzutage sehen wir in den Maya-Dörfern viele sehr liebevoll gepflegte Küchen- und Kräutergärten, in denen die Menschen ihre Heilpflanzen anbauen. Man achtet darauf, daß die

## Die Neuschöpfung der Schöpfung durch den Mais

Mit den drei Sternen des Sternbildes Orion legten die Götter einst die drei Steine der kosmischen Feuerstelle.[8] Noch heute wird die Herdstelle in vielen Häusern von drei Steinen gebildet. Darauf vollzieht die Maya-Frau jeden Morgen wieder den schöpferischen Akt Ixmucanes, der Mutter der Helden-Zwillinge. Sie entfacht ein Feuer zwischen den drei Steinen, spricht ein Gebet und legt eine Platte aus gebranntem Ton über die Steine. Sie mahlt Mais, bereitet den Teig und klopft ihn zu Tortillas zurecht. Die Tortillas legt sie auf die heiße Platte, wo der Teig sich jetzt zu einem Panza oder Bauch aufbläht. So wird die Tortilla für die Maya zu einem Abbild des Menschen.

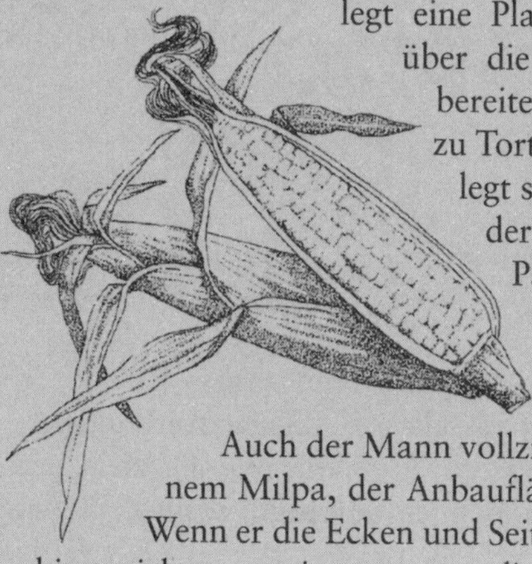

Auch der Mann vollzieht mit der Arbeit auf seinem Milpa, der Anbaufläche, die Schöpfung nach. Wenn er die Ecken und Seiten seines Maisfeldes markiert, richtet er, wie man sagt, die Welt aus.

Pflanzen immer zur Hand sind, und die Nachbarn tauschen Stecklinge und Samen untereinander.

Maya-Heiler haben zu Pflanzen eine persönliche Beziehung. Sie behandeln sie wie Familienmitglieder und betrachten sie als Verbündete beim Heilen. Sie sprechen mit ihnen wie mit Freunden, denn sie glauben, daß Dueños wie alle anderen Lebewesen gemäß der ihnen eigenen Intelligenz antworten. Don Elijio sagte über die Pflanzen: »Ich liebe sie, sie sind meine besten Freunde.«

Heiler entwickeln manchmal eine besonders starke Beziehung zu einer oder zwei Pflanzenarten. Don Elijios treuer Verbündeter war die Stinktierwurzel, auf die er zurückgriff, wenn alle anderen Mittel versagten. Mir wurde in einem Traum

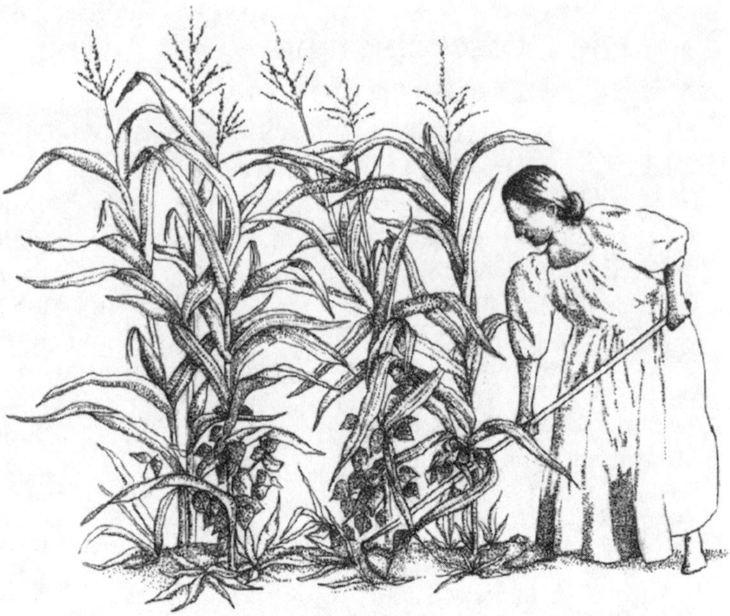

bedeutet, daß mein persönlicher Pflanzenverbündeter die Weinraute sei. Ich betrachte die Weinraute als mein persönliches Sicherheitsnetz, das mich auffängt, wenn kein anderes Mittel helfen will.

Der Mais ist bei den Maya die heiligste und am tiefsten verehrte Pflanze, Lebensspender und zugleich Speise der Götter. Dem *Popol Vuh* zufolge glauben die Maya, daß sie selbst aus Mais erschaffen wurden.

Mais ist Medizin und außerdem das Symbol der Wiedergeburt. Don Elijio erzählte es mir so: Der Bauer legt den Samen in die Erde seines Milpa, seines Ackerlandes. Der Same stirbt und gelangt in die Unterwelt. Wenn dann Chac, der Regengott, kommt und die Erde vorbereitet, wird der Mais in der oberen Welt wiedergeboren.

In Don Elijios Jugend pflegte das ganze Dorf an *Primicias* genannten Maiszeremonien teilzunehmen. Diese Zeremonien waren der Dank an die Pflanzen für ihre Großzügigkeit, Liebe und Heilkraft. Andere Primicias dienten der Bitte um Regen. Don Elijio hat im Laufe seines weiteren Lebens immer wieder

## Der Saft der Welt

Die Maya glauben, daß bestimmte Zeiten des Tages und des Monats sich besonders gut für die Ernte von Heilpflanzen eignen. Dieser Glaube beruht auf ihren Vorstellungen vom Fluß des Ch'ulel in den Pflanzen und ist ein schönes Beispiel für den Glauben an die Verbundenheit von geistiger und stofflicher Welt.

Nach Ansicht der traditionellen Kräuterheiler zieht die Nacht die Heilkräfte der Pflanzen in die Wurzeln hinunter, während die Sonne sie in Sproß, Blätter und Blüten aufsteigen läßt. Deshalb wartet man mit dem Sammeln der Pflanzen am besten, bis die Sonne hoch genug steht und ein wenig Wärme spendet. Der Morgentau könnte auch die heilenden Öle mancher Pflanzen verdünnen und so ihre Wirksamkeit beeinträchtigen; wenn man den Tau vor dem Sammeln der Kräuter trocknen läßt, geht man sicher, daß die Öle ihre höchste Wirkung entfalten.

Auch dem Mond schreibt man Wirkungen auf den Säftestrom in den Pflanzen zu. Von mittelamerikanischen Bauern und Gärtnern hört man immer wieder Sätze wie diesen: »Die richtige Zeit für die Aussaat von Kürbissen, Mais und Bohnen kommt erst nächste Woche, wenn der Mond wechselt.«

Man könnte das für reinen Volksglauben halten, doch solche Annahmen werden inzwischen durch wissenschaftliche Erkenntnisse gestützt. Durch Experimente konnte gezeigt werden, daß die Pflanzensäfte sich tagsüber aufwärts und in der Nacht abwärts bewegen. Und wir alle kennen den Einfluß des Mondes auf das Flüssige. Die Gezeiten folgen dem Mond, aber auch Geburt, Monatszyklus und menschliches Verhalten stehen unter dem Einfluß des Mondes.

Das Hartholz für den Hausbau wird im Regenwald in der Zeit um den Vollmond geschlagen, drei Tage vorher und nachher. So stellt man sicher, daß die bitteren und giftige Säfte im Holz bleiben und es später vor Insektenfraß schützen.

Primicias ausgeführt, doch es waren dann keine gemeinschaftlichen Anlässe mehr.

## 4. Das Heilen als Gemeinschaftswerk

Zu einer Heilung kommt es nach Auffassung der Maya, wenn Geister, Heiler, Pflanzen und Patient vertrauensvoll zusammenwirken. Echte Heilung ist nur möglich, wenn Geister und Pflanzen einbezogen und mit ehrfurchtsvollen Gebeten bedacht werden.

Don Elijio konnte man immer wieder sagen hören: »Die Leute sehen mir beim Zubereiten der Arzneien zu, und dann gehen sie nach Hause und versuchen es nachzumachen. Aber bald stehen sie wieder da und sagen: ›Ich habe es genauso gemacht wie du, aber es wirkt nicht.‹ Dann antworte ich: ›Ah, du hast die Gebete nicht gesprochen.‹«

Das Heilen ist zum großen Teil eine Frage des Glaubens. In einem System wie dem der Maya ist Heilung ohne Glauben gar nicht denkbar. Stellen wir uns Ch'ulel als jemanden vor, der in einem Wagen gefahren wird. Das Gebet wäre in diesem Fall der Fahrer und Glaube das Fahrzeug. Der Heiler und der

### Göttlicher Wind

In einem Land wechselnder Winde und allgegenwärtiger Feuchtigkeit wie dem der Maya hat man guten Grund, sich über die schädlichen Wirkungen des Windes Gedanken zu machen. Die Maya sehen den Wind als eine besonders ausgeprägte Manifestation des Ch'ulel. Sie nennen ihn Ik, und das ist zugleich auch das Wort für Atem und Geist.

Winde können wie Geister wohlwollend oder übelwollend sein. Als besonders bedenklich gilt der nächtliche Wind. Don Elijio war auch in unerträglich heißen Nächten nicht davon abzubringen, alle Fensterläden seiner strohgedeckten Hütte zu schließen, um die umherstreifenden Windgeister der Nacht fernzuhalten.

Kranke müssen also glauben und ihren Glauben durch tiefempfundenes Beten, durch Ritual und Zeremonie bekunden.

Zu den meisten Behandlungen gehören Gebete, die der Heiler für den Kranken spricht. Manche Patienten sagen, wenn solch ein Heilgebet gesprochen werde, empfänden sie ganz körperlich eine ungeheure Energie, eine Kraft, die sie als einen durch den Körper fegenden Wind erleben. So zeigt sich Ch'ulel.

## 5. »Das Blut befragen«

Seit es die Wissenschaft der Medizin gibt, haben sich die Heilkundigen ganz besonders für das Blut interessiert. Die Wissenschaft vom Blut ist ein Teil der sogenannten Humoralmedizin, die zum Beispiel in der von Hippokrates ausgehenden Tradition, im Ayurveda und in der chinesichen Medizin praktiziert wurde oder wird.[9]

Das Blut enthält nach Auffassung der Maya Ch'ulel, und so setzen sie hier auch vielfach bei der Diagnose und Behandlung körperlicher oder spiritueller Erkrankungen an.

Traditionelle Maya-Heiler werden auch »Puls-Ärzte« genannt, weil die Aufnahme eines Falles mit der Pulsnahme beginnt. Die Kekchi-Maya des südlichen Belize nennen es »das Blut befragen«.[10] Die Zinacanteco-Maya der Gegend von San Cristobal de las Casas in den Chiapasbergen Mexikos sagen, das Blut »spreche« zum Heiler. Daniel Silver schreibt dazu: »Das Blut ›spricht‹ zum H'ilol [»Seher«, ein weiterer Ausdruck für den Heiler], der den Puls zu nehmen versteht, und offenbart ihm das Wesen der Krankheit und die erforderliche Kur.«[11]

Ein geübter Heiler kann dem Puls in wenigen Augenblicken eine Menge über den Kranken entnehmen. Don Elijio lauschte einmal dem Puls einer Frau und konnte dann korrekt angeben, daß sie vor drei Monaten eine Operation gehabt hatte. Er konnte so auch bestimmen, ob die Beschwerden körperlichen oder geistigen Ursprungs waren.

Aus der Puls-Diagnose ergibt sich auch die Behandlung. Bevor ein Heiler irgend etwas anderes unternimmt, spricht er erst

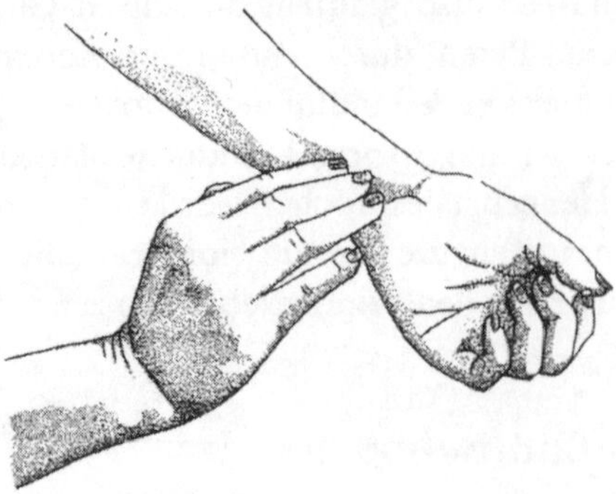

einmal neun Puls-Gebete, um den Strom des Ch'ulel innerhalb und außerhalb des Körpers aufzuladen und so weit wie möglich ins Gleichgewicht zu bringen. Diese schöne Tradition stellt eine Energieübertragung von den Geistern zum Heiler und schließlich zum Kranken dar. »Die große Kette der Übermittlung führt zurück zu Gott«, wie James Boster sagte.[12]

So wird auch die Bedeutung des Aderlasses bei den Maya früherer Zeiten verständlich. Früher glaubte man, durch den Aderlaß werde alles schlechte Ch'ulel ausgeschieden, das sich angesammelt hat. Zugleich wird reines Ch'ulel den Göttern dargebracht. Besonders beliebt war der Aderlaß in den Herrscherhäusern, deren Angehörigen ein durch häufigen Aderlaß besonders konzentriertes und starkes Ch'ulel zugeschrieben wurde. Viele Maya-Könige durchstachen sich Zunge und Penis, um den Göttern damit ihr Ch'ulel und ihre Seele darzubringen.

## 6. Die Lehre vom Heißen und Kalten

Die Dynamik von Heiß und Kalt liegt fast jedem Heilmittel der Maya zugrunde, auch der Körperarbeit. Heiß und kalt beziehen sich jedoch, wie Sie sehen werden, nicht allein auf die Temperatur.

Das Ch'ulel des Blutes wird von heiß und kalt beeinflußt. Ist es zu heiß, beschleunigt es den Puls und verursacht Beschwerden, die mit Fieber und Schwellungen einhergehen.

Kaltes Ch'ulel verlangsamt den Puls, und zum Beschwerdenbild gehören dann Steifheit und Schüttelfrost.

Im therapeutischen Zusammenhang bedeutet »kalt« in der Maya-Heilkunde soviel wie geschlossen und gestaut, »heiß« steht für offen und fließend.

Eine Krankheit ist entweder heiß oder kalt. Bei kalten Krankheiten finden wir Schüttelfrost, Krämpfe, Lähmung und Verstopfung, während für heiße Krankheiten Fieber, Durchfall, Erbrechen und Furunkel charakteristisch sind.

Behandelt wird mit heißen oder kalten Heilmitteln. Auch Nahrungsmittel und Pflanzen sind für die Maya heiß oder kalt. Zu den heißen Nahrungsmitteln gehören Schokolade, Knoblauch, Zwiebeln, Pfeffer, Kaffee und Ingwer. Käse wirkt schleimverdickend und gilt als kaltes Nahrungsmittel.

Zu den heißen Pflanzen zählen Weinraute, Rosmarin und Kaffee. Kalte Pflanzen sind beispielsweise der Nopal genannte Feigenkaktus sowie Rosen und Malvengewächse. Nopal wird als kalte Pflanze gegen Sonnenbrand eingesetzt, während man den heißen Ingwer bei Magenkrämpfen gibt, die als Kältezustand angesehen werden. Heiße Mittel wirken häufig gegen Beschwerden, die bei kaltem Wetter auftreten, und kalte Mittel wirken gegen Störungen bei heißem Wetter.

Im zentralamerikanischen und karibischen Raum sind die Menschen generell der Ansicht, daß vielen Krankheiten drastische Temperaturänderungen zugrunde liegen. Als günstig gelten ausgeglichene Temperaturverhältnisse, weil plötzliche Veränderungen einen sogenannten Blutschock auslösen können; andere Bezeichnungen für diesen Zustand sind *Vientos* (Winde) und *Aires* (Lüfte).

Ein Maya-Heiler würde Ihnen niemals dazu raten, nach schweißtreibender Anstrengung ins kalte Wasser zu springen. Er oder sie würde auch nichts von kalten Getränken zur warmen Mahlzeit halten. Plötzliche Kälte läßt die warmen, gedehnten Muskeln verkrampfen, und so kann mancherlei Krankheit entstehen.

Die Gelehrten streiten sich noch, ob die Lehre vom Heißen und Kalten in Europa ihren Ursprung hat oder sich selbständig in der Neuen Welt entwickelte. Einige der spanischen Priester, die im sechzehnten Jahrhundert mittelamerikanische Medizintexte übersetzt haben, teilen mit, daß die Maya dem Heißen und Kalten große Bedeutung beimaßen. Wir wissen aber nicht, wie weit die Priester ihre eigenen mitgebrachten Vorstellungen in die Übersetzungen haben einfließen lassen.[13]

## Die Geschichte der Maya-Heilkunde

Die bis heute anhaltende wissenschaftliche Erforschung der Maya-Kultur begann damit, daß die antiken Maya-Städte 1841 durch die Schriften John L. Stephens' und die Illustrationen Frederick Catherwoods einer breiteren Öffentlichkeit bekannt wurden. Mit der Veröffentlichung von *Incidents of Travel in Central America, Chiapas, and Yucatan* begann eine Maya-Begeisterung, die seither nicht wieder nachgelassen hat.

Wir wissen heute, daß die Vorfahren der Maya und anderer indigener mittelamerikanischer Völker (und der Bevölkerung der Neuen Welt überhaupt) die Beringstraße gegen Ende der letzten Eiszeit überquerten. Dieser Verbindungsweg bestand bis etwa 7000 Jahre vor unserer Zeitrechnung, als das Klima sich erwärmte und die feste Eisdecke zwischen den Kontinenten abtaute. Der Anbau von Mais könnte gegen 5000 v. Chr. begonnen haben.[14]

In der Gegend von Veracruz in Mexiko bildete sich um 1200 bis 900 v. Chr. eine olmekische Zivilisation, die als Mutter der mesoamerikanischen Kulturen angesehen wird. Erste Maya-Dörfer entstanden, wie heute angenommen wird, um 1000 v. Chr. Die wachsende Bevölkerung breitete sich ins heutige Belize, nach Guatemala, in die westlichen Landesteile von Honduras und El Salvador sowie nach Yucatán, Tabasco und Chiapas in Mexiko aus. Die Maya begannen Städte zu bauen und zeichneten sich durch Schrift, Kunst, Astronomie sowie technische und architektonische Leistungen aus.

Michael Coe schreibt darüber: »Über eine Zeit von sechshundert Jahren, etwa von 300 bis 900 unserer Zeitrechnung, erreichten die Maya – insbesondere in ihrem Zentralgebiet – einen intellektuellen und künstlerischen Entwicklungsstand,

## Erhalten gebliebene Schriften der Maya

Erst im Laufe der letzten etwa zehn Jahre haben Forscher wie Linda Schele, die sich der Entschlüsselung der Maya-Hieroglyphen widmen, die Schriftsprache der Maya zu verstehen begonnen. Aus früheren Zeiten sind etliche Stelen erhalten geblieben, auf denen über Führungsgestalten der alten Zeit berichtet wird.

Nur wenige Bücher haben die spanische Inquisition und das feuchte Klima überlebt. Neben dem *Popol Vuh* haben wir eine Geschichte der Quiche Maya, nämlich *Die Annalen von Kaqchikel*, und ein Schauspiel mit dem Titel *Rabin Al Achi*. Außerdem gibt es den yukatekischen Maya-Text *Ritual der Bakabs*, ein Buch der Anrufungen. Hierher gehören auch die Bücher von Chilam Balam.

Weitere vier Maya-Bücher kennen wir als *Dresdner, Pariser, Madrider* und *Grolier-Kodex*. Das sind zieharmonikaartig gefaltete Texte aus geklopfter Rinde des Feigen- oder Amati-Baumes mit einer dünnen Gipsauflage. Es scheint sich um Handbücher für den rechten Zeitpunkt der Rituale zu handeln.[16]

mit dem sich in der Neuen Welt nichts und in der damaligen Alten Welt wenig messen konnte. Die klassische Periode war nicht nur für die Maya, sondern auch für die übrigen mesoamerikanischen Völker eine Art Goldenes Zeitalter.«[15]

Die großen Maya-Städte wurden in der Zeit von 900 bis 980 aufgegeben. Über diesen Umstand ist unter den Gelehrten viel spekuliert worden. Krieg, innere Unruhen und Hungersnot sind als Ursachen angenommen worden, doch letztlich wissen wir nur, daß die Maya schließlich aufhörten, ihre für damalige Verhältnisse gewaltigen Städte weiter zu unterhalten. Sie ließen ihre großartigen Tempel zurück, die bald vom Regenwald überwuchert wurden und jahrhundertelang unberührt als geheimnisvolle Hügel dastanden.

Weitere fünfhundert Jahre konnten die Maya ihre Traditionen von Generation zu Generation fortführen, bis im Jahre 1519 unheilkündende Segel am Horizont auftauchten. Cortez landete an der Küste Mexikos, und die Welt der Maya sollte von jetzt an eine ganz andere sein. In ganz Mesoamerika schwärmten die spanischen Truppen aus, um die Urbevölkerung mit ihren Feuerwaffen – und noch wirksamer mit den mitgebrachten Krankheiten – zu unterwerfen. Hunderttausende starben an Pocken und der Syphilis, denn diese Krankheiten existierten in Mesoamerika bis dahin nicht, weshalb es weder Abwehrkräfte noch Heilmittel dagegen gab.

Mit den Soldaten kamen auch Priester, die es als ihre heilige Pflicht ansahen, alles sogenannte Heidnische zu tilgen und an die Stelle der indigenen Traditionen ihre eigene zu setzen. Diese Priester durchkämmten ganz Mesoamerika, um die Menschen zum christlichen Glauben und der in Spanien üblichen medizinischen Praxis zu bekehren.

Bischof Diego de Landa verdankt seinen zweifelhaften Ruhm unter anderem der Tatsache, daß er die Zerstörung von Texten und Götterbildnissen der Maya so überaus eifrig betrieb. Er selbst soll für die Verbrennung von einhunderttausend mesoamerikanischen Texten verantwortlich sein. Ein weiterer Priester, Juan de Zumarraga, soll weitere siebenhunderttausend in Mexiko gefundene Texte vernichtet haben.

Soviel auch verlorenging, die Maya widersetzten sich doch der vollkommenen Gleichschaltung ihrer Kultur und Religion. Sie hielten an ihren geliebten Geistern, Traditionen, Göttern und Göttinnen fest und übertrugen einfach deren Eigenschaften und Züge auf katholische Heilige. So vermochten sie sich den Kernbestand ihres Glaubens zu bewahren. Manche Teile der Maya-Bevölkerung blieben sogar vom spanischen Einfluß verschont, vor allem im heutigen Belize, einer Gegend, die nicht durch Berichte über Gold auffiel.

Von den nur mündlich weitergegebenen Heiltraditionen der Maya blieb vieles erhalten und wurde mit maurischem und spanischem Gedankengut vermischt. Bei den heutigen Maya-Heilern ist dieses Nebeneinander von Gedankengut der Neuen und der Alten Welt deutlich zu erkennen. Auch Don Elijios Religion war ein unbekümmerter Mischmasch aus altem Maya-Glauben und katholischen Anteilen. Als Heiler rief er oftmals die Neun Wohlwollenden Geister und die vier Jungfrauen an – Carmen, Guadelupe, Fatima und Lourdes; zusammen sind sie das Abbild der vier Aspekte Ix Chels, der Göttin des Heilens.

Don Elijio pflegte unverwandt in sein Sastun zu blicken – den Stein, durch den er mit den Geistern kommunizierte –, bis er »die Jungfrau« fand. Dann sprang er begeistert auf und rief: »Da ist sie! Da ist sie! Ich kann sie sehen! Die Jungfrau Maria ist hier, direkt vor mir!« Er liebte sie beide, die Königin des christlichen Himmels und die Königin der Maya-Oberwelt. Er empfand sie als Freundinnen.

»Jesus, Maria und die Heiligen wie Michael und Gabriel kamen vor vielen hundert Jahren in das Land meines Volkes«, erklärte Don Elijio mir einmal. »Damals beriefen die Neun Wohlwollenden Geister eine himmlische Ratsversammlung ein, an der die Neuankömmlinge teilnahmen. Sie sind nicht wie du und ich, weißt du? Sie sind nicht eifersüchtig oder neidisch. Nein, sie ziehen alle am gleichen Strang bei dieser großen Versammlung und beschließen, daß sie zur Erlösung der Seelen zusammenarbeiten werden. Gemeinsam erhören sie unsere Gebete, heilen die Kranken und halten uns die Hand, wenn wir sterben. Wir beten zu ihnen, und sie antworten uns mit Wundern. Unser Glaube ist es, was sie dazu bringt, sich für uns einzusetzen.«

Glücklicherweise haben einige der frühen Spanier sich um Aufzeichnung und Bewahrung der Maya-Kultur bemüht. Selbst Bischof Diego de Landa schrieb eine aufschlußreiche, wenn auch einseitige Chronik des Maya-Lebens um 1566.

Manche Anteile der Maya-Heilkunde fanden sogar ihren Weg in die Alte Welt. Die frühen spanischen Chronisten zeigten sich erstaunt über die gepflegten, durchdacht angelegten botanischen Gärten und die Heilpflanzenforschung, die es in der Neuen Welt offenbar schon lange gab. Bei der Ankunft von Cortez müssen nach Gordon Schendel in den botanischen Gärten der Stadt Mexiko an die zweitausend Pflanzen zu sehen gewesen sein. Dieser botanische Garten soll sogar der größte der damaligen Welt gewesen sein. Die spanische Krone erteilte spanischen Ärzten den Auftrag, sich mit dem Gebrauch der Pflanzen durch die Urbevölkerung vertraut zu machen und über alles Verwertbare Bericht zu erstatten. So entstand in

## Maya, vorjüdische Zeit und frühes Judentum

Es gibt erstaunliche Übereinstimmungen zwischen den Maya und den alten Völkern, die in vorjüdischer, -christlicher Zeit, aber auch in der Frühzeit des Judentums das Entstehungsgebiet dieser beiden Religionen bewohnten (und deren Anschauungen das Christentum bekanntlich entscheidend mitprägten). Diese später »Heiden« genannten Menschen huldigten vielerlei Geistern und Göttern, darunter auch einem Gott der Fruchtbarkeit von Pflanzen, Menschen und Tieren. Bei den Juden finden wir den im Garten Eden stehenden Baum des Lebens, bei den Maya den Kapokbaum. Die Juden kannten auch den Gebrauch von Amuletten zur Abwehr des Bösen, eine Tradition, die heute noch in den Amulettkästchen an den Gebetsriemen orthodoxer Juden nachklingt. Die frühen Juden glaubten an geistähnliche Wesen, die Engel und Erzengel. Dazu Miriam Chaiken: »Gott erschuf zahllose Helferengel, die sich um die Winde, das Kommen von Tag und Nacht und alles in der Natur zu kümmern hatten.«[18] Als die Juden zu den Engeln zu beten begannen, als wären sie Gott gleichzusetzen, wandten die Rabbiner sich gegen diesen Engelsglauben, konnten ihn jedoch nie gänzlich ausrotten.

Europa ein Markt für Pflanzen der Neuen Welt, beispielsweise für die auch als Chinawurzel bekannte Sarsaparille. Schendel schreibt: »Es entstand eine neue Vorstellung [von Medizin], die weder indigen noch spanisch war. Das Einzigartige daran war, daß beide Seiten aus dem Wissensschatz der jeweils anderen schöpften.«[17]

Im Rahmen dieser Forschungsmission übersetzte ein aufgeschlossener spanischer Priester des sechzehnten Jahrhunderts die heilkundlichen Lehren eines indigenen Heilers. Vor etlichen Jahren, während einer Heilpflanzenkonferenz an der Ostküste der USA, trat ein Pharmazeut an mich heran und machte mir ein geradezu atemberaubendes Geschenk. »Hier«, sagte er, »ich besitze dieses Buch schon so viele Jahre, und als ich Ihren Namen auf der Rednerliste sah, kam mir der Gedanke, daß Sie es haben sollten.«

In der Hand hielt er eine Ausgabe des *Badianus-Manuskripts*, eines 1552 verfaßten faszinierenden Textes, der als das einzige erhalten gebliebene Manuskript dieser Art – nämlich ohne erkennbare Färbung durch die damalige europäische Medizin – angesehen wird. Es ist das älteste bekannte Buch über den Gebrauch von Heilpflanzen in der Neuen Welt. 1929 wurde es in einem verstaubten Regal entdeckt, als ein Mönch sich die Säuberung eines alten Teils der Vatikanbibliothek vornahm.

## Asiatische Einflüsse

Schon vor der Landung der Europäer in Mesoamerika könnte es einen Ideenaustausch zwischen den Maya und Händlern von den pazifischen Inseln gegeben haben. Es gibt bemerkenswerte Übereinstimmungen zwischen den heilkundlichen Vorstellungen der Maya und der asiatischen Medizintradition. Manche dieser Übereinstimmungen sind vielleicht durch den asiatischen Ursprung der Maya zu erklären. Denkbar ist auch, daß indische und chinesische Mythen, Rituale und Gedanken auf die Inseln des Pazifik und von dort nach Mesoamerika gelangten.

Es handelt sich um das Gemeinschaftswerk des jungen aztekischen Heilers Martinus de la Cruz und des spanischen Mönchs Juan Badianus, der den Text aus dem Aztekischen ins Lateinische übertrug. Dieses wunderbare Buch bietet schlichte farbige Darstellungen der Heilpflanzen und berichtet von Behandlungsformen, Gebeten und Beschwerden, bei denen die Pflanzen helfen. Viele der hier benannten Krankheiten sind von der modernen Medizin noch nicht identifiziert worden.

Allgemein geht man davon aus, daß die mesoamerikanischen Zivilisationen miteinander verwandt sind. So ist das *Badianus-Manuskript* zwar nicht speziell der Maya-Medizin gewidmet, erweist sich aber als äußerst wertvoll für das Verständnis traditioneller Praktiken.

Es gibt jedoch auch modernere Informationsquellen zu den Heiltraditionen der Maya. Ralph Roys schrieb seine *Ethnobotany of the Maya* 1931. Das vielschichtige Heilsystem der

Maya blieb für Roys zwar ein unergründliches Geheimnis, doch versagte er ihm nicht seine Anerkennung und Achtung. Er schrieb sein Buch in Maya und Englisch, und es erweist sich als ausgezeichnete Quelle für die Maya-Namen der Heilpflanzen und für ihre Anwendung. Roys erzählt auch von den Veränderungen, die sich in der Maya-Medizin in der Folge der Conquista ergaben. So verfolgte er beispielsweise den Ursprung der *Ventosa* genannten Schröpfbehandlung der Maya und gelangte nach Spanien, von dort aus nach Arabien und schließlich nach China.

Der letzte schwere Schlag gegen die Heiltradition der Maya war eine Kombination aus der bereits angesprochenen Evangelisierungskampagne der fünfziger Jahre und dem wachsenden Einfluß der modernen Medizin. Beide zusammen hätten das mündlich überlieferte Heilwissen der Maya beinahe endgültig vernichtet. Der mittelamerikanische Protestantismus erwies sich als sehr intolerant gegenüber den indigenen Religionen und ist es bis heute geblieben. Man möchte hier mit dem alten Katholizismus endgültig aufräumen und anstelle der alten Götter und Göttinnen nur noch Jesus gelten lassen. Diese Intoleranz erstreckt sich auch auf die Heiltraditionen der Maya.

Zum Glück gibt es noch andere Einflüsse, die das Interesse an der Maya-Medizin wiederaufleben lassen, und nicht nur bei den Maya selbst, sondern überall auf der Welt. Die moderne Medizin öffnet sich ganz allmählich für den Gedanken, daß zum Heilen vielleicht mehr gehört als Laborwerte und Chemie. Außerdem wird den indigenen Kulturen heute generell mehr Respekt gezollt als früher. So sind heute immer mehr Maya wieder bereit, auf ihr heilkundliches Erbe stolz zu sein. Das zeigt sich unter anderem daran, daß traditionelle Heiler sich zu Verbänden zusammenzuschließen beginnen.

Vor ungefähr zehn Jahren gründeten Heiler in Belize die Traditional Healers Foundation (THF). Eine weitere Gruppierung hat sich in der Gegend der Tzotzil-Maya um San Cristobal de las Casas in Mexiko gebildet und nennt sich Association of Traditional Healers of Chiapas. Solche Verbände erhalten die religiösen und medizinischen Traditionen der Maya am Leben und bauen Behandlungs- und Ausbildungszentren auf. Sie kämpfen auch für einen Anteil an den Erlösen aus dem Verkauf von Heilmitteln, die auf der Grundlage des überlieferten Wissens aus den Pflanzen der Region hergestellt werden.

Auch die Pflanzen des Regenwaldes haben an Ansehen gewonnen. Jahrzehntelang hat man sie bedenkenlos der Landerschließung und einer auf Kahlschlag und Brandrodung angelegten Landwirtschaft preisgegeben. Seit den siebziger Jahren des zwanzigsten Jahrhunderts setzen sich WHO, UNESCO und andere internationale Organisationen dafür ein, daß die Heilpflanzen erforscht werden, bevor sie verschwinden.

In den achtziger Jahren startete das National Cancer Institute der Vereinigten Staaten zusammen mit dem Missouri Botanical Garden in St. Louis, der University of Illinois in Chicago und dem New York Botanical Garden ein Projekt, in dessen Verlauf Tausende von Pflanzen in den Regenwäldern der Welt gesammelt werden sollten. Die Extrakte aus Blättern, Blüten, Rinde und Wurzeln wurden auf ihre Wirksamkeit gegen Krebs und Aids hin untersucht.

Unter Leitung von Michael Balick, dem Direktor des Institute of Economic Botany und außerordentlichen Vizepräsidenten der Abteilung für Forschung und Lehre am New York Botanical Garden, haben wir von der Ix Chel Tropical Research Foundation den Busch durchkämmt und Tausende von Pflanzen gesammelt. Im Rahmen unseres Projektes führten wir in Belize auch Interviews mit traditionellen Heilern unterschiedlichster Herkunft.

Wir waren nicht die einzigen, die in Mittelamerika nach möglichen Heilmitteln suchten. Ein weitere Gruppe arbeitet unter der Leitung von Dr. Brent Berlin und seiner Frau Elois, beide Ethnologen am Center for Latin America and Caribbean Studies der University of Georgia. Über zehn Jahre haben sie erforscht, wie die Hochland-Maya von Chiapas Pflanzen gegen die unterschiedlichsten Krankheiten anwenden. Aus einer erst vor wenigen Jahren veröffentlichten Studie des Ehepaars Berlin geht sehr deutlich das große Können und umfassende Wissen der traditionellen Maya-Heiler hervor.

Darin schreiben die beiden Autoren: »Unsere Aufzeichnungen lassen erkennen, daß die Hochland-Maya aufgrund scharf-

## Die Traditional Healers Foundation und das Heilpflanzenreservat Terra Nova

Gegen Ende der achtziger Jahre organisierte die Ix Chel Tropical Research Foundation mehrere von der Organisation USAID (U.S. Aid for International Development) bezuschußte Konferenzen über traditionelle Heilkunde.

Hunderte von traditionellen Heilern, aber auch interessierte Laien nahmen teil. In einer der Arbeitsgruppen ging es um die Probleme und Belange der traditionellen Heiler. Als eine der Hauptsorgen erwies sich der rapide Schwund der Regenwälder durch landwirtschaftlichen Raubbau, Landerschließung und Zersiedelung. Für traditionelle Heiler ist der Regenwald das Heilpflanzenreservoir. Ohne ihn können sie ihre Kunst nicht ausüben. »Das ist so, als sollte ein Mechaniker ohne Werkzeug arbeiten«, erklärte die Hebamme Hortence Robinson.

Alle waren sich einig, daß wir eine Organisation ins Leben rufen mußten, deren Ziele sein sollten, die traditionelle Heilkunst zu fördern, neue Interessenten für diesen alten Weg des Heilens zu finden und die Interessen der traditionellen Heiler auch auf Regierungsebene zu vertreten. So entstand die Traditional Healers Foundation. Die THF erhielt darüber hinaus ein Mandat, sich um die Urheberrechte jener Heiler zu kümmern, die in die wissenschaftliche und pharmazeutische Forschung eingebunden waren.

Als erstes richtete die THF eine Petition an die Regierung von Belize. Darin wurde der Plan entwickelt, einen Streifen Regenwald von angemessener Größe ausdrücklich dem Schutz der Heilpflanzen und damit der Erhaltung der traditionellen Heilkunde zu widmen. Dem zuständigen Minister, Daniel Silva, gefiel dieser Gedanke, und so ließ er im westlichen Belize ein in der Gegend von Yalbak im Distrikt Cayo gelegenes Regenwaldstück mit sehr altem Bestand entsprechend ausweisen.

Nach einem Blick auf die Landkarte und einer ersten Begehung des an die 2500 Hektar großen Geländes war uns klar, daß dies genau der richtige Ort war. Das hier inzwischen entstandene Reservat nennt sich Terra Nova (Neue Erde) Forest Reserve und finanziert sich über Zuschüsse aus aller Welt.

sinniger Einsicht in die Zeichen und Symptome verbreiteter Krankheitszustände eine große Anzahl pflanzlicher Heilmittel entwickelt haben. Überdies läßt sich in vielen Fällen eine Verbindung zwischen ethnomedizinisch ermittelten Krankheitszeichen und Symptomen einerseits und den Krankheitskategorien der biomolekularen Medizin andererseits herstellen. Hier gibt es Laboruntersuchungen zu den pharmakologischen Eigenschaften, die für den Einfluß auf die Wirkmechanismen dieser Krankheitserscheinungen von Bedeutung sind, und diese Untersuchungen lassen eine mögliche Wirksamkeit der Maya-Kräutermedizin vermuten.«[19]

Doch nicht nur das Pflanzenwissen der Maya erfreut sich zunehmender Beachtung, sondern auch die spirituellen Heilweisen finden immer mehr Interesse. Über einen Aspekt dieses Heilungsweges, den Schamanismus, gibt es inzwischen eine Fülle von Publikationen. Zahlreiche Forscher haben sich in letzter Zeit überall in Mesoamerika mit den Maya-Schamanen befaßt. 1993 veröffentlichten David Freidel, Linda Schele und Joy Parker über den Schamanen Don Elijio Pablo aus Yaxuba in Yucatán ein Buch mit dem Titel *Maya Cosmos: Three Thousand Years on the Shaman's Path*. Auch Barbara Tedlock ist eine angesehene Kennerin des Schamanismus. Sie und der Maya-Forscher Duncan Earle sind sogar selbst Schamanen geworden. Viele mittelamerikanische Schamanen kommen heute in populären Büchern, aber auch in gelehrten Abhandlungen vor.

So sehr dieses neuerwachte Interesse zu begrüßen ist, kaum jemand hat sich bisher um das ganze vielschichtige und umfassende System der Maya-Heilkunde bemüht. Wir möchten in diesem Buch versuchen, die vielen Fäden der Maya-Medizin zu verweben, damit diese Tradition nicht so bald von der Erde verschwindet.

## Traditionelle Maya-Heiler in Belize

Die H'men oder »Wissenden« werden auch *Itzer* oder »Tuer« genannt. Die Kekchi-Maya gebrauchen das Wort *H'ilonel* oder »Seher«, und bei den Tzutujil-Maya heißen die Meister-Heiler *Ajkun*.[20]

Unabhängig vom Namen geht es immer um Menschen, die als Arzt-Priester oder -Priesterin angesehen werden. Er oder sie besitzt die Erfahrung, die Macht und den Auftrag, sowohl bei körperlichen als auch bei geistigen Erkrankungen zu helfen. Er oder sie vermag Kontakt zur Geisterwelt jenseits des Schleiers aufzunehmen und um Unterstützung bei der Diagnose und Behandlung einer Krankheit zu bitten.

Ein H'men ist ungefähr das, was wir gemeinhin einen Schamanen nennen. »Schamane« ist ursprünglich ein tungusisches Wort, mit dem man nach den Worten des Schamanismusexperten Michael Harner für gewöhnlich einen Hexer oder Zauberheiler, einen Medizinmann, Zauberer, Geisterbeschwörer, Magier oder Seher meint. »Die Schamanen, die wir in unserer ›zivilisierten‹ Welt als Medizinmänner und Geisterbeschwörer bezeichnen, sind Hüter eines erstaunlichen Schatzes an uralten Techniken, mit denen sie sich selbst und die Menschen ihrer Lebensgemeinschaft heilen und gesund erhalten können.«[21]

Für Mircea Eliade zeichnet den Schamanen ein Bewußtseinszustand aus, den er »Ekstase« nannte und als die Fähigkeit, den Körper willentlich zu verlassen, definierte.[22] Es heißt, die Seele eines Schamanen könne in dieser tranceartigen Verfassung den Körper verlassen und das Geisterreich der Ober- und Unterwelten aufsuchen. Interessanterweise galten Epileptiker bei den Zinacanteco-Maya als besonders geeignet für die Laufbahn des Schamanen, weil Epilepsie ihrer Meinung nach dadurch entsteht, daß Ch'ulel aus dem Körper austritt und sich dem Göttlichen zuwendet.[23]

Eine der Aufgaben eines H'men besteht darin, die Seelen lebender Menschen aus der Unterwelt zurückzuholen. Dazu schreibt Sandra Ingerman: »Wenn Teile der Seele sich abspalten und in andere Welten entweichen, bleibt der betroffene

Mensch in einer geschwächten, geistig und seelisch reduzierten Verfassung zurück. Der oder die H'men hat nun für die Wiederherstellung der Ganzheit zu sorgen.«[24]

Ein H'men sucht sich die Mittel, mit denen er heilt, selbst. Bei manchen sind es vor allem die Heilpflanzen, während andere die Schamanenreise bevorzugen. Manche fungieren als Orakel, andere nicht. Unabhängig von seinen Heilinstrumenten ist ein H'men jedoch auf jeden Fall Überbringer von Botschaften an die Geisterwelt.

Hier einige der wichtigsten Spezialisierungen im Heilsystem der Maya:

Der *Dorfheiler* ist jemand, der oder die im Laufe der Jahre zum Gesundheitsberater für das ganze Dorf geworden ist. Häufig kann der Dorfheiler nicht nur bei körperlichen Leiden helfen, sondern versteht sich auch auf spirituelle Heilung. Besonders schwierige Fälle übergibt er oder sie an einen H'men.

Die *Hausmittel-Großmutter* ist normalerweise eine Frau, die selbst etliche Kinder großgezogen und bei allen banalen Erkrankungen mit Hausmitteln versorgt hat. Sie besitzt viel Erfahrung, beschränkt sich als Heilerin jedoch in der Regel auf den Kreis der Familie. Wenn einer Erkrankung mit ihren Mitteln nicht beizukommen ist, sucht sie Rat beim Dorfheiler.

Die *Hebamme* wird häufig von einem Eltern- oder Großelternteil für die Geburtshilfe in ländlichen Gegenden ausgebildet. Für gewöhnlich handelt es sich natürlich um Frauen, doch es gibt Ausnahmen von dieser Regel: Bei den Kekchi-Maya im südlichen Belize hilft traditionsgemäß der Mann bei der Geburt seiner Kinder; er unterweist auch seine Söhne schon in jungen Jahren darin. Hebammen kennen sich bestens mit Frauen- und Kinderkrankheiten aus und sind unübertroffen, was Geburtsvorbereitung und Nachsorge angeht. Nach der Geburt eines Kindes bleibt die Hebamme neun Tage lang im Haus der jungen Mutter oder besucht sie täglich, um sicherzustellen, daß Mutter und Kind wohlauf sind.

Massagetherapeuten oder *Sobaderas* können männlich oder weiblich sein und verstehen sich auf die Behandlung von Muskelverspannungen, Rückenschmerzen, Verstauchungen, überstrapazierten Muskeln und allerlei Schmerzen und Beschwerden. Für gewöhnlich wird das Heilwissen an die eigenen Kinder weitergegeben und gilt als göttliche Begabung. Ein/e Sobadera wird in Maya-Dörfern häufig aufgesucht und gilt als unverzichtbar im Gefüge des Gemeinwesens.

Der *Knocheneinrichter*, eine Art Volkschiropraktiker, erhält seine Ausbildung in der Regel von einem Elternteil und vermag Knochenbrüche einzurichten und Zerrungen zu beheben. Mit ihren uralten Manipulationstechniken erzielen sie hervorragende Ergebnisse.

Der *Schlangendoktor* behandelt Bisse und Stiche von giftigen Schlangen, Spinnen, Skorpionen, Würmern, Fledermäusen, Ratten und tollwütigen Hunden sowie Stichverletzungen durch rostige Gerätschaften. Dieser Mann oder diese Frau ist in der Dorfgemeinschaft von großer Bedeutung und speziell darauf trainiert, im Notfall so rasch zu handeln wie ein Notarzt. Der Schlangendoktor bekommt sogar aus Kliniken Patienten zugewiesen, weil dort die passenden Medikamente fehlen oder man den Kranken aufgegeben hat. Die Rezepturen und Anwendungen des Schlangendoktors sind geheim und werden nur an einen einzigen Nachfolger, meist aus der Familie, weitergegeben.

*Pincheros* praktizieren eine primitive Form der Akupunktur, die *Pinchar* genannt wird. Sie benutzen keine Nadeln, sondern die Stacheln von Rochen und Stachelschweinen oder auch Dornen. In der Maya-Akupunktur sind etwa achtzig Punkte bekannt, über die man Krankheiten aller Art behandeln kann.

*Ensalmeros* oder »Gesundbeter« wenden in ihrer traditionellen Heilkunst ausschließlich Gebete an. Am häufigsten begegnet man ihnen in abgelegenen Dörfern; es sind meist einfache Menschen von großer Glaubensstärke. Die Gebete, an Maya-Götter und christliche Heilige gerichtet, werden auf den Puls des Kranken gesprochen. Besonders wichtig ist diese Behandlungsform bei Kindern, aber jeder kann von ihr profitieren.

*Wahrsager* oder Orakel wenden eine Vielzahl von Methoden an – darunter das Werfen von Maiskörnern und Bohnen –, um in die Zukunft blicken zu können. Die Zunft der Wahrsager scheint auszusterben, und ihre Aufgabe geht jetzt immer mehr auf die H'men über.

## Die wichtigsten Instrumente der Maya-Heilkunde

Maya-Heiler sehen den Menschen in seiner ganzen Vielschichtigkeit und würden niemals erwarten, daß jedermann mit dem Aussprechen seiner Probleme oder mit einer Verhaltensänderung oder einem Ortswechsel oder der Einnahme einer Pflanzenarznei zu helfen ist. Sie wenden diese Mittel an, doch ihr »Apothekerschränkchen« bietet weitaus mehr: vor allem Gebete, dann das Sastun, die Heilpflanzen, die Kräuterbäder, Weihrauch, heiliges Wasser, Traumvisionen, Ritual, Zeremonie und Amulette.

In diesem Buch werden Sie den Gebrauch vieler dieser Instrumente und Techniken erlernen. Manche eignen sich für die häusliche Pflege, andere nicht. Sie werden sicher feststellen, daß Sie für manche Dinge ein Händchen haben und mit anderen nicht zurechtkommen. Jeder Heiler bedient sich der Mittel, mit denen er am besten umgehen kann. Kaum einer beherrscht alle Instrumente, und das ist zum Heilen auch gar nicht notwendig.

### Gebet

Wenn ich Maya-Heiler jeder Altersstufe frage, was ihr wichtigstes Heilinstrument sei, bekomme ich unweigerlich die Antwort: »das Beten.« Das Gebet, spanisch *Ensalmo*, ist das Herzstück des medizinisch-religiösen Systems der Maya, und alle traditionellen Heiler, seien sie Schlangendoktor oder Hebamme, bedienen sich dieses Mittels. Gebete sind die Träger des Ch'ulel zwischen der stofflichen Welt und der Geisterwelt.

Gebete sind mit Kraft aufgeladene Lautäußerungen, in denen sich die göttliche Macht manifestiert. Die Kraft eines Gebetes erfährt man, indem man es spricht. Diese Kraft lebt in jedem Menschen, und man erschließt sie sich durch Meditation und Ritual. Das Gebet vereint das Individuelle mit dem Universalen, das Stoffliche mit dem Göttlichen, und es erlaubt uns, Liebe zu schenken und zu empfangen.

Maya-Gebete haben manches mit den Medizingesängen der Ureinwohner Nordamerikas gemein. Sie werden in einem leisen Singsang gesprochen und neunmal wiederholt. Solche Gebete kommen manchmal in Traumvisionen zu den Menschen, während andere von Generation zu Generation weitergegeben werden. Don Elijio hat mich Dutzende solcher Gebete gelehrt, und weitere lernte ich später bei anderen Heilern. Es gibt Gebete, die nur von H'men zu H'men weitergegeben werden können und gehütet werden wie das Sastun.

Ein Gebet wird immer neunmal gesprochen. Zuerst hält man den rechten, dann den linken Handgelenkspuls des Kranken und spricht das Gebet jeweils dreimal; bei den letzten drei Wiederholungen hält man die Hände über Scheitel und Stirn, denn hier liegt für die Maya der Quell des Geistes.

Bei Kindern ist der Ablauf anders. Beim neunmaligen Sprechen des Gebetes folgt der Heiler einem Kreuzmuster über dem Körper des Kindes: Jeweils zwei Gebete spricht der Heiler, während seine Hände vom rechten Handgelenk zum linken Fußknöchel, dann zum linken Handgelenk und schließlich zum rechten Fußknöchel wandern; beim letzten Gebet hält er beide Hände über die Stirn.

Ein Gebet muß gläubig gesprochen werden. Der Glaube ist in der Maya-Medizin das Fundament für alles weitere. Und das kann uns heute nicht mehr überraschen, denn zahlreiche wissenschaftliche Untersuchungen belegen inzwischen, daß Glaube und Vertrauen das Immunsystem beeinflussen. So sagte auch Don Elijio gern: »Ich bin es zwar, der die Heilmittel sammelt und zubereitet, aber was heilt, ist der Glaube.«

## Seelenrückführung und Schamanenreise

Wenn der Heiler sein Ch'ulel vom Körper trennt, kann er die Welt der Geister bereisen. Dort kann er sich auf die Suche nach der Lösung eines Problems machen und verlorenes Ch'ulel zurückholen, um einen Kranken zu heilen. Man hört H'men häufig davon sprechen, daß sie in die Unterwelt reisen, um eine ihrem Körper entwichene Seele zurückzuholen.

Dieses Zurückholen der Seele finden wir in allen schamanistischen Kulturen der Welt. Don Elijio machte keine solchen Schamanenreisen. Er verließ seinen Körper nicht, um verlorene Seelen zurückzuführen, sondern erreichte dies durch Träume und Gebete oder indem er heilige Dinge wie den Kopalweihrauch oder sein Sastun einsetzte.

## Heilpflanzen

Heilpflanzen werden bei den Maya *Xiv* (Aussprache: Schiev) genannt. Xiv kann als primäre Medizin aus Ranken, Wurzeln oder Rinde bestehen oder als sekundäre Medizin aus Blättern und Blüten.

Ein Maya-Heiler hat Tausende von Heilpflanzen zur Verfügung, doch es kristallisieren sich vielleicht zwanzig oder dreißig für den täglichen Gebrauch heraus. In besonderen Fällen wird er auch auf andere zurückgreifen. Die Wahl der Pflanzen hängt natürlich von der Art der Krankheit ab. Wenn spirituelle Krankheiten zu behandeln sind, werden häufig Weinraute, Basilikum, Tagetes und andere für ihre spirituellen Kräfte bekannte Pflanzen gesammelt, während Hebammen für Frauen und Kinder geeignete Pflanzen sammeln.

Pflanzen werden behutsam, respektvoll und mit Gebeten gesammelt. Wie alle Schätze der Erde sind auch Pflanzen von Ch'ulel erfüllt, und dieses Ch'ulel muß nutzbar gemacht werden, damit die Pflanze ihre volle Wirksamkeit entfaltet. Don Elijio pflegte zu sagen: »Wenn du für die Pflanze das Gebet des Danks und des Vertrauens sprichst, folgt der Geist der Pflanze dir nach Hause, um beim Heilen zu helfen.« Ohne das

## Was ist eine Heilpflanze?

Als Heilpflanze bezeichnen wir eine Pflanze dann, wenn sie einen oder mehrere Wirkstoffe produziert, die eine Krankheit verhindern oder heilen können. Heilpflanzen enthalten zahlreiche chemische Verbindungen, die »sekundäre Stoffwechselprodukte« genannt werden. Es handelt sich, wie Margarita Artschwager Kay erläutert, um natürliche Stoffe, welche die Pflanze nicht für sich selbst braucht. »Es können auch sogenannte Allochemikalien darunter sein, also Verbindungen, die auf andere Organismen in der Umgebung eine Wirkung ausüben und auch am Menschen eine Reaktion hervorrufen können. Die Konzentration der Stoffwechselprodukte ist in den verschiedenen Teilen der Pflanze unterschiedlich hoch, hängt aber auch von Jahreszeit und Bodenzusammensetzung ab.« Weiterhin führt sie aus: »Dies könnte erklären, weshalb Kräuterkundige meinen, daß bestimmte Jahreszeiten und Orte sich besonders gut für das Sammeln von Heilpflanzen eignen.«[25]
Solche Stoffwechselprodukte sind häufig von toxischer Zusammensetzung und entfalten ihre Heilkraft nur in der richtigen Dosierung. Alle üben irgendeine Wirkung auf den Menschen aus. Die Namen dieser Stoffwechselprodukte haben Sie vielleicht schon einmal gehört: Alkaloide, Antibiotika, Glykoside, Flavonoide, Kumarine, Tannine, Bitterstoffe, Saponine, Terpene sowie ätherische Öle, Zitronen- und Weinsäure und schließlich Schleimstoffe.

Gebet zieht sich die spirituelle Essenz der Pflanze in die Erde zurück, und Heilung kommt dann allenfalls durch Zufall zustande.

Wichtig ist auch das Vertrauen in die Bereitschaft der Pflanze zu heilen. Don Elijio schärfte mir immer wieder ein: »Wenn du losziehst, um Heilpflanzen für deine Patienten zu sammeln, dann sag nicht: ›Ich hoffe, daß sie wirken‹, oder ›Vielleicht hilft das ja‹, sondern äußere ganz klar deinen Glauben, daß es helfen wird.«

Heilpflanzen kann man als Tee zubereiten, mit Alkohol zu

Tinkturen ansetzen, in Öl einlegen, als heilende Hautsalben zubereiten, trocknen und zu Wundpuder zerstoßen, mit Zucker zu Sirup einkochen, für Umschläge mit Salz verreiben oder in Form von Kräuterbädern anwenden. Sie werden auch gern getrocknet, zerstoßen und in die Hüllblätter von Maiskolben eingeschlagen und geräuchert.

## Pulsdiagnostik

Jeder Maya-Heiler nimmt zunächst einmal den Puls des Patienten. Das Blut transportiert das Ch'ulel des Körpers und kann daher Aufschluß über die körperliche und geistige Verfassung des Kranken geben. Pulsdiagnostik umfaßt in der Maya-Heilkunde weitaus mehr als in der wissenschaftlichen Medizin. Ein Arzt stellt die Pulsfrequenz fest, Maya-Heiler dagegen unterscheiden achtzehn verschiedene Pulsarten. Sie lauschen auf Stärke, Tiefe, Schnelligkeit, Rhythmus, Ort und Elastizität. Erst durch jahrelange Übung lernt ein Heiler die achtzehn verschiedenen Pulse zu erkennen. Ich selbst arbeite in meiner Praxis seit fünfzehn Jahren mit der Maya-Medizin und habe, was die Differenzierung der Pulse angeht, immer noch zu lernen.

Die Pulsdiagnostik der Maya weist erstaunliche Übereinstimmungen mit der chinesischen Tradition auf. Die Chinesen unterscheiden, wie die Maya, einen oberflächlichen, einen mittleren und einen tiefen Puls. Anders ist bei den Maya jedoch, daß die Pulsdiagnostik unmittelbar in eine Behandlungsform einmündet: Der Heiler spricht unmittelbar Gebete auf den Puls am Hand- oder Fußgelenk.

Wenn ich mich mit chinesischer Pulsdiagnose befasse, kommt es mir so vor, als plauderte ich mit Don Elijio. Ich sehe ihn förmlich in seiner bescheidenen kleinen Praxis auf seinem Holzschemel sitzen und zum Puls einen Kranken leicht mit dem Fuß klopfen, damit ich lerne, diesen Puls zu erlauschen.

## Kräuterbäder

Würden wir die fast vergessene Kunst der heilenden Kräuterbäder wiederentdecken, könnten Heiler und Ärzte sich eines äußerst nützlichen Instruments bedienen. Wasser- und Meerwassertherapie gehören zu den ältesten Behandlungsformen überhaupt. Die Maya betrachten Wasser als Ch'ulel, als ein den Körper läuterndes und belebendes Elixier.

Kräuterbäder verbinden die Kraft des Wassers mit der der Pflanzen. Gemeinsam absorbieren sie Schmerzen und Ängste, und wenn wir das Bad verlassen, sind wir auf einer tiefen energetischen Ebene gereinigt und erneuert. Werden die Pflanzen liebevoll und mit Gebeten gesammelt und präpariert, kommt der Kranke in den Genuß einer zusätzlichen Energieaufladung.

Ein Maya-Heiler behandelt fast alle seine Patienten mit drei, vier oder neun Kräuterbädern, je nach Art der Erkrankung.

Daneben kennen die Maya Kräuterdampfbäder, die *Bajos* genannt werden. Das vaginale Dampfbad (S. 134 f.) ist sehr beliebt bei Frauenkrankheiten.

## Massage

Die Maya-Massage ist eine der vielseitigsten und nützlichsten Anwendungen, die ich von Don Elijio erlernt habe. Handauflegen und Massage gehören für fast alle Maya-Heiler zum festen Bestandteil ihrer Maßnahmen bei körperlichen und spirituellen Erkrankungen. Die Sobaderas sind auf Körperarbeit spezialisiert. Hebammen, die sich um Frauen und Kinder zu kümmern haben, setzen in allen Phasen ihrer Arbeit die Massage ein. Der Knocheneinrichter wendet bevorzugt eine sehr tiefe, sogar schmerzhafte Massage an, wenn es Verrenkungen oder Zerrungen zu kurieren gilt.

Besonders charakteristisch für die Körperarbeit der Maya ist die Bauchmassage. Sie hilft vorzüglich bei Magenstörungen, Frauenbeschwerden und Prostataproblemen. Für unser Verständnis der Frauenheilkunde ist Don Elijios Technik der Uterus-Ausrichtung eine wichtige Ergänzung.

## Beratung

So mancher unglückliche Mensch hat sich nach Einbruch der Dunkelheit in Don Elijios Praxis geschlichen, um sich einmal auszusprechen oder um Rat zu bitten. Wer brauchte nicht manchmal jemanden, dem er sich anvertrauen kann? Die Heiler, die ich kenne, sind Meister des einfühlsamen Zuhörens geworden und besitzen genügend praktischen Sinn, um wirklich guten Rat geben zu können. Mitfühlendes Zuhören, ein aufmunterndes Wort, eine kleine Geschichte, ein begütigendes Schulterklopfen – so viel ist damit zu erreichen! Für einen Menschen in Not sind verständnisvolle Worte so belebend wie Sonne und Regen für die Erde.

## Humor

Don Elijio war der lustigste Mensch, dem ich je begegnet bin. Er selbst nannte sich gern »Clown von San Antonio«. Mit seinen Geschichten und Witzen vermochte er das traurigste Herz umzustimmen. Seine Geschichten waren echte Medizin. Viele andere Heiler, darunter auch nordamerikanische, setzen den Humor als Heilmittel ein, meine Freundin und Kollegin Patch Adams beispielsweise, die vor einiger Zeit in einem Hollywoodfilm auftrat. Humor ist das beste Instrument, das ein Heiler in seinem Beutel haben kann. Don Elijio hörte man häufig sagen: »Die meisten Leute denken zuviel, aber bring sie zum Lachen, und sie sind ihre Sorgen und Krankheiten schon zur Hälfte los.«

## Ventosa

Vor ein paar Monaten wollte mein Rücken plötzlich nicht mehr mitspielen, und ich konnte nur noch liegen. Mein Gärtner Bernadino, ein Massagetherapeut aus Don Elijios Dorf San Antonio, schröpfte mich am Rücken mit einem Wasserglas. Es trat wirklich eine Besserung ein.

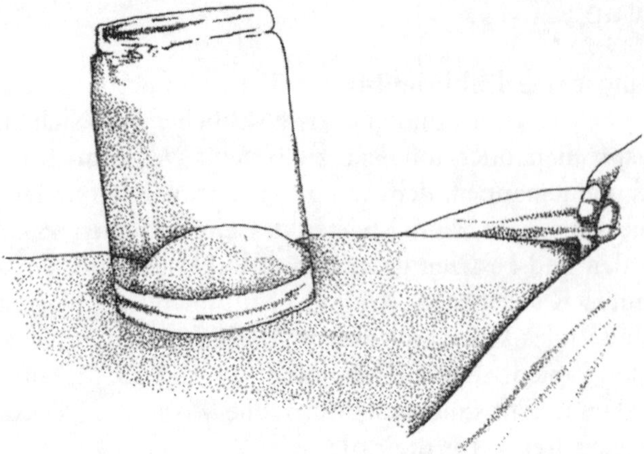

Das spanische Wort *Viento* bedeutet Wind, und *Ventosa* ist das »Ausziehen des Windes«. Muskelverspannungen und Gewebestauungen werden als »Wind« bezeichnet.

Beim Ventosa verbinden sich Wärme und saugender Unterdruck zu einer schmerzlindernden und stauungsauflösenden Wirkung – zum Beispiel bei Ischiasschmerzen, Kreuzschmerzen, Verspannungen im Schulterbereich und Sturzfolgen. Zuerst reibt der Heiler das betroffene Gebiet mit Öl ein. Dann nimmt er sich ein einfaches dickwandiges Trinkglas. Mit Bienenwachs oder irgend etwas Klebendem, zum Beispiel Kaugummi, befestigt er ein wenig Baumwolle an der Innenwand des Glases. Die Baumwolle zündet er an und hält das Glas umgestülpt über die schmerzende Stelle. Das Glas wird aufgesetzt und über die betroffene Stelle gezogen, wobei das Gewebe durch den Unterdruck hochgezogen wird und die Stauung sich löst.

Ventosa gehört nicht zu den ursprünglichen Methoden der Maya-Heilkunde, wird aber seit Jahrhunderten von den Heilern angewendet. Ventosa ist ein wirkungsvolle Technik, die eine spezielle Ausbildung und viel Können erfordert.

## Pinchar

Pinchar ist eine sehr primitive Form der Akupunktur. Ich habe Maya-Heiler mit den Stacheln oder Dornen von Rochen, Stachelschweinen und Bäumen arbeiten sehen, um Schmerzen und Entzündungen zu lindern. Sie stechen dabei einen oder mehrere von etwa achtzig möglichen Punkten am Körper.

Don Elijio wußte, daß durch den Körper Energiemeridiane verlaufen. Er behandelte seine Patienten durch Pinchar an den verschiedensten Punkten, die unmittelbar an der zu behandelnden Stelle oder auch weit davon entfernt lagen. Anders als der Akupunkteur möchte der Maya-Heiler jedoch Blut fließen lassen. Pinchar ist eine invasive und schmerzhafte Behandlungsform und heute nicht mehr viel in Gebrauch.

Pinchar kann eine Art kleiner Aderlaß sein, durch den »schlechtes Blut« oder negatives Ch'ulel abgezogen wird. Die Tzutujil-Maya machten mit Obsidianklingen kleine Schnitte, um »das schlechte Blut abfließen zu lassen«, wie der Ethnologe Bill Gray Douglas schreibt. »Man sieht das Blut als Träger der Krankheit an.«[26]

## Sastun

Das Mayawort *Sas* bedeutet »Licht«, »rein«, »makellos« oder »Spiegel«. *Tun* bedeutet »Stein« oder »Alter«. Das gesamte Wort, Sastun, kann demnach »uraltes Licht«, »uralter Stein« oder »Lichtstein« bedeuten. Der Name, manchmal auch in der Schreibweise Zaztun, läßt erkennen, welche Wertschätzung solch ein Stein als Instrument der Weissagung und als Träger spiritueller Kraft erfährt.

Ein Sastun findet man nur bei H'men, aber nicht alle besitzen einen. Ein Sastun hat besonders viel Ch'ulel angereichert und kann zur direkten Kommunikation mit den Geistern verwendet werden. Es ist hilfreich bei der Diagnose spiritueller Krankheiten.

## Geistführer

Dem Schamanen als Geistheiler stehen Helfergeister zur Seite, die ihn bei seinen Bemühungen anleiten. Was wir als intuitive Einsicht bezeichnen, erklären die Maya als das Wirken dieser Geistführer. Solch ein Führer kann beispielsweise bei der Diagnose einer Krankheit helfen und Anleitung zur Behandlung geben. Die Führer beschützen den Heiler auch von Krankheit, Neid, bösen Geistern und negativer Energie.

Jeder Heiler hat seine eigenen Führer. Sie können sich ihm auf verschiedenen Wegen mitteilen – durch spontane Übermittlung, in Traumvisionen oder als intuitive Einsicht.

Es gibt nicht nur gutartige und bösartige Anwender der höheren Kräfte, sondern auch wohlwollende und übelwollende Geistführer. *Hechiseros* oder »Verbreiter des Bösen« haben Umgang mit den Neun Übelwollenden Geistern der Unterwelt, während ein H'men mit den Neun Wohlwollenden Geistern der Oberwelt zusammenarbeitet. Nicht nur Maya-Geister können Geistführer sein, sondern auch die Gottheiten oder Propheten anderer Religionen.

## Ritual und Zeremonie

Mit einem guten Heilritual kann man bewirken, daß der Kranke sich besser fühlt. Aus der modernen Medizin ist das Ritual leider so gut wie ganz verschwunden, es sei denn, man betrachtete die Einnahme eines Antibiotikums vor jeder Mahlzeit als befriedigendes Ritual. Bei den Maya gehören Rituale zu fast allen Teilen des Heilsystems. Wenn einem Heiler sonst keine Maßnahmen einfallen, kann ein simples Ritual mit Gebeten, einem Bad und Räucherwerk geradezu Wunder wirken. Rituale können in Zeiten der Trauer eine Ablösung bewirken und dem Trauernden helfen, über seine inneren Wunden hinwegzukommen.

Auch Zeremonien sind von großem Wert, insbesondere die *Primicias*, die uralten Maiszeremonien zu Ehren der Geister. Wenn alle anderen Mittel versagen und der Kranke sich einfach nicht erholt, bittet ein H'men die Geister – insbesondere Ix Chel, die Göttin der Medizin – in einer Primicia um Hilfe.

## Traumvisionen

Traumvisionen dienen der Ausbildung des Heilers und geben ihm Anleitung. Sie sind gleichsam Ch'ulel-Kanäle an der Kontaktstelle zwischen der stofflichen und der spirituellen Welt. Maya-Geister teilen sich in Träumen mit, und von den Heilern sind hinreißende Geschichten von nächtlichen Geisterbesuchen zu hören, die in wechselnden Erscheinungsformen auftreten und den Träumenden auf verschiedenerlei Art unterweisen.

Bei einem Patienten mit widersprüchlichen Symptomen könnte der Heiler beispielsweise sagen: »Ich verstehe deine Krankheit nicht so recht, aber ich werde um einen Traum bitten, der mir weiterhilft. Bis dahin mußt du noch warten.«

Meistens stellt sich diese Traumvision schon nach wenigen Tagen ein, manchmal noch in derselben Nacht. Es kommt auch vor, daß der Heiler einen Traum bekommt, bevor er auch nur merkt, daß er die Krankheit noch nicht ganz verstanden hat. Im Traum taucht dann ein Geist auf und sagt etwa: »Dieses Kind hat nicht nur Husten, sondern eine Lungenentzündung. Erweitere also das Rezept um diese Pflanze, und die Wirkung wird deutlich besser sein.«

## Räucherwerk

Räucherwerk ist die Essenz des Lebens, der Duft des Geistes. Manche Harze und getrocknete Teile heiliger Pflanzen setzen beim Abglimmen Ch'ulel frei. Die Maya benennen den Gebrauch von Räucherwerk zu medizinischen Zwecken mit dem spanischen Wort *Disafumado*, das soviel wie »mit Rauch vertreiben« bedeutet. Bernadino de Sahagun, ein spanischer Arzt des sechzehnten Jahrhunderts, schrieb über den

Gebrauch von Baumharzen als Räucherwerk in der Neuen Welt. Auch einer von Cortez' Soldaten verfaßte um die gleiche Zeit ein Buch über den Gebrauch von Kopal in den Tempeln, auf den Märkten und in den Wohnhäusern der Maya und Azteken.

Das Harz des Kopalbaums wird unter Ritualen und Zeremonien in Vollmondnächten gesammelt. Man legt Stücke des Harzes, die frisch und klebrig oder trocken und spröde sein können, auf glimmende Kohlen. Der Duft ist schon für sich allein eine Erfahrung des Heiligen.

Kopal wird bei allen spirituellen Erkrankungen abgebrannt, gilt aber auch als hilfreich bei vielen körperlichen Beschwerden. Nach Auffassung der Maya kann Kopalweihrauch einen Menschen von schädlichen oder unschicklichen Gedanken befreien, Furcht und Neid aus einem Haus vertreiben und als Opfergabe an die Götter und Göttinnen dienen. Marktverkäufer und Ladenbesitzer brennen am Beginn des Tages Kopal ab – für gutes Gelingen und gegen Neid. Für eine Hebamme ist Kopalweihrauch das Mittel, das einer Schwangeren während der Geburt Mut machen kann.

Neben Kopal benutzen die Maya auch gern getrockneten Rosmarin und zerstoßene Rinde des Balsambaums als Räucherwerk.

## Amulette

Amulette werden bei den Maya *Protecciones* oder »Beschützer« genannt und sind sehr begehrt als Schutz des Trägers gegen Neid, Pech und negative Energien aller Art. Amulette können die unterschiedlichsten Formen haben. Don Elijio fertigte sie aus Balsambaumrinde, heiligen weißen Steinen, die an einem Berg in Guatemala gebrochen werden, Kopalharz und frischen Weinrautenblättern. Diese nähte er zusammen in ein Stück schwarzes Tuch ein. Von Amuletten sagt man, sie versorgten ihren Träger mit Ch'ulel, wenn sie von einem H'men gesegnet worden sind.

## Mano

Die Hand, spanisch *Mano*, eignet sich für diagnostische Zwecke. Ein Heiler untersucht die Hand auf Zeichen von Krankheit und Gesundheit. Don Elijio studierte die Handflächen seiner Patienten und stellte Farbe, Beschaffenheit des Gewebes, Temperatur und Druckempfindlichkeit fest. Manche Heiler verwenden Mano auch zu Orakelzwecken.

ZWEITER TEIL

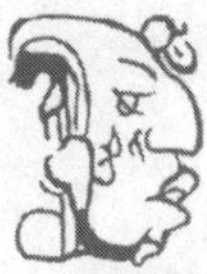

# Krankheiten des Körpers

Zum Heilmittelschatz eines Maya-Heilers gehören neben Heilpflanzen, die als Tee, Puder, Salben, Auflagen oder Kräuterbäder verabreicht werden, auch Heilmittel aus der Küche, Massage, Diätanweisungen und vorbeugende Maßnahmen.

Dieser Teil des Buches hat vier Abschnitte: Nach dem allgemeinen Abschnitt über Krankheiten Erwachsener folgen die spezifischen Beschwerden von Frauen, Männern und Kindern. Schwangere sollten medizinischen Rat einholen, bevor sie Heilpflanzen in irgendeiner Form einnehmen oder heiße Bäder nehmen. Sehen Sie im Frauenabschnitt unter »Schwangerschaft und Geburt« nach, wenn Sie bewährte Hausmittel für die Schwangerschaft suchen. Für Erwachsene angegebene Heilmittel sind für Kinder nur geeignet, wenn dies eigens erwähnt ist.

Bei vielen Heilmitteln kommen Pflanzen zum Einsatz, die allergische Reaktionen auslösen könnten. Wir empfehlen vor der innerlichen oder äußerlichen Anwendung dieser Mittel einen simplen Hauttest. Tragen Sie ein paar Tropfen der Pflanzenzubereitung in der Ellenbeuge auf. Warten Sie zehn Minuten ab. Sollte sich ein Brennen oder Jucken einstellen oder eine Schwellung bilden, könnte es sein, daß Sie gegen diese Pflanze allergisch sind. In dem Fall sollten Sie sie weder einnehmen noch sonstwie anwenden. Für solche Fälle haben wir uns bemüht, zu jeder Beschwerde mehr als nur ein Heilmittel anzugeben.

Hier noch ein paar generell gültige Hinweise:

*Heilpflanzen:* Wenn Sie frische Pflanzen anwenden, achten Sie stets darauf, daß sie nicht mit Pflanzenschutzmitteln in

Berührung gekommen sind. Aus dem gleichen Grund sollten Obst und Gemüse aus ökologischem Anbau stammen.

*Tee:* Trinken Sie vor jeder Mahlzeit einen Kräutertee. Sie können dann leichter verdauen, und außerdem wirkt der Tee auf leeren Magen besser.

*Tinkturen:* Tinkturen entstehen durch Einlegen der Pflanzen in Alkohol. Dadurch werden ihre Wirkstoffe extrahiert. Tinkturen sind konzentrierter als Kräutertees. Ein Tropfen in trinkwarmem Wasser entspricht einer Tasse Kräutertee.

*Puder:* Achten Sie bei der Zubereitung von Hautpudern darauf, daß Sie die gedörrten Kräuter gut zerdrücken. Anschließend durch ein Teesieb gerieben, ergeben sie ein feines Pulver. Lesen Sie Stiele und größere Stücke heraus.

# Allgemeine Erkrankungen Erwachsener

## Akne

Die Maya hatten nie viel Scherereien mit Akne, aber das Leben auf dieser Erde ist für uns alle anders geworden. Ich war nicht sehr überrascht, als eine junge Maya-Frau mit der schlimmsten Akne, die ich je gesehen hatte, in meiner Praxis erschien. Blut und Eiter sickerten aus tiefen Schrunden in ihrem sonst so schönen kupferfarbenen Gesicht.

Sie war jetzt neunzehn Jahre alt, und die Akne hatte mit dreizehn begonnen. Sie hatte es schon mit verschreibungspflichtigen Medikamenten und frei verkäuflichen Cremes versucht, jedoch ohne Erfolg.

Da Akne nicht nur hygienische Ursachen hat, sondern auch durch Ernährungsweise, Eßgewohnheiten, Streß, Hormone, Giftstoffe und Blutübersäuerung bedingt ist, ließ ich sie Platz nehmen, um mit ihr über die

### Aus der Küche

#### Brauner Zucker und Zitrone

Verrühren Sie den Saft einer Zitrone mit einem Teelöffel braunem Zucker. Tragen Sie die Mixtur direkt auf die Gesichtshaut auf. Lassen Sie die Maske zwanzig Minuten antrocknen, um sie dann mit lauwarmem Wasser abzuspülen.

Zweimal täglich, mindestens zwei Wochen lang.

#### Rohes Eigelb

Verteilen Sie rohes Eigelb auf dem Gesicht, und lassen Sie es zehn Minuten trocknen, dann mit klarem Wasser abspülen. Machen Sie das einen Monat lang täglich, danach alle zwei Wochen einmal. Bei Bedarf können Sie die Behandlung zwischendurch wiederholen.

betroffenen Bereiche ihres Lebens reden zu können. Durch die folgenden Behandlungen und eine Änderung ihrer Eßgewohnheiten war die Akne nach zwei Monaten so gut wie verschwunden.

**Massage** Der Schulter-Nacken-Bereich ist eine Zone, in der bei vielen von uns Spannungen sitzen. Die daraus entstehende Muskelsteifheit reduziert den Blutfluß zum Kopf und daher zum Gesicht, so daß der Abtransport der Schlacken ins Stocken gerät und sich Depots bilden. Der Körper versucht, Schlackenstoffe durch die Poren auszuscheiden, und diese verstopfen dann. Um die Spannungen zu lösen und die Durchblutung zu verbessern, wendet der Maya-Heiler eine tiefe Muskelmassage an. (Anleitungen zu dieser Massage finden Sie unter »Ohrenschmerzen« im Abschnitt über Erkrankungen der Kinder.)

## Alte Weisheit

### Die Ernährungsweise ändern

Besonders wichtig sind einfache Nahrungsmittel. Essen Sie fünfmal am Tag frisches gelbes (Vitamin-A-reiches) Obst und Gemüse.

### Gut kauen

Achten Sie darauf, daß Sie alle Speisen gründlich kauen. Alles gut Gekaute verdaut sich leichter und reduziert den Gehalt des Blutes an Säuren, die schließlich durch die Hautporen ausgeschieden werden.

**Entgiftende Kräuter** Zur Blutreinigung sollten Sie zehn Tage lang täglich eine geeignete Kräuterzubereitung zu sich nehmen, dann zehn Tage aussetzen und die Einnahme wiederholen. Sie können sich selbst eine Mischung zubereiten oder einen fertigen Kräutertee zur Blutreinigung kaufen. Blutreinigende Pflanzen – beispielsweise die Wurzeln des krausen Ampfers, der großen Klette oder des Löwenzahns – findet man überall. Probieren Sie aus, was Sie finden können, und kombinieren Sie ruhig mehrere Pflanzen.

Sie können diese Kräuter als Tee oder Tinkturen zu sich nehmen. Von der Tinktur nehmen Sie zehn Tage lang dreimal täglich vor den Mahlzeiten je einen Tropfen auf ein halbes Glas lauwarmes Wasser. Danach setzen Sie zehn Tage aus, um die Einnahme anschließend zu wiederholen – bis Sie eine ausreichende Besserung erfahren.

Für den Tee kochen Sie eine Handvoll der kleingeschnittenen Wurzel zehn Minuten lang in einem Liter Wasser. Wenn Sie keine frischen Wurzeln finden, nehmen Sie einen Teelöffel der getrockneten Wurzel pro Tasse. Nach dem Kochen lassen Sie den Tee noch zwanzig Minuten ziehen. Trinken Sie zehn Tage lang dreimal am Tag vor den Mahlzeiten eine Tasse, dann zehn Tage aussetzen, dann wieder zehn Tage Tee – so lange wie nötig.

## Anämie

Anämie verursacht in einem Maya-Dorf die gleiche Müdigkeit, Benommenheit und Schwäche, die gleichen Konzentrationsstörungen wie in einem Londoner Büro. Die Maya kennen gegen dieses verbreitete Übel allerlei Mittel; es ist relativ leicht zu behandeln, solange nicht Darmparasiten als zusätzliche Komplikation hinzukommen.

In Belize verstehen sich die Frauen auf die Herstellung äußerst wohlschmeckender Tonika gegen Anämie. Hier zwei, die ich besonders mag; beide sind sehr wirkungsvoll.

**Hibiskus-Tonikum** Die roten Blüten des chinesischen Roseneibisch oder Hibiskus sind in manchen Teilen der Neuen Welt in der Natur anzutreffen und getrocknet als »Flor de Jamaica« in den meisten spanischen Lebensmittelläden zu kaufen, aber natürlich bekommt man sie überall auf der Welt in Apotheken und Kräuterläden.

Um einen köstlich belebenden Tee zuzubereiten, kocht man eine kleine Handvoll Hibiskusblüten und einen viertel Teelöffel Zimtpulver fünf Minuten lang in einem Liter Wasser. Danach lassen Sie den Tee noch ziehen, bis er trinkwarm ist. Süßen Sie ihn nach Belieben mit Zucker oder Honig, und trinken Sie ihn warm oder kalt zum Essen. Kinder lieben ihn.

**Stärkender Tee aus rotem Klee** Die Blüten des roten Klees sind blutbildend. Außerdem duften sie köstlich und sind überall zu finden, vielleicht sogar in Ihrem Garten. Füllen Sie einen Krug, der etwa einen Liter faßt, mit den roten Kleeblüten, und zwar zwischen zehn Uhr und fünfzehn Uhr, denn in dieser Zeit ist der Gehalt an Nährstoffen, die von der Sonne aus den Wurzeln heraufgezogen werden, besonders hoch. Kochen Sie die Blüten mit einem halben Teelöffel Zimt zehn Minuten lang in zwei Liter Wasser, um sie anschließend noch zwanzig Minuten ziehen zu lassen. Süßen Sie mit Honig oder braunem Zucker, wenn Sie möchten. Trinken Sie eine Tasse warm oder kalt vor oder zu den Mahlzeiten oder dem kleinen Zwischenimbiß. Trinken Sie diesen eisen- und mineralienreichen Tee zehn Tage lang, dann lassen Sie dem Körper zehn Tage lang Zeit, sich auf diesen Anstoß einzustellen. Danach können Sie den Tee, je nach Bedarf, wieder zehn Tage lang nehmen.

**Amaranth** Die Vorbeugungsstrategie der Maya beschränkt sich jedoch nicht auf das regelmäßige Trinken von Tee aus kräftigroten Pflanzen, sondern sie verzehren zusätzlich Blattpflanzen von möglichst dunklem Grün, zum Beispiel Amaranth. Amaranth ist eine in Amerika von Alaska bis Brasilien weitverbreitete Pflanze. Man findet sie hier womöglich sogar als Unkraut vor der Tür, und wer sie einfach ausreißt, weiß vielleicht nicht, daß es sich um eine der seit jeher wichtigsten Nahrungsquellen der amerikanischen Ureinwohner handelt. Amaranth weist einen hohen Gehalt an leicht verfügbarem Eisen sowie an Mineralien, Vitaminen und Eiweißen auf. Außerdem schmeckt er süß und ausgesprochen lecker.

Bei schwerer chronischer Anämie empfehle ich eine Trinkkur mit dem frischen Pflanzensaft. Man pflückt dazu eine Tasse frischer, gesunder Amaranthblätter. Sie werden gewaschen und dann mit einer Tasse Wasser einige Sekunden lang im Mixer zerkleinert. Dies ist die Menge für einen Tag. Man trinkt ein Drittel davon vor jeder Mahlzeit, und das zehn Tage lang. Zehn Tage Pause und gegebenenfalls wiederholen.

## Aus der Küche

Im Unterschied zum Spinat verlieren Amaranthblätter ihre Mineralien beim Kochen nicht. Hier drei meiner Lieblingsrezepte:

### Rositas Amaranth italienische Art

Frische Amaranthblätter und junge Stiele, gewaschen; die Menge entspricht etwa 2 Litern, locker eingefüllt
2 Knoblauchzehen
1 mittelgroße Zwiebel
Italienische Gewürzmischung
2 Dosen Tomatenmark
2 Eßlöffel Olivenöl
Salz und Pfeffer nach Geschmack

Den Amaranth zehn Minuten dämpfen. Inzwischen die Zwiebel und den Knoblauch schälen, feinhacken und im Olivenöl andünsten. Tomatenmark hinzufügen und erhitzen, bis es ganz leicht anbrennt. Eine Tasse Wasser hinzufügen und zehn Minuten köcheln lassen. Den Amaranth hinzufügen und alles zusammen noch einmal fünf Minuten kochen. Mit braunem Reis, Pasta, pürierten Tomaten oder Maistortillas und Salsa servieren.

### Amaranth asiatisch

Amaranth wie oben
3 Eßlöffel Olivenöl
2 Knoblauchzehen
1 Eßlöffel Miso (Sojabohnenpaste)
zusätzlich als Variante: 1/4 Teelöffel frischer geriebener Ingwer

Den Amaranth zehn Minuten dämpfen oder fünf Minuten in wenig Wasser kochen. Die übrigen Zutaten im Mixer eine Minute lang pürieren. Diese Soße über den Amaranth geben und vor dem Servieren alles leicht vermengen.
Wenn Amaranthblätter nicht zu bekommen sind, können Sie

ersatzweise Grünkohlblätter nehmen. Sie können sie nach den beiden obigen Rezepten zubereiten oder regelmäßig in die Suppe geben. Da sie viel härter sind als Amaranth, müssen sie allerdings mindestens eine halbe Stunde vorgekocht werden. Wenn die Kinder die Blätter nicht mögen und aussortieren, bekommen Sie zumindest das Eisen und die Nährstoffe, die in die Brühe übergegangen sind.

### Frische Amaranthbrühe mit Honig

Dieses Rezept klingt vielleicht ein wenig seltsam, aber die Brühe wirkt erfrischend und tut Ihnen gut. Lassen Sie den Amaranthsud im Topf abkühlen, und trinken Sie ihn mit Honig nach Geschmack gesüßt.

## Asthma

Asthma scheint eine Art weltumspannende Epidemie werden zu wollen. Das liegt vielleicht zum Teil an der zunehmenden Umweltverschmutzung, noch verschlimmert durch den Streß des modernen Lebens. Verstärkter Verzehr von Milchprodukten könnte ein weiterer Faktor sein.

Asthma kann die mannigfaltigsten Ursachen haben. Weder ich noch die Maya können hier eine Patentlösung bieten. Es gibt jedoch ein paar einfache Hausmittel der Maya-Medizin, die sich als hilfreich erwiesen haben.

Probieren Sie diese Mittel nur dann aus, wenn Sie fühlen, daß ein Anfall kommt, oder wenn er gerade erst begonnen hat. Sollte der Anfall trotzdem seinen Lauf nehmen, müssen natürlich sofort geeignete medizinische Maßnahmen ergriffen werden.

**Desmodium** Das beste Maya-Heilmittel gegen Asthma bei Erwachsenen ist ein vielfach verzweigtes Kraut namens *Desmodium adscendens*, das man in Amerika *strong back* nennt. Der Name leitet sich von seinem traditionellen Gebrauch als Heilmittel bei Rückenschmerzen ab. Zur asthmalindernden

Wirkung dieser Pflanze ist in Afrika und Asien einiges an seriöser Forschungsarbeit geleistet worden: Sie löst spastische Zustände der Muskulatur im Brustraum, wirkt schleimlösend und übt einen wohltuenden Einfluß auf die Nerven aus.

Sie werden Desmodium vermutlich nicht in Ihrem Garten finden, sofern Sie nicht in einem sehr warmen Klima leben. Erkundigen Sie sich in der Apotheke nach Desmodium-Präparaten. Falls Sie eine Tinktur bekommen können, nehmen Sie alle zwanzig Minuten zwei Tropfen in etwas lauwarmem Wasser, bis der pfeifende Atem nachläßt.

## Alte Weisheit

### Heiße und kalte Bäder meiden

Maya-Heiler sagen, daß Asthmatiker ausschließlich in Wasser von Zimmertemperatur baden sollten. Viele Kranke schwören darauf und sagen, daß sie Asthmaanfälle damit in den Griff bekommen und lindern können. Zuviel Wärme kann die Krampfbereitschaft der Muskeln erhöhen.

**Brutblatt** Das Brutblatt ist eine weitere Pflanze, die gegen pfeifenden Atem hilft. Sie vermehrt sich durch ihre eigenen Blätter. Wenn ein Blatt abfällt, entsprießen ihm etliche neue Pflanzen, daher auch sein spanischer Name *Siempre Viva*, »immerwährendes Leben«.

Maya-Heiler sammeln abgefallene Blätter mit neuem Pflanzennachwuchs. Sie zerstoßen das frische Grün zusammen mit einer Prise Salz und geben den Saft teelöffelweise dreimal am Tag. Davon soll der pfeifende Atem sich bessern und der Atem insgesamt leichter werden. Es gibt Fälle, in denen das Asthma mit diesem Mittel geheilt wurde.

Das Brutblatt wird von vielen Heilern als Allheilmittel angesehen, weil so viele Anwendungsgebiete bekannt sind. Man kann das Brutblatt praktisch überall auf der Welt bekommen, weil es von vielen Zuchtbetrieben vermehrt wird. Man braucht nur ein Blatt, um die Pflanze im Topf oder im Garten selbst zu ziehen. In den kalten Wintermonaten muß das Brutblatt allerdings ins Haus.

## Bluthochdruck

Thom war ein rotgesichtiger Vietnamkriegsveteran, der am klassischen Kriegstrauma litt. Während eines Urlaubs in Belize besuchte er meine Praxis auf der Ix Chel Farm, um sich zu erkundigen, ob es ein Kräuterheilmittel gegen seinen hohen Blutdruck gab, der häufig auf 190 zu 110 kletterte. Ich riet ihm, Salz, Fett, Fleisch und industriell gefertigte Lebensmittel weitgehend zu meiden und mehr Wasser zu trinken. Dann empfahl ich ihm noch folgende Mittel, über die ich durch mittelamerikanische Heiler einiges weiß.

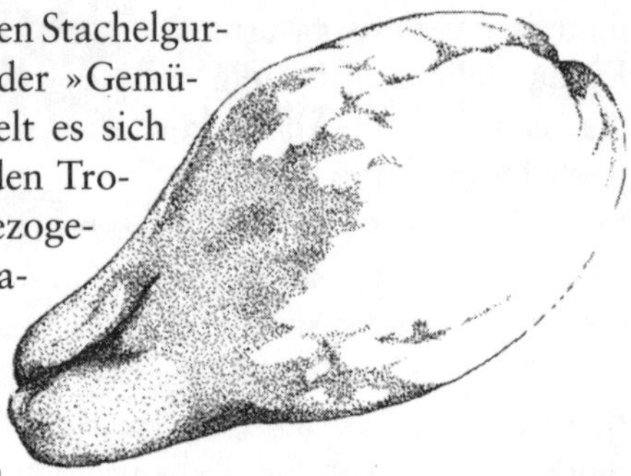

**Chayote** Bei dieser eßbaren Stachelgurkenart, auch Cho-cho oder »Gemüsebirne« genannt, handelt es sich um die Frucht einer in den Tropen häufig in Gärten gezogenen Kletterpflanze. Chayote wird dort auch auf den Märkten angeboten. Diese Frucht soll Ablagerungen aus den Arterien lösen können. Belizische Heiler kochen sie mit der Schale und einigen Knoblauchzehen als Gemüsegericht. Man kann sie auch roh verzehren oder zu Salaten reiben oder an die Suppe geben.

**Papaya** Papayafrüchte werden in Mittelamerika von den meisten Gartenbesitzern selbst gezogen. Meine Maya-Freunde essen täglich ein wenig Papaya nach den Mahlzeiten, um den Blutdruck auf seinem günstigsten Stand zu halten. Die Papaya besitzt viele wunderbare Heilkräfte. Noch besser bekommt sie Ihnen, wenn Sie sie mit reichlich Zitronen- oder Limonensaft beträufeln.

## Bronchitis und chronischer Husten

Buchstäblich alle Patienten mit chronischer Bronchitis oder immer wiederkehrendem Husten, die ich je behandelt habe, nahmen sehr viel Milchprodukte zu sich und litten unter zu hohem Alltagsstreß. Schleimbildende Nahrungsmittel zusammen mit starkem Gefühlsdruck lassen die Brust eng werden und die Atemwege verschleimen.

Im allgemeinen gibt es bei diesen Patienten etwas, das sie schon lange bedrückt und das sie loswerden müßten, um endlich »aufatmen« zu können. Wahrscheinlich ist ihnen so lange nicht zu helfen, bis ihre Ängste, ihre Verärgerung oder ihr alter Groll endlich einmal aus ihnen herausbrechen. In Maya-Dörfern haben die Menschen keine Hemmung, ihre Verärgerung über andere mitzuteilen. So bestand eine von Don Elijios Hauptaufgaben in seinem Dorf San Antonio darin, den Menschen Rat zu geben und ein offenes Ohr zu leihen.

Ist die emotionale Last erst einmal leichter geworden, kommen etliche Heilmittel gegen die *Symptome* der Krankheit in Frage.

**Zitronenstrauch-Gesichtsdampfbad** Der in Mittelamerika »Oregano« genannte Zitronenstrauch, *Lippia graveolens*, ergibt zusammen mit Knoblauch ein bei Großmüttern und Heilern beliebtes Bronchitismittel. Man kocht drei Eßlöffel getrocknetes Kraut mit drei kleingeschnittenen Knoblauchzehen *und* deren Schalen zehn Minuten lang in einem Liter Wasser. Anschließend fünf Minuten ziehen lassen.

Beugen Sie sich vorsichtig über den dampfenden Topf, und legen Sie ein Handtuch so über Kopf und Nacken, daß möglichst wenig Dampf entweicht. Atmen Sie fünf Minuten tief durch. Achten Sie darauf, daß Sie sich nicht mit dem heißen Dampf verbrühen. Wenn die Gesichtshaut in der Hitze schmerzt, ist Ihr Dampfbad zu heiß, und Sie müssen etwas mehr Abstand vom Topf nehmen. Wiederholen Sie das Dampfad nach Bedarf, um sich Erleichterung zu verschaffen. Probieren Sie diese Inhalationsbehandlung am Abend vor dem Zubettgehen aus. Sie fördert den erholsamen Schlaf und tut auch Kindern gut.

**Zwiebelmus mit Honig** Geben Sie eine halbe Zwiebel, zwei Teelöffel Honig und einen Teelöffel frisch geriebenen Ingwer in den Mixer, und pürieren Sie zwanzig Sekunden lang. Nehmen Sie davon nach dem Abendessen zwei Teelöffel, bei Bedarf täglich.

## Aus der Küche

### Maya-Hustensirup

Hustensirups, *Jarebes* genannt, sind bei den Maya sehr beliebt. Die meisten Heiler bereiten sie auf Vorrat zu, damit sie immer zur Hand sind. Sie können sich in Ihrer eigenen Küche einen ausgezeichneten Hustensaft selbst zubereiten. Lassen Sie die Kinder mitmachen. Es ist für sie ein Heidenspaß, und sie werden von der süßen Medizin kosten wollen.

2 Teelöffel frischer Ingwer, gerieben
3 Knoblauchzehen, mit der Schale gehackt
2 Teelöffel getrocknetes Zitronenstrauchkraut
2 Teelöffel getrocknetes Zitronengras oder Anissamen
1 Liter Wasser
2 Tassen brauner Zucker
Saft einer Zitrone

Ingwer, Knoblauch, Zitronenstrauch und Zitronengras bei mittlerer Hitze in einem zugedeckten Glas- oder Keramiktopf dreißig Minuten kochen. Abseihen und den Zucker und den Zitronensaft hinzufügen.

*Anwendung:* Erwachsene und über sechsjährige Kinder können stündlich einen Eßlöffel des Sirups nehmen. Drei- bis sechsjährige Kinder nehmen stündlich einen Teelöffel.

*Variante für die Nacht:* Um einen schlaffördernden Hustensirup herzustellen, erweitern Sie das Rezept um zwei Teelöffel getrocknete Verbenablätter oder einen Teelöffel getrocknete Verbenawurzel. Der Sirup wird vor dem Schlafengehen genommen. Wenn Sie keine Verbena bekommen, nehmen Sie zwei Teelöffel Kamille, Zitronenmelisse oder Passionsblumenblüten.

**Verbenatee** Gegen die nächtliche Verschlimmerung des Hustens können Sie etwa eine Stunde vor dem Zubettgehen einen starken Verbenatee trinken.

Kochen Sie eine ganze zerkleinerte Verbenapflanze oder zwei Eßlöffel getrocknete Verbena zehn Minuten lang in drei Tassen Wasser. Lassen Sie sie zwanzig Minuten ziehen. Trinken Sie den Tee so heiß wie möglich. Süßen Sie den Tee nicht, denn das könnte anregend wirken und den Schlaf behindern. Stellen Sie sich eine Thermoskanne mit dem warmen Tee ans Bett, damit Sie ihn nachts sofort zur Hand haben.

## Darmparasiten

Ich lebe seit dreißig Jahren in einem tropischen Gebiet Mittelamerikas und habe mit Darmparasiten kaum noch Probleme, seit ich weiß, wie man sich die kleinen Eindringlinge vom Leib hält. Vorbeugen ist hier die beste Strategie.

### Aus der Küche

#### Papayakerne

Eine alte Aztekin hat mir geraten, gegen Darmparasiten Papayakerne zu essen. »Wenn du eine Papaya aufschneidest, iß immer einen Teelöffel von den Samen«, sagte sie. Sie besitzen ein ganz eigenes, würziges und etwas pfefferartiges Aroma. Das Papain in diesen Samen ist ein eiweißaufspaltendes Enzym, das die Zellwände der Parasiten zerstört. Wer schon von Parasiten befallen ist, fuhr die alte Aztekin fort, soll zehn Tage lang täglich eine Portion gekochte grüne Papaya als Gemüse essen.

Papayasamen können getrocknet und dann in der Kaffeemühle gemahlen werden. Rühren Sie einen Eßlöffel des Pulvers in eine halbe Tasse Wasser ein, und trinken Sie diese Mischung zehn Tage lang einmal täglich vor einer Mahlzeit. Sie können das Pulver auch in die Salatsoße rühren. Vergessen Sie nicht, nach diesen zehn Tagen noch einmal eine Stuhlprobe untersuchen zu lassen.

## Alte Weisheit

### Den Neumond abwarten

Bei den Maya beginnt man die Parasitenbehandlung üblicherweise bei Neumond. Die Maya glauben, daß die Parasiten zu dieser Zeit am leichtesten zu treffen sind.

Daß ich verschont bleibe, verdanke ich sorgfältiger Hygiene und zwei kostbaren Pflanzen – unserem geschätzten Tres Puntas und dem rohen Knoblauch. Ich bin nie ohne diese beiden unterwegs. Ich habe immer eine Mixtur aus zehn Tage in Rotwein eingelegtem Tres Puntas in der Küche, und jeder bekommt davon täglich einen Löffel. Wir nehmen auch jeden Tag rohen Knoblauch zu uns.

**Epazote** Diese auch mexikanisches Teekraut oder wohlriechender Gänsefuß genannte Pflanze stellt ein sehr altes und angesehenes Mittel gegen Darmparasiten dar. Man rührt einen Teelöffel frischen Epazotesaft in etwa drei Eßlöffel Milch. Dieses Getränk nimmt man neun Tage lang jeweils vor dem Frühstück zu sich. Am zehnten Tag nimmt man einen Eßlöffel Rizinusöl mit einem halben Glas Orangensaft. Sehen Sie sich die Ausscheidung an.

## Durchfall

Bei Mittelamerika denken viele gleich an Durchfall, an »Montezumas Rache«. Die Maya kennen zum Glück ein paar gute Mittel, mit denen man sich dieser Rache entziehen kann.

Zunächst einmal kann Durchfall durchaus eine gute Sache sein, wenn der Körper etwas loszuwerden versucht, was ihm sonst schaden würde. Erst einmal lassen die Maya den Durchfall also sein Werk verrichten, bevor sie ihn anhalten. Sie können es auch so machen, aber lassen Sie dem Durchfall nicht länger als vierundzwanzig Stunden seinen Lauf. Und sorgen Sie mit viel Wasser und Elektrolyten (die stehen in den meisten Geschäften bei den Säften) für einen Ausgleich des Wasser- und Nährstoffverlustes.

Bei vielen frei verkäuflichen Durchfallmedikamenten liegt das Problem darin, daß sie die Ausscheidung schädlicher Stoffe zu rasch unterbinden. Kräuterarzneien wirken da langsamer und greifen außerdem die Bakterien oder Amöben im Verdauungstrakt an, während sie dem Körper Zeit lassen, sich von allem Belastenden zu befreien.

**Tee aus roten Hibiskusblüten und Zimt** Das ist bei Durchfall eine leicht zubereitete und wirksame Erste Hilfe. Wenn Sie keine Hibiskusblüten bekommt, versuchen sie es mit rosa oder roten Stockrosenblüten. Kochen Sie neun Blüten und einen halben Teelöffel Zimt fünf Minuten lang in zwei Tassen Wasser. Lassen Sie den Tee ziehen, bis er abgekühlt ist, dann abseihen und jede Stunde eine halbe Tasse trinken.

**Tee aus roten Rosen** Wenn Sie weder Hibiskus- noch Stockrosenblüten haben, pflücken Sie ein paar rote Rosen. Vergewissern Sie sich, daß die Rosen nicht mit Pflanzenschutzmitteln behandelt worden sind.

Kochen Sie drei rote Rosen, mit Blättern und fünfzehn Zentimeter Stiel, zehn Minuten lang in drei Tassen Wasser. Lassen Sie den Tee ziehen, bis er Zimmertemperatur hat. Trinken Sie tagsüber alle zwei Stunden eine halbe Tasse, falls nötig zwei bis drei Tage lang. Wenn Sie möchten, können Sie auch hier einen halben Teelöffel Zimt hinzufügen.

## Ekzem, siehe Psoriasis und Ekzem

## Erkältung, grippaler Infekt

In Mittelamerika wechselt sich die heiße und trockene Jahreszeit mit der kühlen und feuchten ab, und Erkältungen sind hier so häufig wie anderswo. Auch die Maya können eine Erkältung nicht direkt »kurieren«, aber sie verfügen über eine Reihe plausibler und wirksamer Hausmittel. Versuchen Sie es bei den nächsten Grippeanflügen jeweils mit einem der folgenden Rezepte, um herauszufinden, welches Ihnen am besten hilft.

**Tee aus Pfefferminze und Holunderblüten** Ich habe in Chicago eine gute Freundin, die Ärztin ist. Einmal rief sich mich morgens um sechs völlig aufgelöst an und sagte: »Ich muß heute in der Klinik eine ganz wichtige Rede halten, und stell dir vor, ich wache mit Grippe auf! Kannst du mir was empfehlen, was mich ganz schnell wieder auf die Beine bringt?«

Ich sagte, sie solle einen heißen Kräutertee aus Pfefferminzblättern und Holunderblüten trinken. Am besten, fügte ich hinzu, solle sie dabei in der Wanne sitzen und so heiß wie möglich baden, anschließend ins Bett und sich bis zum Kopf ganz warm einpacken, an die Füße eine Wärmflasche oder ein Heizkissen.

## Aus dem Garten

### Kräuterbad

Ein weiteres wunderbares Mittel der Maya-Medizin ist ein heißes Bad mit Tagetesblüten und -blättern, gefolgt von einer Tasse heißen Pfefferminztees mit Zitrone und Honig. Danach ins Bett und warm einpacken.

Kochen Sie sechs etwa dreißig Zentimeter lange Tagetesstiele mit Blättern und Blüten zehn Minuten lang in etwa acht Litern Wasser. Nach dem Abseihen wird der Sud dem Badewasser zugesetzt. Prüfen Sie die Temperatur, damit Sie sich nicht verbrühen. Baden Sie dann zwanzig Minuten. Wenn Sie die Wanne verlassen, wickeln Sie sich ein Handtuch um den Kopf oder nehmen eine Wollmütze, ziehen Wollsocken und einen Schlafanzug an, decken sich sehr warm zu, schlürfen den heißen Pfefferminztee – und schwitzen. Sie werden sehen, es wirkt.

Aber Vorsicht: Wenn Sie schwanger sind oder hohen Blutdruck, niedrigen Blutdruck, Asthma, Herzbeschwerden oder Diabetes haben, dürfen Sie nur *warme* Kräuterbäder nehmen. Das Wasser soll nur ein wenig mehr als Körpertemperatur haben.

Sie rief mich an diesem Tag später noch einmal an und war wie ausgewechselt. Die Erkältungssymptome waren einfach weg, und sie hatte ihre Rede gehalten und sich dabei stark und gesund gefühlt.

Wenn man die Körpertemperatur künstlich ein wenig erhöht, entsteht ein Fieber, das Viren abtötet und giftige Abfallstoffe aus dem Körper entfernt. Holunderblüten und Pfefferminze fördern das Schwitzen und bekämpfen gemeinsam den Virus.

**Knoblauch, Cayennepfeffer und Tres-Puntas-Tinktur** Besonders schätze ich unter den Erkältungsmitteln ein Rezept, das Knoblauch, Cayennepfeffer und Tres Puntas enthält. Wenn Sie Tres Puntas nicht bekommen können, ist Echinacea ein guter Ersatz. Diese Pflanzen sind schleimlösend und außerdem gegen Viren und Mikroben wirksam.

Zu Hause setze ich immer gleich eine größere Menge – eine ganze gehackte Knoblauchknolle mit Schalen und allem, einen Teelöffel Cayennepfeffer und eine Tasse Tres-Puntas-Blätter (oder drei Eßlöffel Echinaceapulver) – in einem Liter Rum an. Das lasse ich zehn Tage ziehen, aber nicht direkt in der Sonne. Bei Bedarf nehme ich diesen konzentrierten Auszug teelöffelweise mit Honig, Saft oder Wasser.

Wenn man einen sich anbahnenden grippalen Infekt rechtzeitig erwischt, kann man ihn innerhalb von Stunden mit einer einzigen Gabe dieses Mittels schon wieder los sein. Ist die Erkältung schon einen Tag alt, nimmt man über den Tag verteilt drei Eßlöffel davon. Wenn Sie die Erkältung aber schon einige Tage haben, wird es vielleicht länger dauern, bis sie wieder vergeht. Diese Rezeptur gehört seit Jahrzehnten zu meinen Hausmitteln.

**Zitronensaft und Honig** Besonders für Kinder geeignet. Geben Sie den Saft einer Zitrone in ein Glas, dazu ein, zwei Eßlöffel Honig und heißes Wasser. Man trinkt tagsüber immer wieder mal einen Schluck vor den Mahlzeiten und dann noch einmal beim Zubettgehen. Zitrone mit Honig wirkt antimikrobiell, auswurffördernd und entspannend und tut dem rauhen Hals

## Aus der Küche

### Krankensuppe

Wenn Sie sich erkältet oder einen grippalen Infekt eingefangen haben, ist es besonders wichtig, viel zu trinken: Wasser, warme Tees, Säfte und Suppen. Meiden Sie Milchprodukte, weißen Reis und alles aus Weißmehl Gebackene, denn diese verstärken die Verschleimung und Hemmen den Auswurf. Hier ein für Erkältung geeignetes Rezept, das in meiner Familie »Krankensuppe« heißt:

1 halber Kohlkopf, geschnitten
1 Zwiebel, gehackt
1 ganze Knoblauchknolle, geschält und gehackt
3 Möhren, in Scheiben
3 Stücke Sellerie, gewürfelt
6 Eßlöffel Ingwer, gerieben
2 Eßlöffel Miso (Sojabohnenpaste)
2 Liter Wasser
Saft einer Zitrone oder Limone

Das Gemüse im Wasser weichkochen (etwa 30 Minuten). Dann Ingwer und Knoblauch hinzufügen und noch einmal fünf Minuten kochen. Vom Herd nehmen. Ein wenig heiße Brühe aus dem Topf mit dem Miso verquirlen und in die Suppe geben, die jetzt servierfertig ist. Geben Sie etwas frischen Limonensaft in den Teller. Noch gesundheitsfördernder wird die Suppe, wenn Sie etwas frischen gepreßten Knoblauch hineinstreuen.
Miso bekommen Sie überall in Läden, die biologische Vollwertlebensmittel anbieten.

gut. Das Vitamin C der Zitronen wird vom Körper leicht aufgenommen und bringt das Immunsystem und die Zellfunktionen in Schwung. Limonen sind ebenfalls geeignet.

**Heißer Ingwertee** Dieser Tee, schluckweise über den Tag verteilt getrunken, regt den Kreislauf an, löst in den Atemwegen und Nebenhöhlen festsitzenden Schleim und wärmt den Körper.

Kochen Sie drei Eßlöffel geriebenen frischen Ingwer fünf Minuten in einem Dreiviertelliter Wasser. Anschließend bedeckt zehn Minuten ziehen lassen. Trinken Sie den Tee so heiß wie möglich, auf Wunsch mit Honig gesüßt. Ingwer enthält virenhemmende Stoffe und das ätherische Öl Gingerol, das schweißtreibend, fiebersenkend und schleimlösend wirkt.

Schwangere Frauen sollten Ingwer lieber meiden, weil er die Durchblutung der Gebärmutter zu sehr anregen und dadurch eventuell eine Fehlgeburt auslösen kann.

**Zwiebel, Knoblauch und Honig** Legen Sie eine Zwiebel und eine Knoblauchknolle, beide gehackt, über Nacht in Honig ein (zwei Gläser). Nehmen Sie nur den Honig zu sich, teelöffelweise mehrmals am Tag. Zwiebel und Knoblauch enthalten Schwefel und andere keimtötende Substanzen, die überall auf der Welt seit langem als hochwirksame Erkältungsmittel bekannt sind. Der Verzehr von Zwiebeln und Knoblauch im Rohzustand ist während der Wintermonate eine gute Vorbeugung gegen ansteckende Erkältungen.

## Falten

Den Maya hat die Natur eine glatte, kupferfarbene Gesichtshaut geschenkt, die bis zum Alter von etwa siebzig Jahren weitgehend faltenfrei bleibt. Sie wirken bis dahin beinahe alterslos. Hier zwei ihrer Vorbeugemaßnahmen gegen Falten.

**Avocadomaske** Zerdrücken Sie das Fleisch reifer Avocados mit der Gabel, und tragen Sie das Mus auf Gesicht, Hals und Hände auf. Lassen Sie es zwanzig Minuten einwirken, um es dann mit klarem Wasser abzuspülen. Ein- oder zweimal wöchentlich anwenden.

**Lotion aus Hibiskus und Rose** Der rosa- oder rotblühende Hibiskus ist sehr heilkräftig und enthält lotionartige Schleimstoffe, die der Haut guttun. Rote Rosen wirken sanft adstringierend und nährend.

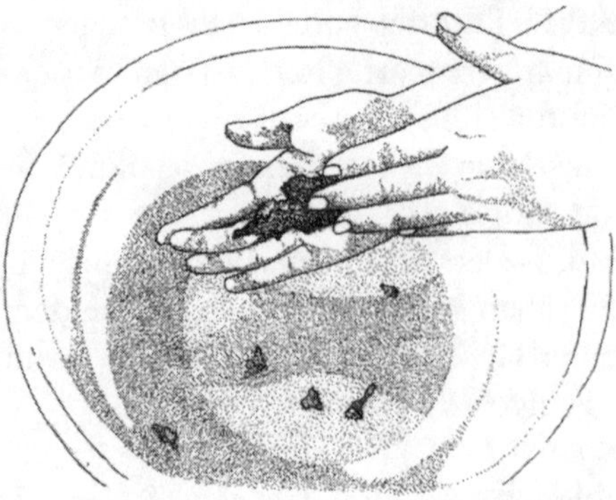

Zerdrücken Sie in einer Schüssel mit einer Tasse Wasser drei geöffnete rote oder rosafarbene Hibiskus- oder Stockrosenblüten und eine rote Rosenblüte. Reiben Sie die Blüten fünf Minuten lang zwischen den Händen. Nach Bedarf Wasser zugießen. Dann durch ein Tuch abseihen. Tragen Sie die Lotion zwei- bis dreimal täglich auf Gesicht, Hals und Hände auf. Füllen Sie die Lotion in ein sauberes Glas ab. Sie hält im Kühlschrank einige Monate.

## Fieber

Als meine Tochter neun Jahre alt war, bekam sie einmal plötzlich Fieber (38,9 °C). Zu der Zeit hielt sich auf unserer Farm gerade eine traditionelle Heilerin auf, die gern bereit war zu helfen, aber sich überhaupt nicht um das Fieber kümmerte. Statt dessen verabreichte sie ein Abführmittel aus einer hier verbreiteten Senna-Art, die »Christbaumkerze« genannt wird. Den Namen hat dieser Strauch von seinen großen, leuchtendgelben Blüten, die sich im Dezember zeigen.

Während der nächsten Stunde entleerte Crystal mehrmals große Stuhlmengen, und das Fieber ging zurück. Später an diesem Tag stieg das Fieber noch einmal, und die Heilerin bereitete einen köstlichen Tee aus Zitronengras (noch besser mit etwas Honig). Bald fühlte sich Crystal besser, nicht mehr so fiebrig. Im Verlauf des Nachmittags bekam sie zwei weitere

Tassen von dem Tee. Am Abend schwitzte sie derart, daß wir zweimal die Bettwäsche wechseln mußten. Um fünf Uhr am nächsten Morgen meldete sich bei ihr der Hunger, und sie hatte Lust, wie üblich nach draußen zu gehen und zu spielen.

Von den Maya habe ich gelernt, daß man vor Fieber keine Angst haben muß. Mit Fieber wehrt sich Mutter Natur gegen eindringende Organismen, und man muß ihr nur Zeit geben. Die erhöhte Körpertemperatur aktiviert einerseits das Abwehrsystem des Körpers und wirkt andererseits direkt hemmend auf die Krankheitskeime.

Fieber verbessert auch die Möglichkeiten, Toxine aus dem Blut zu entfernen. Wenn Sie ein Fieber also vorschnell unterdrücken, hat das Immunsystem nicht genügend Zeit für den »Hausputz«. Natürlich kann man einem hohen Fieber nicht unbeschränkt seinen Lauf lassen. Steigt es über 39 °C, sollten Sie auf jeden Fall medizinischen Rat einholen. Rufen Sie sofort den Arzt, wenn das Fieber mit Bewußtseinstrübung und Schüttelkrämpfen einhergeht.

Bei einsetzendem Fieber lohnt sich immer ein Versuch mit dem Abführen. Probieren Sie zur Fiebersenkung irgendeines der unter »Verstopfung« aufgeführten Mittel.

**Kräutertees bei Fieber** Die meisten der ätherische Öle enthaltenden aromatischen Pflanzen senken aufgrund ihrer schweißtreibenden Wirkung das Fieber. Das Schwitzen kühlt den Körper und eliminiert Giftstoffe über die Haut. Versuchen Sie es mit Basilikum, Rosmarin, Thymian, Ingwer, Zitronenstrauch, Zitronengras oder Salbei. Nehmen Sie das, was Ihnen am meisten zusagt.

Kochen Sie drei Teelöffel eines der oben genannten Kräuter fünf Minuten lang in einem knappen Dreiviertelliter Wasser. (Wenn Sie frisches Zitronengras nehmen, brauchen Sie sechs Blätter.) Lassen Sie den Tee noch zehn Minuten zugedeckt ziehen. Trinken Sie ihn möglichst heiß, und sehen Sie zu, daß Sie es im Bett richtig warm haben und schwitzen.

## Gallensteine

Die Gallenflüssigkeit aus der Leber kann sich zusammen mit Cholesterin zu steinartigen Gebilden verhärten, die heftige Schmerzen verursachen, wenn sie den Gallengang verstopfen. Solche Schmerzen kommen bei den Maya neuerdings häufiger vor, was vermutlich an den veränderten Ernährungsgewohnheiten liegt.

Einmal hielt mich eine Nachbarin auf der Straße an und fragte, ob es nicht eine Maya-Medizin gebe, die ihre Tochter von ihren Gallensteinen befreien könne. Sie sagte: »Die Ärzte sagen, daß sie nicht operiert werden kann, weil sie erst vor kurzem eine Operation hatte. Außerdem möchte sie ihre Gallenblase nicht verlieren, solange es vielleicht noch irgendwelche anderen Möglichkeiten gibt.«

Während sie sprach, fiel mir ein alter Töpfer in Mexiko ein, der mir sein Geheimnis für den schmerzlosen Abgang von Gallensteinen anvertraut hatte. Die Vorgehensweise ist auch in anderen Kulturen bekannt. Wenden Sie das Verfahren nur an, wenn bei Ihnen bereits Gallensteine diagnostiziert worden sind.

**Die Gallensteinkur** Essen Sie nach dem Mittagessen nichts mehr. Trinken Sie im Verlauf des Nachmittags einen Liter zimmerwarmen Apfelsaft. Um sechs Uhr abends stellen Sie sich eine Tasse Olivenöl und eine Tasse frischen Zitronensaft zurecht. Nehmen Sie jede Viertelstunde einen Teelöffel von beidem, bis Ihnen ein wenig übel wird. Dann trinken Sie eine Tasse starken Kamillentee (drei Teebeutel oder zwei Eßlöffel getrocknete Blüten auf eine Tasse) so heiß, wie es Ihnen möglich ist. Gehen Sie danach zu Bett. Sie werden in der Nacht aufwachen und Stuhlgang haben. Wahrscheinlich werden Sie auch am nächsten Morgen noch einmal Stuhlgang haben.

**Vorbeugung** Die Maya nehmen drei- bis fünfmal die Woche morgens vor dem Frühstück je einen Eßlöffel Olivenöl und Zitronensaft ein.

## Gerstenkörner

Gerstenkörner sind bakterielle Infektionen der Augenlider, die mit Schmerzen und Schwellungen einhergehen und eine kleine rote Erhebung entstehen lassen. Bei Kindern im Schulalter sind sie recht verbreitet. Hier das Mittel, das ich von den traditionellen Heilern gelernt habe.

**Kamillen-Augenbad** Als meine Tochter in die sechste Klasse ging, kam sie mit ihrem ersten Gerstenkorn nach Hause. Ich bereitete einen starken Kamillentee zu.

Kochen Sie drei Teebeutel oder drei Eßlöffel Kamillenblüten fünf Minuten in einem guten Viertelliter Wasser, danach noch zehn Minuten ziehen lassen. Wenn Sie lose getrocknete Blüten nehmen, müssen Sie den Tee durch ein Tuch geben, damit keinerlei Pflanzenteile zurückbleiben.

Ich habe auch immer eine kleine Augenbadewanne (in der Apotheke erhältlich) zur Hand. Geben Sie einen Teelöffel lauwarmen Tee hinein, und drücken Sie das Gefäß so über das Auge, daß Auge und Lid von der Flüssigkeit umspült werden. Wenden Sie dieses Augenbad dreimal an.

So behandle ich übrigens auch meine beiden Dobermänner, wenn die Augen entzündet sind. Sie sind allerdings schwieriger zu behandeln als ein Kind.

Wenn das Gerstenkorn nach sechsunddreißig Stunden noch keine Besserungstendenz zeigt, nehmen Sie rohen Knoblauch zu sich. Wer keinen rohen Knoblauch essen kann, und dazu gehören auch Kinder, bekommt alle sechs Stunden zwei Knoblauchölkapseln, bis das Gerstenkorn abklingt.

### Alte Weisheit

#### Ernährung bei Infektionen

Ein guter Rat von den Maya: Wenn eine Infektion vorliegt, sollte man Bananen, Avocados, Erdnüsse, Milch, Käse und Zucker meiden. Diese Nahrungsmittel verzögern die Heilung und geben der Verschleimung Vorschub.

## Geschwüre, siehe Magen- und Darmgeschwüre

## Gicht

Autsch! Schon bei dem Wort »Gicht« zucke ich zusammen. Gicht ist eine sehr schmerzhafte Erkrankung, die vor allem Männer jenseits der Dreißig befällt. In den Gelenken lagern sich Harnsäurekristalle ab und verursachen Entzündungen, Rötung und Schmerz. Erstes Anzeichen der Gicht ist normalerweise ein chronisch geröteter, geschwollener, pochender und empfindlicher großer Zeh. Im Stehen ist der Schmerz schlimmer.

### Alte Weisheit

#### Fußübungen gegen Gicht

Maya-Heiler verordnen lange Barfußspaziergänge auf steinigen Wegen, damit die Blutzirkulation in den Füßen angeregt wird. Eine Flasche oder ein Fußroller tun es auch. Rollen Sie die Füße darauf zweimal am Tag mit festem Druck fünf Minuten lang hin und her.

Die Gicht ist früher »Krankheit der Reichen« genannt worden, weil Harnsäure-Überschüsse meist durch allzu üppige Nahrung mit viel Eiweiß und Sahne und den Genuß von Wein und Bier zu den Mahlzeiten verursacht wird.

Kräuter können Harnsäurekristalle zersetzen und ausschwemmen, so daß sich keine Ablagerungen bilden. Bei den Maya werden blutreinigende Mittel wie Chinawurzel und die in Mexiko wildwachsende Yamswurzel verordnet. In Nordamerika und Europa kann man den krausen Ampfer, die große Klette und den Löwenzahn anwenden. Man kann diese Kräuter auch als Fertigmischung oder Fertigarznei erwerben.

Achten Sie aber auch jeden Fall darauf, daß Sie sich ausreichend bewegen und einfache, vollwertige Nahrung zu sich nehmen.

**Tinktur aus Chinawurzel und wilder Yamswurzel** Geben Sie täglich vier Tropfen der Tinktur aus Chinawurzel und wilder Yamswurzel in einen Liter Wasser. Tagsüber schluckweise trinken.

**Tee aus Chinawurzel und wilder Yamswurzel** Kochen Sie eine kleine Handvoll der Mischung zehn Minuten in drei Tassen Wasser. Abseihen und vor den Mahlzeiten trinken.

## Giftsumach

Wo der Giftsumach wächst, ist auch das Heilmittel für die von ihm verursachten Hautausschläge nicht fern, das Springkraut. Ich habe die beiden in der Umgebung von New York City und überall in Amerika auf Wiesen und in Gärten zusammen wachsen sehen.

Diese wilde Springkrautart trägt blaßorangefarbene Blüten. Und so wendet man sie an, wenn man mit Giftsumach in Berührung gekommen ist und die Haut schmerzhafte, juckende Schwellungen aufweist:

Frisches Springkraut wird zerstoßen und direkt auf die betroffenen Hautgebiete aufgetragen. Sie können die Masse auch erst auf Baumwollgaze streichen und dann auf die Wunde legen. Mit einem Tuch festbinden. Springkraut kann den Hautausschlag auch verhindern, wenn Sie vor dem Kontakt mit Giftsumach etwas von dem Saft auf Händen und Armen verteilen.

### Schnelle Hilfe

#### Backpulver

Mischen Sie einen Eßlöffel Backpulver mit etwas Wasser zu einer Paste. Tragen Sie davon etwas auf die Haut auf, und wiederholen Sie dies stündlich. Pfefferminzhaltige Zahnpasta wirkt ebenfalls recht gut.

**Springkrautsalbe** Sammeln Sie zwei vollständige Pflanzen (eine große genügt auch). Abspülen und die Wurzeln von allen Erdresten befreien. Geben Sie die Pflanzen in den Mixer, und fügen Sie soviel Olivenöl hinzu, daß die Masse eine Konsistenz wie Pesto erhält. Geben Sie die Mixtur über Nacht in den auf 65 °C eingestellten Backofen.

Streichen Sie die noch warme Masse durch Käseleinen, und

fügen Sie 170 Gramm zerkleinertes Bienenwachs oder weißes Kerzenwachs hinzu. Rühren Sie, bis die Masse glatt wird. Anschließend in saubere Glasbehälter abfüllen. Die Salbe hält sich bei Zimmertemperatur 18 Monate, im Kühlschrank länger. Kleben Sie ein Etikett mit dem Herstellungsdatum auf.

**Gomartharzsalbe** Die rötliche Rinde des Gomartharzbaums ist hochwirksam bei Hautschäden durch Kontakt mit Giftsumach. Zur Zubereitung einer Heilsalbe lassen wir zwei Tassen Gomartharzbaumrinde in der gleichen Menge Pflanzenfett über Nacht bei 65 °C im Backofen ziehen. Am Morgen wird abgeseiht und in ein sauberes Glas abgefüllt.

## Halsweh

Halsweh bedeutet im allgemeinen, daß Ihr Immunsystem sich auf den Kampf gegen eine Ansteckung einstellt. Hier ein paar Mittel, mit denen Sie die unangenehmen Erscheinungen lindern können.

**Tomatensaft-Cocktail** Die Tomate, eines der Geschenke der Neuen Welt an die Alte, kann sich vieler Heilkräfte rühmen.

Für den Cocktail geben Sie einen knappen Viertelliter Tomatensaft (oder ein bis zwei frische Tomaten), den Saft einer Zitrone und zwei bis drei Knoblauchzehen in den Mixer. Den fertigen Cocktail trinken Sie am besten leicht gekühlt. Nehmen Sie kleine Schlucke, und lassen Sie das Getränk langsam durch die schmerzende Kehle rinnen.

### Alte Weisheit

#### Druckpunkte bei Halsweh

Don Elijio pflegte die fleischige Partie zwischen Daumen und Zeigefinger (das ist ein Dickdarmpunkt) sehr kräftig zu kneifen. Seine Patienten wanden sich nur so und versuchten loszukommen, doch er hielt sie fest. Er war der Meinung, beim Drücken dieses Punktes würde der Blutstau aufgelöst und die Schwellung vermindert.

Die lindernde Wirkung kann man durch Hinzufügen von Eis verstärken. Dieses Mittel bringt schnelle Erleichterung und kann mehrmals am Tag wiederholt werden.

## Husten, siehe Bronchitis und chronischer Husten

## Insektenstiche oder -bisse

Ein junger Engländer, zu Besuch bei einer Nachbarfamilie in Belize, war fasziniert von einer Höhle in den Felsen am Rio Macal. Er mußte unbedingt wissen, was es da zu sehen gab, und kletterte mühsam hinauf. Doch kaum war er in der Höhle, da hörten wir auch schon sein entsetztes Geschrei. Er kam herausgerannt und stürzte sich kopfüber in den Fluß. Wie sich herausstellte, war er von aufgebrachten Bienen angegriffen worden. Wir zählten an die fünfzig Stiche.

### Schnelle Hilfe

#### Mittel bei Bissen und Stichen

Eine Linderung der Symptome kann man auch mit den folgenden direkt auf die Haut aufgebrachten Mitteln erreichen:

Backpulver und Wasser zu einer Paste verrührt
Eine Scheibe rohe Kartoffel
Zitronensaft
Ein frisches Stück Aloe vera
Kältepackung (Gel oder Eis)
Pfefferminz-Zahnpasta

Er schwoll derart an, daß wir schon meinten, wir müßten ihn ins Krankenhaus bringen, doch dann fiel uns ein Rezept aus früheren Zeiten ein. Es sah eine Auflage aus Lehm vor, und Lehm gab es hier am Fluß. Wir beschlossen, daß es einen Versuch wert sei, und vermengten den Lehm mit Wasser zu einer Paste, die wir auf die Bienenstiche auftrugen.

Die Wirkung setzte beinahe augenblicklich ein. Nach drei Anwendungen im Laufe von zwei Tagen war er so gut wie neu. Und klüger.

**Salbe gegen Juckreiz** Diese Salbe lindert den Juckreiz nach Mückenstichen, Ameisenbissen und ähnlichem. Sie verhindert auch Infektionen, insbesondere bei Kindern, die schon mal mit schmutzigen Fingernägeln kratzen.

Geben Sie je eine Tasse Tagetesblüten, Herzgespannblätter und Basilikumblätter (je zwei Eßlöffel, wenn Sie getrocknete Kräuter verwenden) in eine Glasbackform. Gießen Sie Olivenöl zu, bis alles bedeckt ist, und lassen Sie das Ganze über Nacht bei 65 °C im Backofen.

Am Morgen streichen Sie die Mixtur durch ein Stück Gaze, am besten zweimal, damit alle Pflanzenteile entfernt werden. Messen Sie das aufgefangene Öl ab, und geben Sie pro Tasse gut fünfzig Gramm geriebenes Bienenwachs oder weißes Kerzenwachs langsam hinein, so daß es im warmen Öl schmelzen kann. Gießen Sie die Salbe in ein sauberes Glas um, und lassen Sie sie abkühlen. Wenn Sie nicht fest wird, müssen Sie noch etwas Wachs hinzufügen.

Diese Salbe wird mehrmals täglich aufgetragen.

## Karpaltunnelsyndrom

Auf meiner Farm in Belize habe ich jetzt auch einen Computer, und siehe da, vor einiger Zeit begannen bei mir auch diese Schmerzen im Handgelenk, von denen ich schon soviel gehört hatte. Das Karpaltunnelsyndrom entsteht durch Druck auf einen Nerv, der von der Wirbelsäule aus über die Schulter und den Arm hinunter bis in die Hand reicht. Es macht sich meist durch Schmerzen, Kribbeln und Steifheit in Handgelenk und Fingern bemerkbar.

Ich habe mir überlegt, wie die Maya-Medizin mit ähnlichen Erscheinungen umgeht, und kam auf folgende Behandlungsformen. Mir fiel nämlich ein, wie Don Elijio und seine Freunde sich seinerzeit geholfen hatten, wenn ihnen die Handgelenke vom Schwingen der Machete wehtaten.

Ich wärmte mir ein wenig Olivenöl an und behandelte mich mit einer Tiefenmassage zwischen Ellenbogen und Handgelenk. Ich staunte nicht schlecht, was es da für ausnehmend

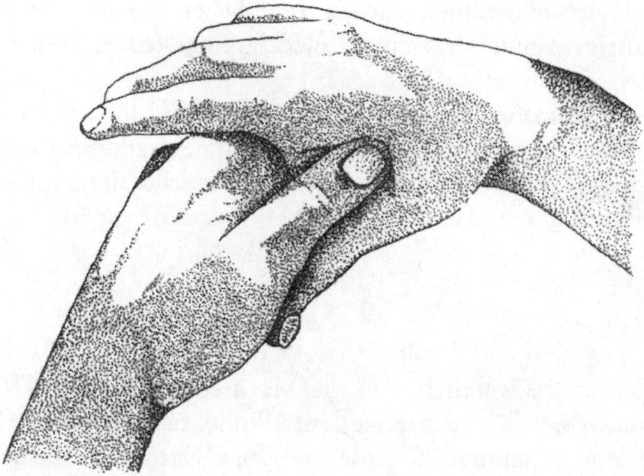

schmerzhafte Punkte gab, aber ich massierte weiter und unterbrach nur alle paar Minuten, um das Fleisch zwischen Daumen und Zeigefinger zu kneifen, damit alles in diesem Bereich Gestaute sich lösen und vom Blut abtransportiert werden konnte.

Den Rest des Tages nahm ich mir frei, saß aber den nächsten Tag wieder am Computer und konnte sechs Stunden schmerzfrei arbeiten. Die Unterarmmassage wiederholte ich eine Woche lang täglich. Jetzt wende ich sie nur noch gelegentlich zur Vorbeugung an.

**Kohlkompresse** Eine Auflage aus Kohlblättern und Rizinusöl (Olivenöl tut es auch) ist ebenfalls wirksam bei Karpaltunnelsyndrom. Nehmen Sie ein, zwei grüne äußere Blätter der Pflanze oder des Kohlkopfs. Verarbeiten Sie die Blätter mit Rizinusöl im Mixer zu einer Paste.

Diese Paste tragen Sie auf ein Stück altes Baumwolltuch auf und erhitzen das Ganze in der Mikrowelle oder im Dampftopf auf etwas mehr als Körpertemperatur. (Aber verbrühen Sie sich nicht, und wenn Sie Diabetes haben, sollten Sie vom Erwärmen ganz absehen, da Sie die Hitze vielleicht nicht richtig einschätzen können.) Legen Sie das Tuch mit der Kräuterpaste zwischen Ellbogen und Handgelenk auf. Wickeln Sie ein Geschirrhandtuch darum, und lassen Sie den Arm für zwanzig Minuten auf einem niedrig eingestellten Heizkissen liegen.

Das Senföl im Kohl wirkt entstauend und fördert die Zirkulation von Blut und Lymphe. Wenn Sie gegen Senföl allergisch sind, sollten Sie statt des Kohls frisches Johanniskraut verwenden.

## Kater

Eigentlich bedauerlich, daß die Maya so viel über den Kater wissen. Don Elijio selbst hat dem Alkohol über viele seiner einhundertdrei Jahre kräftig zugesprochen. Nach dem Tod seiner Frau hätte er sich sogar beinahe zu Tode getrunken. Über seine alkoholische Phase wußte er eine Menge Geschichten zu erzählen, und darin ging es häufig um Chindas Mittel gegen seinen Kater.

**Chindas Katermedizin** Die Schale einer mittelgroßen Apfelsine wird zehn Minuten in einem Liter Wasser gekocht. Soweit verfügbar, kann man auch zwölf Orangenbaumblätter nehmen. Eine halbe Tasse Maismehl (am besten frisch gemahlen), eine Prise Salz und einen Eßlöffel braunen Zucker ins Wasser geben und das Ganze bei niedriger Temperatur weiterköcheln lassen, bis es eine glatte, sirupartige Konsistenz hat. Man trinkt alle halbe Stunde etwa eine Tasse davon, so heiß wie möglich, bis der Topf leer ist.

Dieses Mittel ist harn- und schweißtreibend, wodurch der Alkohol schnell aus dem Körper entfernt wird. Die Wirkung ist nach Don Elijios Worten überzeugend. Meist sei er dann schon am frühen Nachmittag wieder auf dem Maisfeld gewesen und habe sich ganz munter gefühlt.

**Epazote gegen Crudo** Ich habe sieben Jahre im südlichen Mexiko gelebt, wo sie den Kater *Crudo* nennen. Dieses spanische Wort bedeutet soviel wie »roh«.

Eine ganze Epazotepflanze
1 Liter Wasser
Eine Prise Salz

Die gründlich gewaschene Pflanze, Wurzeln und Kraut, mit dem Salz zehn Minuten in einem Liter Wasser kochen. Davon trinkt man alle halbe Stunde eine Tasse so heiß wie möglich, bis der Topf leer ist. Epazote gilt als Unkraut; man findet es im tropischen wie im gemäßigten Klima.

## Kopfschmerz und Migräne

Kopfschmerzen sind bei den Maya die häufigste Beschwerde, was vielleicht an der starken Sonneneinstrahlung und dem Alltagsstreß liegt. Gewöhnliche Kopfschmerzen können durch Spannung, Verstopfung, allergische Reaktionen, Wassermangel, hormonelle Schwankungen, Verdauungsstörungen und Anämie ausgelöst werden. Die von den Maya entwickelten natürlichen Alternativen zu Aspirin und anderen chemischen Schmerzmitteln sind sehr wirkungsvoll. Vor allem benutzen die Maya gern Auflagen aus Heilkräutern, und diese helfen ihnen so gut wie Aspirin oder noch besser.

### Alte Weisheit

#### Die Blutzirkulation normalisieren

Während man darauf wartet, daß der Heilkräuterumschlag seine Wirkung entfaltet, kann man die Hautpartie zwischen Daumen und Zeigefinger mit Daumen und Zeigefinger der anderen Hand kräftig drücken. Das wirkt sich normalisierend auf den Blutfluß zum Gehirn aus. Auch in der Akupunktur ist dieser Punkt bekannt, über den man Schmerzen behandeln und den Blutstau im Kopfbereich ausgleichen kann.

**Nopal** Die polsterartigen Blätter dieses Feigenkaktus eignen sich besonders gut für Umschläge. Beim Ablösen solch eines Blattes von der Pflanze muß man wegen der zahlreichen kaum sichtbaren Stacheln dicke Handschuhe tragen. Die Stacheln werden mit einem Messer abgeschabt, und dann schneidet man das Polster der Länge nach durch. Mit der Innenseite auf die Stirn legen, mit einem Tuch fixieren und etwa eine halbe Stunde einwirken lassen. Nach zehn Minuten sollte eine spürbare Besserung einsetzen. Nach Auffassung der Maya entzieht der Kaktus dem Kopf überschüssige Hitze.

**Hibiskus** Noch ein Umschlag, diesmal aus roten oder rosaroten Hibuskusblüten. Wenn Sie keine frischen Hibiskusblüten bekommen können, sind rote oder rosafarbene Stockrosenblüten ebenfalls geeignet. Man nimmt neun geöffnete Blüten und neun Blätter. In einer Schüssel werden sie zusammen mit einer halben Tasse Wasser zerstoßen, bis ein dicker Brei entsteht. Diesen streicht man auf ein Stück Baumwolltuch, welches dann auf die Stirn gelegt und mit einem Kopftuch oder irgendeinem Stoffstreifen festgebunden wird. Falls möglich, legt man sich eine halbe Stunde hin.

**Maya-Hausmittel bei Migräne** Hier braucht man einiges an Ausrüstung: eine große Schüssel oder einen Eimer für beide Füße, heißes Wasser, einen Eimer kaltes Wasser, ein Handtuch und ein Schnapsglas mit Weinbrand.

Stellen Sie die Füße in das Gefäß mit warmem bis heißem Wasser, und gießen Sie nach Bedarf heißes Wasser nach. Tauchen Sie das Handtuch in den Eimer mit kaltem Wasser, wringen Sie es aus, und legen Sie es sich um Kopf und Hals. Tauchen Sie das Handtuch alle fünf Minuten wieder ein, damit es kühl bleibt. Wenn nicht innerhalb von zehn Minuten eine sehr deutliche Besserung zu erkennen ist, trinken Sie den Weinbrand. Denken Sie daran, den Bereich zwischen Daumen und Zeigefinger kräftig zu kneifen. Die Behandlung dauert eine halbe Stunde.

*Bitte beachten*: Wenn Sie Diabetiker sind, muß eventuell jemand die Temperatur des heißen Wassers für Sie überprüfen.

**Tees** Weitere beliebte Hausmittel sind Tees aus Zitronengras, Basilikum, Piment, Pfefferminze, Thymian oder Zitronenstrauch. Kamillentee ist sehr gut bei Spannungskopfschmerzen, vor allem für Kinder.

Ich habe den »Summer of Love« 1968 in San Francisco erlebt. Es ging hoch her in dieser Zeit, und meine Leber hatte es auszubaden. Seit damals bin ich voll Bewunderung für die Leistungskraft dieses Organs ...

Die Leber filtert und reinigt das Blut und braucht daher selbst hin und wieder einen Hausputz. Hier halten die Maya einige der besten Mittel bereit, die ich kenne.

Wenn Sie an Hepatitis oder einer Leberschwäche leiden, sollten Sie natürlich professionellen Rat einholen. Zusätzlich können Sie dann noch die folgenden Mittel ausprobieren.

**Zitrone und Wasser** Zitrone in Wasser, täglich vor dem Frühstück getrunken, erfreut sich seit langem des Rufs einer vorzüglichen Selbstreinigungshilfe für die Leber. Pressen Sie eine Zitrone aus, und rühren Sie den Saft in ein Glas trinkwarmes Wasser ein. Die Zitrone macht das Blut basischer, und das nützt dem ganzen Körper.

**Petersilie** Essen Sie reichlich frische Petersilie. Wenn Sie glücklicher Besitzer eines Gemüsegartens sind, können Sie sich selbst täglich ein Glas Gemüse-Petersilie-Saft pressen und vor dem Abendessen trinken. Geben Sie eine kleine Handvoll Petersilienblätter, eine halbe Rote Bete und eine Möhre in den Mixer. Sie können die festen Bestandteile vor dem Trinken abseihen.

## Alte Weisheit

### Die Laus auf der Leber

Für die Maya ist die Leber der Sitz aller Verärgerungen. Die Schamanen und die H'men wie Don Elijio schaffen den Menschen Gelegenheit, ihren Gefühlen Luft zu machen, so daß die Leber ein wenig entlastet wird.

**Rettichblätter** Das Nahrhafteste am Rettich werfen wir meist mit den mineralstoff- und vitaminreichen dunkelgrünen Blättern weg. Schneiden Sie doch ein paar Rettichblätter in den Salat, so bemerkt man sie kaum. Rettichblätter kann man auch in die Suppe geben oder mit dem Gemüse dünsten.

**Zwiebeln** Maya-Heiler sagen: Wenn man reichlich Zwiebeln ißt, roh oder gekocht, bleibt die Leber sauber, gesund und funktionstüchtig.

## Magenbeschwerden

Jahrelanger Übung im Bauchtanz und einer vernünftigen Ernährungsweise verdanke ich den Umstand, daß ich fast nie mit Magenbeschwerden zu tun habe. Vielen Menschen geht es da anders. Die meisten Leute, die Don Elijio aufsuchten, klagten über Magenschleimhautentzündung. Don Elijio schrieb das den »Kältemaschinen« zu, wie er Kühlschränke und Tiefkühltruhen nannte. Gegen industriell hergestellte Lebensmittel hatte er auch etwas.

Zu den besten Behandlungsformen, die ich während meiner zehnjährigen Lehrzeit bei Don Elijio gelernt habe, gehören die Mittel gegen Magenbeschwerden oder *Ciro*, wie die Maya sagen. Das sind unter anderem:

Völlegefühl schon nach kleinen Mahlzeiten
Verdauungsstörungen
Übelkeit
Blähungen
Sodbrennen
Schwäche der Beine
Verstopfung
Durchfall
Kopfschmerzen
Gewichtszunahme oder Abmagerung

Solche Symptome, glauben die Maya, kommen vor allem von kalten Getränken zu den warmen Mahlzeiten. Sie sagen, daß sich durch die plötzliche Kälte die warmen, entspannten Muskeln des Magens verkrampfen, wodurch Appetitmangel, Ver-

## Schnelle Hilfe bei Übelkeit

### Orange

Wenn Sie keine Getränke bei sich behalten können, beruhigen Sie die Magenspasmen durch Riechen an einem zerdrückten frischen Orangenblatt oder an der Apfelsinenschale. Bei Übelkeit mit Verdauungsstörungen bereiten Sie einen Tee aus Orangenblättern oder Orangenschale.

### Pfefferminztee

Dieser Tee gehört zu den ganz alten Hausmitteln bei Übelkeit. Kochen Sie einen Eßlöffel getrocknete Pfefferminzblätter oder eine kleine Handvoll frische Pfefferminzblätter und -stiele fünf Minuten in einer Tasse Wasser. Lassen Sie noch eine Viertelstunde ziehen, und trinken Sie den Tee dann langsam und ungesüßt. Atmen Sie beim Trinken den Duft ein.

### Pfefferminz-Soforthilfe

Am schnellsten werden Sie die Übelkeit los, wenn Sie ein paar frische Pfefferminzblätter pflücken, waschen und dann zerkauen und schlucken.

dauungsstörungen und Schmerzen entstehen. Ich glaube, sie liegen damit ganz richtig. Viele Menschen, die an Magenbeschwerden leiden, lieben kalte Getränke und Eis.

Und noch etwas haben Menschen mit chronischer Magenschleimhautentzündung gemein. Die Gegend unterhalb der Rippen ist bretthart und tut weh, wenn man darauf drückt. Hier sitzen schmerzhafte seelische Verknotungen, die sich auf die Magenmuskulatur übertragen – und die kalten Getränke tun ein übriges. In der Magengegend setzen sich Ängste, Befürchtungen und Sorgen fest.

Maya-Heiler beziehen in ihre Behandlung von Magenbeschwerden stets eine tiefe Massage des Oberbauchs ein (dazu Näheres im dritten Teil, »Körperarbeit«). Lindernd wirkt auch eine Wärmflasche oder ein niedrig eingestelltes Heizkissen, vor

## Aus der Küche

### Ein Fall von Blähsucht

Würzkräuter haben den Weg in unsere Nahrung gefunden, weil sie schmackhafte Verdauungshilfen sind, die Magenverstimmungen verhindern oder beheben helfen.

Einmal in Chicago rief mich eine liebe Freundin mitten in der Nacht während eines Blizzard an. »Rosita!« Sie war völlig aus dem Häuschen. »Mein Vater kann schon die zweite Nacht nicht schlafen, weil ihn die Blähungen so entsetzlich drücken. Hast du nicht irgend etwas, was man da machen kann? Er braucht unbedingt Hilfe!«

»Was habt ihr an einigermaßen frischen Küchenkräutern und Gewürzen im Haus?« fragte ich.

»Oregano, Rosmarin, Thymian, Basilikum, Salbei«, kam die Antwort.

»Gut, nimm drei davon, egal welche, und koch einen gehäuften Eßlöffel zehn Minuten lang in zwei Tassen Wasser. Danach zehn Minuten ziehen lassen und abseihen. Dein Dad soll das so heiß wie möglich trinken.«

Kaum eine Stunde später rief sie wieder an und wirkte schon längst nicht mehr so panisch.

»Stell dir vor«, sagte sie, »mein Vater schläft tief und fest. Die Bauchkrämpfe haben fast augenblicklich aufgehört, und nach einer halben Stunde schlief er schon wie ein kleines Kind. Wer hätte gedacht, daß so ein simples Mittel derart schnell und durchgreifend wirkt?«

dem Einschlafen eine halbe Stunde auf den Magen gelegt. Machen Sie das eine Woche lang täglich und danach zweimal die Woche.

**Don Elijios Ciro-Arznei** Zu jeder Behandlung gegen Magenprobleme gehören bei den Maya Heilpflanzen. Sie sollen die Magenmuskulatur entspannen, die Verdauung fördern und die Durchblutung der Verdauungsorgane verbessern. Ich kenne kein besseres Rezept als das von Don Elijio. Es besteht aus drei

Kletterpflanzen des Dschungels, die Guinweo, Bejuco de Hombre (»Menschenliane«) und Guaco genannt werden. Das Mittel reinigt die Därme auf sanfte Art und lindert Sodbrennen und Blähungen. Don Elijio nannte sein Rezept *Sacca todo*, »Ziehtalles-heraus«. Ich habe ihm den Namen »Bauchwohl« gegeben.

**Pfefferminze bei Verdauungsstörungen** Wenn es daheim zu solchen Problemen kommt, kaue ich mehrere frische Pfefferminzblätter. Auf Reisen bediene ich mich einer modernen Abwandlung: Ich nehme einen halben Teelöffel Zahnpasta mit natürlichem Pfefferminz- oder Fenchelöl ein. Das muß unter Umständen noch einmal wiederholt werden.

## Magen- und Darmgeschwüre

Bei Geschwüren der Verdauungsorgane verordnete Don Elijio stets und mit bestem Erfolg seine Lieblingspflanze, die ihres Geruchs wegen »Stinktierwurzel« genannt wird.

Ich wende diese Pflanze an, wenn ich von jemandem höre, daß alle Mittel versucht worden sind und nichts geholfen hat. Ich weiß nicht, weshalb sie in hartnäckigen Fällen so gut wirkt, aber ich könnte mir vorstellen, daß sie die Lebensbedingungen für die Bakterien verschlechtert, die man heute als Auslöser für Geschwüre im Verdacht hat. Dic Maya behandeln mit ihr auch die möglichen spirituellen und seelischen Ursachen der Erkrankung, und das ist natürlich besonders für die meist unter Spannung stehenden Ulkuspatienten segensreich. In Zonen mit gemäßigtem Klima dürfte die Stinktierwurzel nicht leicht zu beschaffen sein, deshalb hier noch ein paar ebenfalls wirksame Mittel der Maya-Medizin.

**Frischer Kohlsaft** Hier haben wir ein altbewährtes Mittel gegen Magen- und Darmgeschwüre. Ein halber Kohlkopf, entsaftet, ergibt etwa zwei Tassen. Trinken Sie zweimal täglich zwischen den Mahlzeiten je eine Tasse. Sie können auch immer wieder mal ein wenig frischen Kohl essen; achten Sie aber darauf, daß Sie ihn gut kauen.

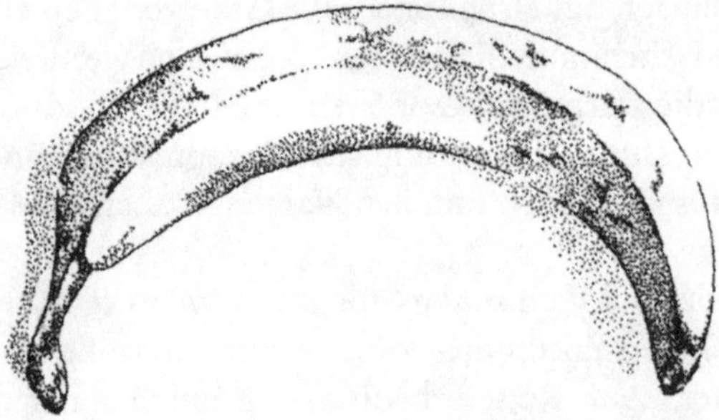

**Honig** Manche Maya-Heiler empfehlen, daß man mindestens zwei Wochen lang täglich vor dem Zubettgehen einen Eßlöffel Honig zu sich nimmt. In vielen anderen Ländern der Erde wendet man den Honig ebenfalls so an. Honig verbessert die schützende Auskleidung des Magens und hemmt die schädlichen Bakterien. Sie brauchen aber Honig, der nicht erhitzt wurde.

**Banane** Die große Obstbanane, wie sie überall zu kaufen ist, enthält in unreifem, grünem Zustand ein Enzym, das die schützende Schleimschicht der Magenwand aufbauen hilft.

Schälen Sie zwei grüne Bananen, schneiden Sie das Fruchtfleisch klein, und kochen Sie es in soviel Wasser, daß es bedeckt ist, bis es weich wird. Das dauert etwa fünfzehn Minuten. Fügen Sie drei Eßlöffel Honig hinzu, und zerdrücken Sie das Ganze mit einer Gabel. Essen Sie davon einige Tage lang etwa eine halbe Tasse vor den Mahlzeiten.

## Migräne, siehe Kopfschmerz und Migräne

## Ohnmacht

Meine Tochter war im Alter von elf bis siebzehn Jahren häufig von Ohnmacht heimgesucht. Worin das Grundproblem bestand, war nicht leicht herauszufinden. Eine Ohnmacht wird durch plötzlichen Sauerstoffmangel im Gehirn ausgelöst, und dafür können Anämie, Herzprobleme oder Hypoglykämie verantwortlich sein; auch im Frühstadium einer Schwangerschaft kann dieser Zustand häufiger eintreten. Weitere auslösende Faktoren können Hunger, stickige Räume, sehr heftiger Schmerz, ein Schock oder ein Trauma sein. Wiederholte Ohnmachten können einen ernsten Hintergrund haben und bedürfen einer ärztlichen Untersuchung.

Doch was wir auch versuchten, wir fanden keine physiologischen Ursachen für Crystals Ohnmachten. Die Diagnose lautete schließlich auf eine nicht stoffwechselbedingte Hypoglykämie mit seelischem Hintergrund. Wir gaben ihr entspannende Tees wie Kamille, Lindenblüten und Melisse, die schon einiges besserten. Außerdem gaben wir uns Mühe, bessere Eltern zu sein.

Über die in Erste-Hilfe-Kursen vermittelten allgemeinen Maßnahmen hinaus hat die Maya-Tradition noch einige spezielle Mittel zu bieten.

**Weinraute-Einreibung** Maya-Heiler haben stets eine Zubereitung aus Weinraute und Alkohol zur Hand, womit sie einem ohnmächtig Gewordenen Stirn und Handflächen einreiben können. Es darf aber nichts davon in Augen, Mund oder Nase gelangen. Die Weinraute fördert den Blutfluß zum Gehirn. Wenn jemand ohnmächtig zu werden droht, wird der Heiler einen Baumwollbausch mit dem Mittel tränken und der Person unter die Nase halten. Schon der Geruch regt den Kreislauf an.

Das Mittel ist leicht herzustellen. Man kauft einen halben Liter Alkohol für äußerliche Anwendung und gibt neun Stengel Weinraute hinein, möglichst mit Blüten. Aber keine Sorge, wenn keine Blüten zu finden sind; die Blätter allein wirken auch. Legen Sie die Weinraute für drei Tage in den Alkohol ein, danach ist die Lösung gebrauchsfertig. Bewahren Sie das Mittel griffbereit, aber für Kinder unzugänglich auf.

**Aromatische Kräuter** Aromatische Kräuter, zerstoßen und dem Ohnmächtigen unter die Nase gehalten, wirken so gut wie Riechsalz. Basilikum, Salbei oder Zitronenstrauch wirken gut. Auch Orangenblätter sind zu empfehlen.

## Pilzinfektionen

Pilze hat hier bei uns in den Tropen so manch einer. Aber Not macht erfinderisch, und die Maya kennen Pilztherapien von beeindruckender Wirksamkeit. Und natürlich läßt die Natur die Menschen nicht im Stich: Gerade in den Tropen sind einige Pflanzen beheimatet, die sich sehr gut gegen Pilze einsetzen lassen.

Vor ein paar Jahren wurde ich einmal auf dem Markt im nahegelegenen San Ignacio von einer jungen Mutter mit vier Kindern beiseite genommen. Sie fragte mich, ob ich etwas gegen Hautpilz wüßte, und hob ihre Bluse, um mir einen nässenden, verkrusteten Ring um die Taille zu zeigen.

Pilzinfektionen findet man gern an Körperstellen, die häufig schwitzen. Taille, Nacken, Füße, Achselgegend und Gesäß sind besonders betroffen.

Diese Maya-Mutter hatte Glück, denn die Pflanze, die sie brauchte, wuchs nur ein paar Schritte entfernt am Ufer des Macal. Solche »Zufälle« liebe ich ganz besonders.

»Kennst du diese Pflanze?« fragte ich sie.

»Aber sicher! Das ist Tres Puntas, oder?«

»Richtig. Und genau das brauchst du, *Mamasita.*«

Das Kraut wirkte geradezu Wunder. Als ich die Frau das nächste Mal sah, beugte sie sich auf dem Markt gerade über einen Kübel mit Kokosnüssen. Sie berichtete lächelnd, der Pilz sei geheilt, aber sie behalte ihr Tres-Puntas-Kraut sicherheitshalber noch griffbereit.

Tres Puntas ist mit Abstand die beste Heilpflanze gegen Hautpilz oder Dermatophytosen, der ich je begegnet bin. Sie wächst allerdings nicht im gemäßigten Klima.

Auch bei Fußpilz ist Tres Puntas sehr wirksam. Vor einiger Zeit kam einer meiner Angestellten morgens zu mir und sagte, er könne nicht arbeiten, weil ihm die Füße so weh taten.

»Was ist denn los?« fragte ich.

»Sie dir das an«, sagte er und zog sich Gummistiefel und Nylonsocken aus.

Der Anblick verschlug mir den Atem. Der Fußpilz hatte ihm bleistiftdicke und schrecklich tiefe Löcher in die Fersen gefressen. Es war furchtbar. Mir war unerklärlich, wie der arme Kerl die letzten Tage hatte arbeiten können. Fußbäder mit Tres Puntas und der Wechsel zu Baumwollsocken wirkten auch in diesem Fall Wunder.

## Aus der Küche

### Pimentsalbe gegen Fußpilz

Dieses Rezept stammt von Don Elijios Lehrer Jeronimo Requena, dem Lagerarzt der kühnen Chicleros in den zwanziger Jahren. Die Chicleros lebten monatelang im feuchten Dschungel, wo sie den Sapodillbäumen das vor allem zur Kaugummiherstellung verwendete Gummiharz abzapften. Fußpilz war hier ein Berufsrisiko.

Man vermengt einen Teelöffel gemahlenen Nelkenpfeffer oder Piment mit drei Teelöffeln Pflanzenfett zu einer Paste. Dreimal täglich auf das befallene Gebiet auftragen. Am überzeugendsten wirkt dieses Mittel bei trockenem Fußpilz.

**Tres-Puntas-Tee** Man kocht eine Tasse der getrockneten Blätter zwanzig Minuten lang in zwei Liter Wasser und badet die befallenen Stellen mehrmals täglich darin oder benetzt sie mit Baumwolltupfern. Anschließend an der Luft trocknen lassen.

Auch Füße werden mit diesem Tee behandelt; man badet sie täglich morgens und abends darin. Auch die Baumwollsocken tränkt man an den entsprechenden Stellen mit dem Tee und trägt sie dann den ganzen Tag. Diese Behandlung setzt man, falls nötig, über drei Wochen fort.

**Nagelpilzbehandlung mit Knoblauch** Die Nägel schneiden, dann die Oberfläche vom Rand bis zur Nagelhaut mit der Feile behandeln. Die Nagelhaut zurückschieben. (Nach dieser Behandlung müssen Sie das Nagelbesteck mit Alkohol sterilisieren.)

Man schält und halbiert eine Knoblauchzehe und reibt mit ihr mehrmals täglich einige Minuten lang Nägel und Nagelhaut ab. Manchmal kann man den Nagelpilz mit dieser Behandlung innerhalb einiger Wochen loswerden, aber es kann auch Monate dauern. Bleiben Sie dabei, und der Erfolg wird sich einstellen. Wenn frischer Knoblauch Ihnen zu sehr widerstrebt, können Sie auch geruchlose Knoblauchölkapseln kaufen, die Sie dann vor der Anwendung öffnen müssen. Tragen Sie das Öl mindestens dreimal täglich mit einem Wattebausch auf, und ziehen Sie nach jeder Behandlung frisch gewaschene Baumwollsocken an.

## Prellungen, Blutergüsse

»Au weia«, sagte die Stimme am Telefon. »Ich bin heute die Treppe runtergefallen und hab mich bös gestoßen. Was kann man da machen? Mein rechter Fuß ist schwarz und blau und richtig geschwollen.«

Das war leicht zu beantworten, denn ich wußte, daß die Anruferin, meine Freundin Isabella, einen gesunden und vita-

### Aus der Küche

#### Zitrone bei Prellungen

Vor einiger Zeit habe ich eine Gruppe Pharmaziestudenten in den Regenwald geführt, um ihnen einen Hügel zu zeigen, unter dem ein noch nicht ausgegrabener Maya-Tempel liegt. Ich nahm eine Abkürzung nach oben und trat dabei auf einen Steinhaufen, obwohl ich wußte, wie instabil die zu sein pflegen. Die Steine rutschten Weg, und ich landete mit meinem ganzen Gewicht auf einem scharfkantigen Stein, der sich mir in den Oberschenkel bohrte. Ich bekam den schlimmsten Bluterguß, den ich je gehabt hatte – schwarz, blau, gelb und rot und groß wie eine Grapefruit.

Wieder daheim auf der Ix Chel Farm, traf ich die traditionelle Maya-Heilerin Beatrice Waight an. Sie ging in die Küche und kam mit einer Zitrone zurück, die sie halbierte, um damit die buntschillernde Hautpartie einzureiben. Das sollte ich an diesem Tag ungefähr stündlich wiederholen. Der Bluterguß ging sehr schnell zurück. Zitrone wirkt abschwellend, und das Vitamin C fördert die Heilung.

len Zitronenstrauch in ihrem Garten hatte. Ich sagte ihr, wie das Teebad zuzubereiten war.

Einige Tage später rief Isabella wieder an, um das Loblied des Zitronenstrauchs zu singen:

»Wer hätte das gedacht!« rief sie. »Etwas so Einfaches, und wächst auch noch in meinem eigenen Garten. Wirklich wunderbar!«

## Psoriasis und Ekzem

Ekzempatienten leiden an Juckreiz und schmerzhaften schuppigen Hautveränderungen. Bei Psoriasis sind es rötliche Flecken mit silbrigen Schuppen und verdickter Oberhaut. Psoriasis kann chronisch sein und reagiert dann nur kurzzeitig auf Kortisonbehandlung.

Ich fasse Psoriasis und Ekzem hier zusammen, weil dem überlieferten Heilwissen zufolge beide Zustände etwas mit toxischer Belastung des Blutes zu tun haben.

Die Maya halten ihr Blut durch viel frisches, saftiges Obst wie Papayas, Ananas, Orangen, Melonen und Wassermelonen sauber; außerdem trinken sie Tee aus Gumbo-limbo und wilder Yamswurzel und viel Wasser.

**Tee aus Gumbo-limbo und Yamswurzel** Man kocht einen gehäuften Eßlöffel getrocknete Gumbo-limbo-Rinde und die gleiche Menge getrocknete Yamswurzel zwanzig Minuten in einem Liter Wasser. Danach noch zwanzig Minuten ziehen lassen und dann abseihen. Tagsüber in kleinen Schlucken trinken.

**Dan Wagners Salbe** Jedes Jahr kommt eine Gruppe Pharmaziestudenten der Duquesne University zu einem Kurs über »Pharmazie des Regenwaldes« zur Ix Chel Farm, angeführt von dem Pharmazeuten Dan Wagner, der diesen Kurs auch ins Leben gerufen hat.

Dan Wagner faszinierte die schnelle Wirkung unserer Gumbo-limbo-Salbe bei Moskitostichen, Hautausschlägen und den Erscheinungen nach Kontakt mit Hautausschlägen verursachenden Giftpflanzen. Er nahm ein paar Töpfe dieser Salbe mit nach Hause und erprobte ihre Wirkung bei Psoriasis und Ekzem. Er erweiterte die Rezeptur und fügte Aloe vera, Vitamin E und eine Spur Kortison hinzu. Die Wirkung ist sehr überzeugend und hält länger an als die isolierte Kortisonanwendung.

## Rückenschmerzen

Bei den Maya ist es auch heute noch so, daß die Dinge des täglichen Bedarfs in mitunter erstaunlichen Mengen auf dem Rücken getragen werden. Die Männer schleppen Holz, Zementsäcke oder schwere Säcke mit Mais und Bohnen. Auch die Frauen tragen solche Säcke und natürlich Kinder, Eimer mit Wasser oder die nasse Wäsche vom Fluß herauf.

**Desmodium-Tee oder -Tinktur** Diese Pflanze, in Amerika »Strong Back« genannt, eignet sich besonders für die innerliche Anwendung. Ich habe dieses Kraut während einer ethnobotanischen Dschungelexkursion mit dem belizischen Buschmeister Polo Romero kennengelernt. Jeden Abend, nach zwölf Stunden zermürbender Arbeit, und das häufig bei Regen und Wind, kochte er uns einen Topf Desmodium-Tee. Wir waren alle sicher, daß wir ohne diesen Tee gewiß Rückenschmerzen gehabt hätten.

Diese Pflanze ist außerhalb Mittelamerikas und des karibischen Raums wenig bekannt, doch das wird sich bald ändern, darauf wette ich. Die Pflanze gedeiht nur in den Tropen,

### Aus der Küche

#### Piment-Umschlag

Die Alten kennen noch ein anderes Rezept: Eine kleine Handvoll Pimentbeeren oder Pimentpulver wird in einer Tasse Wasser gekocht, bis das Ganze etwas eindickt, was etwa fünfzehn Minuten dauert. Danach eine Prise Salz hinzufügen. Der Brei wird warm – nicht heiß – auf ein Tuch gestrichen und wie der Portulak-Umschlag angewendet. Er wirkt schmerzlindernd und entzündungshemmend.

## Alte Weisheit

### Schneller Temperaturwechsel

Die Maya sehen in schnellen Temperaturwechseln eine Hauptursache für Rückensteifigkeit und Muskelkrämpfe.

Da fällt mir gleich eine meiner Patientinnen ein. Linda war dreißig Jahre alt und eine begeisterte Gewichtheberin, die dreimal die Woche trainierte. Sie konsultierte mich wegen chronischer Rückenschmerzen. Sie konnte sich nicht erklären, wie ein so fitter und gesunder Mensch wie sie solche Probleme haben konnte. Wir sprachen eine Weile über den Ablauf ihres Trainings, und es stellte sich heraus, daß sie sich anschließend gern vor einem Ventilator abkühlte.

Die Maya würden da sagen: »Oooh, dann ist es kein Wunder, daß sie Rückenschmerzen hat!« Wenn man die durchgedehnte, erwärmte Rückenmuskulatur vor einem Ventilator abkühlt, dringt die Kälte direkt in die Tiefe, und die Muskulatur verspannt sich aufgrund dieses Temperaturschocks.

Als Linda sich eine sanftere Form der Abkühlung angewöhnt hatte – ohne Ventilator –, verschwanden auch ihre Rückenschmerzen.

doch im Zeitalter des Über-Nacht-Lieferservice kann man sie gewiß irgendwo als Tinktur bekommen.

Gegen chronische Rückenschmerzen wird Desmodium von manchen Maya-Heilern zusammen mit wilder Yamswurzel verordnet.

**Portulak-Umschlag** Diese Pflanze kommt überall in Amerika als Unkraut vor, das in Gärten, an Straßenrändern oder gleich vor der Haustür wächst. Der spanische Name ist *Verdalga*. Die meisten Menschen sehen im Portulak nur ein sehr lästiges Unkraut und ahnen nichts von seinen wunderbaren Heilkräften. Ich wende ihn häufig als Umschlag an, wenn mir der Rücken vom langen Sitzen am Computer weh tut.

Ganze Stengel mit Blättern werden gepflückt und abgespült. Man gibt sie mit wenig Wasser in den Mixer, so daß ein dicker

Brei entsteht. Man streicht diese Paste auf ein Stück Baumwolltuch, das man auf die schmerzenden Stelle am Rücken legt. Binden Sie sich ein Tuch oder einen Gurt so um den Leib, daß der Umschlag für einige Stunden sicher fixiert ist.

Portulak ist reich an Mineralien, vor allem Kalzium, das durch die Haut dringt und entspannend auf die Muskelfasern wirkt. Auch Schmerzen, entzündliche Zustände und Steifheit werden gelindert.

## Scherpilzflechte

Während ich daheim in Belize an diesem Buch arbeitete, entstand an meinem Arm ein roter, runder, nässender Hautfleck. Im Laufe des Tages wurde klar, daß es sich um eine Infektion vom Typ Tinea oder Scherpilzflechte handelte.

**Kürbisblätter** Eines meiner Lieblingsmittel gegen diese Erkrankung enthält den Saft einer frischen Zitrone (oder Limone), eine Prise Salz und ein Kürbisblatt. Pflücken Sie von einer ausgewachsenen, der vollen Sonne ausgesetzten Kürbisranke ein Blatt, das Sie mit Salz und etwas Zitronensaft in den Mixer geben. Träufeln Sie soviel Saft hinein, daß eine Paste entsteht.

Diese Paste bringen Sie mehrmals täglich direkt auf die infizierte Haut auf. Sie können auch eine Kompresse benutzen, die Sie mit Pflasterstreifen befestigen und dreimal am Tag wechseln.

Wenn Maya-Frauen keine Kürbisblätter bekommen können, bereiten Sie die Paste aus zerstoßenem Knoblauch, Rizinusöl und einer Prise Salz zu.

**Basilikum** Die Maya wenden bei dieser Erkrankung auch frische Basilikumblätter an. Die Blätter werden mit Salz zerstoßen und als Umschlag angewendet. Ein Streifen Baumwolltuch genügt zur Befestigung. Wenden Sie diesen Umschlag über Nacht an, und lassen Sie tagsüber Luft an die befallene Hautstelle.

**Schwefelblüte und Aloe** *Tinea Alba* ist eine Spielart dieser Hautinfektion, die weiße Flecken hinterläßt. Diese Erscheinungen sind ziemlich hartnäckig, aber ich habe mit dem folgenden Mittel schon große Erfolge erlebt.

Wir haben hier immer etwas Schwefelpulver zur Hand. Ich vermenge den Schwefel mit dem Saft einer Aloe-vera-Pflanze und einigen Tropfen Vitamin E. Diese Mischung trage ich mit den Fingern direkt auf die weiße Stelle auf. Halten Sie das Gebiet mit Seife und Wasser sauber. Wenden Sie die Paste mindestens dreimal täglich an, und der Erfolg wird nicht ausbleiben.

Schwefelblüte will vorsichtig und respektvoll behandelt werden. Das Pulver darf nicht in offene Wunden, in die Augen oder auf Schleimhäute gelangen. Atmen Sie es nicht ein, da sich durch die Feuchtigkeit der Schleimhäute eine Säure bilden würde. Setzen Sie das Mittel ab, sobald die Haut rot und empfindlich zu werden beginnt.

## Schlafstörungen

Es gibt eine ganz liebenswerte keine Pflanze, die überall auf der Welt als Mimose oder Sinnpflanze bekannt ist. Sie zeigt uns selbst, wie sie zu verwenden ist: Berührt man sie, falten sich ihre Blätter zusammen und sehen dann aus, als seien sie eingeschlafen.

Die Maya kennen verschiedene Anwendungsformen dieser Pflanze als Einschlafhilfe. Blätter und Stiele werden geröstet und dann durch ein Sieb gerieben, so daß ein geschmackloses Pulver entsteht. Davon streut man etwas in die letzte Mahlzeit des Tages. Manche ziehen es vor, die zerstoßenen Blätter in den Hüllblättern von Maiskolben zu räuchern.

### Alte Weisheit

#### Zur guten Nacht

Maya-Großmütter legen – für Kinder und Erwachsene – neun etwa fünfzehn Zentimeter lange Zweige der Sinnpflanze unter dem Kopfkissen zu einem Kreuzmuster zusammen.

**Kawa-Kawa** Eine der Weltweit am meisten verkauften Pflanzendrogen gegen Ängste und Schlaflosigkeit ist Kawa-Kawa, der Rauschpfeffer. Diese Pflanze ist im Südpazifik heimisch und hat dort seit Jahrhunderten ihren Platz in den Ritualen und Zeremonien, aber es gibt in Mittelamerika eine sehr nahe verwandte Piper-Art. Diese Pflanze wird bei den Maya »Spanischer Holunder« genannt und ähnlich verwendet. Ein aus den Blättern zubereiteter Badezusatz ist eine wunderbare Einschlafhilfe.

## Schnitt- und Schürfwunden

Neun Jahre lang gehörte ich einem Team von Pflanzensammlern an und durchkämmte mit den anderen die Regenwälder von Belize nach Pflanzen, die wir an das National Cancer Institute einsandten. Das NCI untersuchte diese Pflanzen auf ihre Wirksamkeit gegen Krebs und Aids. Das war gefährliche, schwierige Arbeit, bei der es häufig kleinere Hautverletzungen gab. Es kam auch vor, daß die Wunden sich dann infizierten. Hier einige meiner bewährtesten Mittel für kleinere Schnitt- und Schürfwunden.

Die Blätter der folgenden Pflanzen kann man im Mixer zerkleinern oder selbst zerkauen und dann auftragen. Untersuchen Sie die Pflanze vorher auf Insekten, und spülen Sie die Blätter mit klarem Wasser ab. Am besten zerkaut der Verletzte selbst die Blätter. Tragen Sie den Pflanzenbrei auf die Wunde auf, und decken Sie ihn mit einem sauberen Tuch oder Taschentuch ab, das Sie fixieren. Waschen Sie die Stelle vorher stets mit sauberem Wasser und Seife.

### Schnelle Hilfe

#### Aloe vera

Man schneidet ein Blatt auf und kratzt das Gel heraus, um es auf die Wunde aufzutragen. Manche legen auch einfach die Schnittfläche des halbierten Blattes auf die Wunde und binden das Blatt fest.

*Amaranth* wirkt blutstillend.

*Basilikum* verhindert Infektionen und beschleunigt die Heilung.

*Roter Klee* (Blätter oder Blüten)

## Aus der Küche

### Wundpuder

Für etwas ernstere Hautverletzungen sollte man das folgende Wundpuder griffbereit haben. Wenn Sie es in einem sauberen Glas aufbewahren und vor Feuchtigkeit und Schimmelbefall schützen, hält es drei Jahre.

Man braucht dazu je eine halbe Tasse frische Basilikumblätter, Rotkleeblätter, Tagetesblätter und Amaranthblätter.

Man spült die Blätter gut ab, um alle Insekten zu entfernen, und läßt sie dann eine halbe Stunde auf einem Tuch abtrocknen. Danach trocknet man die Blätter auf einer Backfolie in dem auf 90 bis 100 °C vorgeheizten Backofen, was etwa fünfundvierzig Minuten dauert.

Jetzt werden die Blätter mit der Hand zerbröselt, so daß man Stengel und Blattrippen herauslesen kann. Das Verbleibende gibt man in eine trockene Pfanne und erhitzt es bei mittlerer Hitze und unter ständigem Wenden mit einem Holzkochlöffel, bis die Blätter sehr dunkel werden und rauchen. Auf diese Weise werden die Mineralien und Heilstoffe der Pflanzen in der Asche freigesetzt. Nach gründlichem Rösten reibt man die Blätter durch ein Sieb, so daß ein feines Pulver entsteht. Die im Sieb verbleibenden gröberen Stücke werden nicht verwendet. Versehen Sie das Glas mit einem Etikett, auf dem Sie das Datum verzeichnen.

Diesen Puder kann man auf gesäuberte und mit Rizinusöl benetzte Wunden aufstreuen.

stillt die Blutung, lindert den Schmerz und bringt Infektionen zum Stillstand.

## Schwellungen

Während einer Reise nach Madrid waren Greg, mein Mann, und ich zu Besuch bei Alex, einem jungen Mann, der im Vorjahr ein Praktikum auf unserer Farm absolviert hatte. Alex erzählte, wie sein Vater vor ein paar Monaten gestürzt war und sich am Bein verletzt hatte. Alex besann sich auf das, was er in Belize gelernt hatte, und behandelte das schmerzhaft geschwollene Fußgelenk seines Vaters.

»Das war wirklich erstaunlich!« berichtete sein Vater. »Mein Sohn ging zum Küchenschrank und sagte: ›So weit ich mich erinnere, hat Rosita das hier empfohlen.‹«

Alex braute einen starken Salbeitee und legte Baumwolltuchstreifen hinein. Die ließ er dann auf Zimmertemperatur abkühlen und wickelte sie seinem Vater um den Knöchel.

»Ich mußte in dieser Nacht mit einem wie eine Mumie eingewickelten, hochgelegten und nach Suppe riechenden Fuß schlafen«, erzählte Alex' Vater weiter. »Am nächsten Tag war der Fuß schon sehr weitgehend abgeschwollen – ich konnte es kaum glauben!«

Dieses Mittel kann man ohne weiteres einmal zu Hause ausprobieren.

**Salbei** Kochen Sie eine Tasse frische (oder zwei Eßlöffel getrocknete) Salbeiblätter zehn Minuten lang in einem Liter Wasser. Lassen Sie den Tee noch ziehen, bis er abgekühlt ist. Wenn die Schwellung nicht innerhalb von vierundzwanzig Stunden zurückgeht, sollten Sie einen Arzt aufsuchen.

**Aloe** Manche Heiler brechen Aloeblätter auf und reiben die geschwollene Stelle mit dem Gel ein. Der amerikanische Kräuterguru James A. Duke schreibt in seinem Buch *The Green Pharmacy*, Aloe enthalte ein abschwellendes und schmerzlinderndes Enzym.

## Trockene Haut

Es gibt verschiedene Gründe für die Austrocknung unserer Haut. Es kann sein, daß wir zuwenig Wasser trinken oder unsere Ernährung zu fettarm ist. Auch Nervosität kommt als Ursache in Frage.

Streß und Angst können zur Austrocknung der Haut beitragen, weil sie Muskelverspannungen verursachen, die wiederum die Blutversorgung der Haut reduzieren, so daß sie am Ende schlecht ernährt ist und Feuchtigkeit nicht mehr im ausreichenden Maße speichern kann. Spaziergänge, Dehnübungen und Yoga können diesem Effekt entgegenwirken. Gut sind auch nervenberuhigende Tees mit Lindenblüten, Kamille oder Bejuco de Hombre aus dem Regenwald. Weitere Entspannungsmittel, als Tinkturen erhältlich, sind Passionsblume und Kawa Kawa. Einnahme gemäß Aufkleber oder Beipackzettel.

Auf Reisen bekomme ich immer trockene Haut, weil in Flugzeugen, Hotels und Konferenzräumen meist eine so trockene Atmosphäre herrscht. Ich trinke dann bis zu drei Liter Wasser am Tag und habe immer ein Fläschchen Olivenöl bei mir, das ich auf die Haut auftrage und auch einnehme – ein Teelöffel pro Tag ist schon eine große Hilfe.

Unsere besten Fettquellen sind die essentiellen Fettsäuren in

## Aus der Küche

### Salsa mit geröstetem Sesam

1 Tasse Sesamsaat, gewaschen
1 große Tomate oder eine kleine Dose gedünstete Tomaten
2 Knoblauchzehen
Cayennepfeffer und Salz nach Geschmack

Geben Sie den Sesam in eine trockene Pfanne, und wenden Sie die Körner bei niedriger Hitze mit einem Holzlöffel, bis die Samen aus der Pfanne zu springen beginnen. Wenn sie wieder abgekühlt sind, mahlen Sie sie in der Kaffee- oder Mohnmühle. Falls Sie eine frische Tomate verwenden, dünsten Sie sie in wenig Wasser weich. Ziehen Sie die Haut ab. Geben Sie Tomate, Knoblauch, Sesam, Cayennepfeffer und Salz in den Mixer, und lassen Sie das Gerät etwa eine Minute laufen; eventuell etwas Wasser hinzufügen, so daß eine cremige Konsistenz entsteht. Mit weichen oder harten Tortillas, am Salat oder über Naturreis servieren.

Nüssen und Samen. Die Maya lieben besonders den Sesam. Sie rösten ihn in Tongefäßen, zerstoßen ihn anschließend und mischen ihn mit Maismehl. Daraus backen sie köstliche Kuchen und Kekse.

Besonders gute Sesamlieferanten sind Halva und Tahini, eine Sesampaste, die man in den meisten Naturkostläden bekommt. Tahini kann man an Salate und in Öl gedünstetes Gemüse geben.

## Verbrennungen und Verbrühungen (leichte)

In der Anfangszeit unserer Farm in Belize hatten wir in unserer mit Palmenblättern gedeckten Küche einen Holzherd. Einmal stand ich an diesem Herd und erschrak über einen urplötzlich auftauchenden Besucher. Ich fuhr herum und riß dabei einen Topf mit kochendem Wasser vom Herd, das sich über mein Bein ergoß.

Das gab eine böse Verbrühung, die sich zu allem Überfluß auch noch infizierte. Thomas Green, ein dreiundneunzigjähriger und weithin bekannter kreolischer Heiler, der nur ein paar Meilen flußaufwärts lebte, kam mit dem Kanu zu einem Krankenbesuch zu mir. Er sah sich die Verbrühung an und ging dann gleich in den Garten, um eine Handvoll Zitronenstrauch- und Auberginenblätter zu holen.

»Die mußt du gut kochen«, sagte er, »und wenn der Sud abgekühlt ist, wäschst du dein Bein damit mehrmals am Tag. Einfach eine Tasse nehmen und den abgekühlten Tee langsam über die Verbrühung gießen.«

Sogar ich mußte staunen,

### Schnelle Hilfe

#### Aloe

Aloe vera ist seit biblischen Zeiten als Heilmittel bekannt. Man schneidet ein Stück von der Pflanze und entfernt die Spitze und die stachligen Seiten. Das geleeartige Innere kann man herauslöffeln und die Verbrennung oder Verbrühung mehrmals am Tag damit bestreichen. Aloe wirkt kühlend und verhindert Narbenbildung.

## Aus der Küche

### Hilfe bei Sonnenbrand

Hier eine jederzeit und überall verfügbare Notfallbehandlung: Lassen sie sechs Beutel Schwarztee fünfzehn Minuten in sechs Tassen heißem Wasser ziehen, um die Tannine freizusetzen. Sie wirken adstringierend, lindern Entzündungen und Schmerzen. Stellen Sie die Teebeutel mitsamt dem Tee kalt, bis sie schön kühl sind. Legen Sie einige Teebeutel auf den Sonnenbrand, und tauschen Sie sie alle zwanzig Minuten gegen kalte aus. Das können Sie dreimal am Tag oder so oft wie nötig wiederholen.

Auch den kalten Tee können Sie über den Sonnenbrand gießen oder – bei einer Verbrennung an Hand oder Fuß – zum Eintauchen verwenden. Im letzteren Fall wenden Sie den Tee jeweils zwanzig Minuten lang an, um ihn dann wieder zu kühlen.

wie schnell die verbrühte Haut zu heilen begann. Nach der ersten Spülung schien die Infektion sich zusammenziehen und austrocknen zu wollen. Am dritten Tag war die Abheilung der Haut schon deutlich zu erkennen. Rosige, gesunde Haut wuchs über die Verbrühung. Thomas Green sagte später noch zu mir, Tomatenblätter und Zitronenstrauchblätter hätten es auch getan.

Verbrennungen und Verbrühungen infizieren sich gern, halten Sie sie also mit einer sterilen Kompresse sauber, die Sie häufig wechseln. Und bewahren Sie Augenmaß. Bei ernsthaften großflächigen Verbrennungen mit Blasenbildung sollten Sie professionelle Hilfe suchen.

**Zitronenstrauch- und Auberginenblätter (oder Tomatenblätter)** Kochen Sie eine große Handvoll der gemischten Blätter zehn Minuten in vier Liter Wasser. Lassen Sie den Sud abkühlen, und spülen Sie damit immer wieder mal die Verbrennung oder Verbrühung.

**Nopal** Der Nopal genannte Feigenkaktus ist in der Maya-Medizin das klassische Mittel gegen Verbrennungen und sehr wirksam.

Beim Sammeln dieses Kaktus muß man der kleinen Stacheln wegen Handschuhe tragen. Mit einem Messer werden die kaum sichtbaren Stacheln abgeschabt. Man schneidet das Kaktusstück auf, kratzt das gelartige Innere mit einem Messer heraus und trägt diese Masse mehrmals am Tag auf. Das lindert rasch die Schmerzen und Verhindert die Bildung von Blasen.

Man findet diesen Kaktus auch im Süden und Westen der Vereinigten Staaten. Da Nopal auch als Nahrungsmittel dient, findet man ihn hier in manchen Lebensmittelgeschäften, auch in getrockneter Form. Eine Packung dieses getrockneten Nopal wird zwanzig Minuten in einem Liter Wasser gekocht. Nach dem Abkühlen spült man damit die Verbrennung oder Verbrühung ab. Man kann diesen Ansatz noch ein zweites Mal aufkochen.

**Rohe Kartoffel** Säubern Sie die Verbrennung mit kaltem Wasser, und legen Sie sofort rohe Kartoffelscheiben auf, die Sie mit einem Umschlag leicht fixieren. Einen Tag lang die Kartoffelscheiben jede halbe Stunde wechseln.

**Bananenblätterumschlag** In Guatemala City habe ich einmal die Verbrennungsstation einer Klinik besucht. Ich staunte nicht schlecht, als ich sah, daß die Verbrennungen hier bei allen Patienten mit Umschlägen aus Bananenblättern versorgt worden waren. Als ich eine Schwester nach dem Grund für diese Behandlungsart fragte, zuckte sie die Schultern und sagte, als sei es die größte Selbstverständlichkeit: »Weil es bei Verbrennungen zweiten und dritten Grades nichts Besseres gibt. Wir wechseln sie zweimal am Tag, und dabei werden die Wunden gesäubert. Bananenblätter verhindern die Blasenbildung.«

## Verstopfung

Bis vor einigen Jahrzehnten war Verstopfung bei den Maya so gut wie unbekannt. Ihre ballaststoffreiche Kost aus Mais, Bohnen und Kürbissen ergänzten sie durch frisches Gemüse und Obst aus dem Garten. Seither haben jedoch Softdrinks und industriell gefertigte Nahrung Einzug gehalten, und damit kam auch die einst gute Verdauung zum Erliegen.

Vollwertige Ernährung, täglicher Spaziergang und dreimal täglich Obst (reife Mangos sollten Sie mal probieren!), dazu über den Tag verteilt mindestens acht Gläser Wasser – so sieht die richtige Vorbeugung aus. Auf den Punkt gebracht: Ballaststoffe, Bewegung und Wasser. Wenn aber schon nichts mehr geht und dringend etwas geschehen muß, können Sie eine der Abführmethoden der Maya ausprobieren.

Ich teile die mittelamerikanische Abführmanie nicht, aber die hier angewendeten natürlichen Mittel wirken Wunder. Sie helfen auch bei alltäglichen Beschwerden wie Fieber, Hautstörungen, Kopfschmerzen und Akne. Übertreiben Sie den Gebrauch von Abführmitteln nicht, denn es entsteht hier leicht eine Abhängigkeit. Schwangere sollten Abführmittel überhaupt meiden.

Wenn Sie keine Besserung empfinden, brauchen Sie medizinische Beratung und müssen feststellen lassen, weshalb Sie an Verstopfung leiden.

**Aloe vera zum Abführen** Die gute alte Aloe vera ist hierzulande offenbar für jedermann das Mittel der Wahl. Wir nehmen sie direkt oder als Saft zu uns. Für den Saft schneidet man zwei zwanzig bis fünfundzwanzig Zentimeter lange Stücke von der Pflanze und spült sie gut ab. Nicht schälen. Man gibt die Stücke in den Mixer und fügt nur soviel Wasser hinzu, daß sie leicht zerkleinert werden können. Man trinkt die ganze Portion etwa eine halbe Stunde vor der Mahlzeit auf leeren Magen. Innerhalb der nächsten zwölf Stunden sollte es zu einer ausgiebigen, weichen, beschwerdefreien Entleerung kommen; es kann sein, daß man vorher leichte Darmspasmen spürt.

Im Naturkosthandel gibt es Aloe vera in Kapselform. Nach der Einnahme von zwei Kapseln kommt es innerhalb von acht Stunden zu einer sehr dringenden, aber beschwerdefreien Entleerung.

**Rizinusöl mit Orangensaft** Wenn ein schnelles und sicheres Ergebnis gewünscht ist, greifen die Maya am liebsten zum altmodischen Rizinusöl mit Orangensaft. Der Rizinusbaum wächst in Mittelamerika überall.

Für Erwachsene und Kinder ab zwölf Jahren verrührt man einen Eßlöffel Rizinusöl mit ungefähr einem Achtelliter Orangensaft. Diese Mixtur trinkt man eine halbe Stunde vor dem Essen. Für kleinere Kinder nimmt man auf die gleiche Menge Orangensaft nur einen Teelöffel Rizinusöl. Kinder, die jünger als vier Jahre sind, sollten kein Rizinusöl bekommen (siehe auch »Abführen« im Abschnitt über Kinderkrankheiten).

## Warzen

Warzen findet man besonders häufig an Füßen, Händen, Armen und im Gesicht. Sie werden durch Viren verursacht und sehen wie kleine bräunliche Erhebungen auf der Haut aus. Das Maya-Wort für Warzen lautet *Ax* (Aussprache Osch). Die folgenden Mittel sind leicht anzuwenden und wirkungsvoll.

**Grüne Papaya** Das klassische Maya-Mittel gegen Warzen ist der weiße Milchsaft der unreifen Papaya. Das wirksame Prinzip ist das Papain, ein eiweißspaltendes Enzym. Man gibt den Milchsaft auf ein Stück Verbandsmull und legt es auf die Warze.

Wer in einer Gegend lebt, in der Papayas wachsen, darf sich glücklich schätzen. Man ritzt einfach eine noch am Baum hängende grüne Papaya mit dem Fingernagel, fängt den Milchsaft mit einem Wattebausch oder ähnlichem auf und bestreicht damit die Warze. Das kann man mehrmals am Tag wiederholen.

Sie können grüne Papayas aber auch im Obstladen bekommen. Diese Papayas haben zwar weniger Milchsaft, aber die grüne Schale enthält genügend Papain und ist ebenfalls wirksam gegen Warzen. Ritzen Sie die Schale innen und außen ein, um sie dann auf die Warze zu legen und mit einem Stoffstreifen zu fixieren. Einmal am Tag wechseln.

Diese Therapie wird zehn Tage lang fortgesetzt. Sie können anfangs mit einem leichten Brennen rechnen, wenn das Papain die Warze zu zersetzen beginnt. Das Brennen wird nicht lange anhalten, und die Behandlung ist für gesunde Haut unschädlich. Wenn Sie das Gefühl bekommen, daß die Haut doch ernsthaft leidet – das heißt, wenn Blasen oder ein Ausschlag entstehen –, brechen Sie die Behandlung ab.

Man kann das Enzym Papain auch in Kapselform oder als Pulver kaufen. Mischen Sie das Pulver mit Rizinusöl zu einer Paste an. Diese Paste tragen Sie mehrmals täglich auf.

**Knoblauch** Wenn Sie keine grüne Papaya bekommen können oder Ihre Haut allergisch darauf reagiert, können Sie es auch mit Knoblauch versuchen. Besonders bequem anzuwenden sind Knoblauchölkapseln. Öffnen Sie eine Kapsel, und reiben Sie die Warze damit dreimal täglich kräftig ein. Bei manchen Menschen wirkt roher zerdrückter Knoblauch besonders überzeugend. Sie können ihn mehrmals täglich als Umschlag anwenden. Problematisch ist dabei allenfalls der Geruch.

**Ein Mittel gegen Fußsohlenwarzen** Solche Warzen können, beim Stehen oder Gehen Schmerzen bereiten. Verrühren Sie einen Eßlöffel Rizinusöl und einen Teelöffel Backpulver zu einer Paste, die Sie auf die Warze auftragen. Darüber binden Sie einen Streifen sauberen Baumwollstoff. Jeden Morgen und Abend wechseln. Wie schnell diese Behandlung anschlägt, hängt von der Größe der Warze ab; rechnen Sie damit, daß es mindestens zehn Tage dauert.

## Zahnfleischentzündung

Wenn Ihr Zahnfleisch geschwollen und rot ist und leicht blutet und zudem Ihre Zähne locker werden, ist etwas nicht in Ordnung. Man macht für diese Erscheinungen Bakterien verantwortlich, die Plaqueablagerungen verursachen. Hier ein Mittel der Maya-Medizin, das bei mir gut gewirkt hat. Wenn die Symptome nicht vergehen, müssen Sie Ihren Zahnarzt aufsuchen.

**Mundspülung** Kochen Sie einen Eßlöffel getrocknete Kamillenblüten (oder eine kleine Handvoll frische Blüten) fünf Minuten in einer Tasse Wasser. Danach zwanzig Minuten ziehen lassen, abseihen und mit einem 8-Zentimeter-Stück Aloe vera oder einem Eßlöffel Aloe-vera-Saft und einer Messerspitze Cayennepfeffer in den Mixer geben.

Spülen Sie mit dieser Mixtur zweimal täglich. Regelmäßig die Zähne putzen und Zahnseide anwenden. Wenn Sie frische Aloe verwenden, müssen Sie die Mixtur im Kühlschrank aufbewahren.

## Zahnschmerzen

Als ich klein war, bekamen wir von meiner syrischen Tante Emma Eshoo Gewürznelken zum Kauen, wenn wir Zahnweh hatten. Da überraschte es mich später nicht, als ich sah, daß Maya-Heiler zum gleichen Zweck ebenfalls häufig Gewürznelken verwenden. Sie schätzen allerdings Pimentbeeren noch mehr.

Der Geschmack von Pimentbeeren ähnelt dem der Gewürznelken, weil diese beiden Gewürze manche Inhaltsstoffe gemeinsam haben. Eugenol ist bei beiden prägend für den Geschmack und bringt bei Schmerzen der Zähne oder des Zahnfleischs rasche, wenn auch nur vorübergehende Hilfe.

### Aus der Küche

#### Pimentbeeren gegen Zahnschmerz

Zerkauen Sie ein paar Pimentbeeren, und tragen Sie das Mus um den schmerzenden Zahn auf das Zahnfleisch auf. Die Beeren können natürlich nichts gegen das Loch im Zahn ausrichten, lindern aber die Schmerzen, bis Sie zum Zahnarzt kommen.

**Schafgarbe** Wenn Sie draußen in der Natur oder während einer Wanderung von Zahnschmerzen überfallen werden, sehen Sie sich am besten nach der Schafgarbe mit ihren federartigen Blättern um. Zerkauen Sie ein, zwei solche Blätter, und legen Sie den

Pflanzenbrei auf das Zahnfleisch um den schmerzenden Zahn. Ich habe das selbst schon häufig gemacht oder Freunden empfohlen, und der Erfolg pflegt sich erstaunlich schnell einzustellen.

# Frauenkrankheiten

Bei Don Elijio riß der Strom der Frauen mit Menstruationsstörungen und Uterusbeschwerden nicht ab. Sie kamen in ganzen Rudeln, sechs oder mehr Frauen in einem Taxi oder auf der Ladefläche eines Pick-up, kichernd, als ginge es zu einer Party. Man machte zusammen einen Ausflug zu diesem alten Maya-Heiler, der Lageanomalien der Gebärmutter so gut zu beheben verstand.

Nach Auffassung der Maya haben Frauenbeschwerden meist damit zu tun, daß die Gebärmutter aus ihrer natürlichen Lage im Becken geraten ist. Das mag für moderne westliche Ohren ein wenig verschroben klingen, was aber nur daran liegt, daß unsere Mediziner den Folgen solcher Lageanomalien kaum Beachtung schenken.

Fünfundsiebzig Prozent der Frauen leiden an Lageanomalien des Uterus, meist an einer Senkung. Das bedeutet auch, daß viele wegen Frauenbeschwerden behandelt werden, ohne daß nach der zugrundeliegenden Ursache gefragt wird. Deshalb erhalten Maya-Frauen vom traditionellen Heiler oft eine bessere medizinische Versorgung als andere, die auf die moderne Medizin vertrauen.

Don Elijio sagte: »Die Gebärmutter ist die Mitte einer Frau. Wenn die Gebärmutter nicht in der optimalen Lage und Verfassung ist, gerät das Leben der Frau in Unordnung. Die Periode wird zu spät oder zu früh kommen und schmerzhaft sein.«

Die Gebärmutter ist ähnlich wie eine Hängematte im Becken aufgehängt. Die Bänder, an denen sie hängt, überdehnen sich leicht, so daß die Gebärmutter sich senkt und eine ungünstige Lage erhält. Es liegt auf der Hand, daß elastische Bänder sehr wichtig für Schwangerschaft und Geburt sind.

Zu den Ursachen für die sogenannte Gebärmuttersenkung

## Fremd-Östrogene

Wenn Sie hormonell bedingte Stimmungstiefs in den Griff bekommen wollen, müssen Sie auf sogenannte Fremd-Östrogene achten. Essen Sie nur ökologisch erzeugte Fleisch-, Milch- und Geflügelprodukte – frei von den Hormonen, die bei den Tieren zu unnatürlichem Fettansatz führen. Fremd-Östrogene schädigen den Körper einer Frau, weil sie das empfindliche Rückkopplungssystem zwischen Eierstöcken, Uterusschleimhaut und dem Hypothalamus im Gehirn stören. So kommt es zu den starken Stimmungsschwankungen, die uns das Gefühl geben, völlig aus dem Gleichgewicht zu sein. Nehmen Sie regelmäßig Sojaprodukte zu sich. Sojabohnen enthalten sogenannte Phyto-Östrogene, und diese blockieren die Östrogenrezeptoren für die schädlichen Fremd-Östrogene.

gehören Stürze auf das Kreuzbein, mangelhafte Versorgung während der Schwangerschaft und bei der Geburt, das Gehen auf hartem Untergrund, stark erschütternde Tanz- und Sportarten, chirurgische Fehler und das Heben schwerer Lasten.

Wir werden auf den folgenden Seiten eine ganze Menge Maya-Hausmittel kennenlernen. Grundlage aller Behandlungen bei Frauenbeschwerden ist jedoch die richtige Ausrichtung des Uterus. Näheres über die Senkung der Gebärmutter und eine Anleitung für eine Selbsthilfemassage finden Sie im dritten Teil über »Körperarbeit«.

Gute Ernährung und ausreichend Bewegung sind ebenfalls sehr wichtig für die Gesundheit der Frau. Hier ein paar allgemeine Hinweise:

- Steigern Sie Ihren Wasserkonsum auf acht Gläser pro Tag.
- Meiden Sie während der Periode kalte Getränke und Speisen.
- Trinken Sie in dieser Zeit nur warme oder mindestens zimmerwarme Getränke.
- Streichen Sie Milchprodukte (außer Naturyoghurt) und Weißmehlprodukte von Ihrem Speiseplan.

- Essen Sie weniger Fleisch und Zucker.
- Trinken Sie nur gelegentlich einmal eine Tasse Kaffee.
- Und raffen Sie sich auf, bewegen Sie sich! Niemand behaupte, er könne nicht zwanzig Minuten pro Tag für Spaziergänge, Dehnübungen, Yoga oder die Arbeit mit Gewichten erübrigen. Und natürlich gibt es gegen Frauenbeschwerden nichts Besseres als Bauchtanz, der ja von Anfang an dazu da war, die Gesundheit der Beckenorgane und die Fruchtbarkeit zu fördern.

## Ausbleiben der Regel

Für Amenorrhoe, das Ausbleiben der Regel, gibt es zahlreiche mögliche Ursachen. Zum Beispiel Mangel an Körperfett, wie er bei heranwachsenden Mädchen, Tänzerinnen, mageren Frauen und übermäßig trainierenden Frauen vorkommt. Auch Erschöpfung, Fehlernährung und Streß spielen eine Rolle. Als Grund für die ausbleibende oder zu schwache Regel kommt auch ein Ungleichgewicht zwischen den Hormonen Östrogen und Progesteron in Frage. Bei Frauen, die auf vegetarische Ernährung umstellen, kann unter Umständen vorübergehend die Menstruation ausbleiben.

Die wichtigste Behandlungsform der Maya-Medizin gegen Amenorrhoe ist die Bauchmassage (Näheres im dritten Teil); sie verbessert die Durchblutung von Gebärmutter und Eierstöcken. Heiler verordnen auch ein zweimal wöchentlich anzuwendendes vaginales Dampfbad (siehe unten) und dazu ein Abführmittel zur Reinigung der Därme (siehe »Verstopfung« im Abschnitt über allgemeine Erkrankungen). Schließlich werden auch noch Kräutertees verordnet. Schwangere oder möglicherweise schwangere Frauen sollten alle diese Behandlungsformen meiden.

Letztes Jahr habe ich in Turin Vorträge gehalten und in dieser Zeit eine sechsundzwanzigjährige Frau behandelt, deren Regel schon über ein Jahr ausgeblieben war. Ich stellte fest, daß ihre Gebärmutter sich gesenkt hatte und weit nach links geneigt war.

## Alte Weisheit

### Das vaginale Dampfbad

Vaginale Dampfbäder sind bei den Maya eine altehrwürdige, von Hebammen ebenso wie von Heilern angewendete Behandlungsmethode für Frauen. Diese *Bajos*, wie sie auf spanisch genannt werden, helfen bei vielerlei Frauenbeschwerden, insbesondere wenn sie ernsthafter und chronischer Natur sind. Empfehlenswert sind sie auch als vorbeugende Maßnahme. In diesem Abschnitt des Buches wird immer wieder von ihnen die Rede sein.

Zu den am häufigsten für das vaginale Dampfbad benutzten Kräutern gehören Zitronenstrauch, Basilikum, Tagetes und Rosmarin. Wenn Sie diese Pflanzen im Garten haben, pflücken Sie zwei Handvoll frische Blätter und Stengel – so viel, daß ein Litergefäß locker gefüllt ist. Sie können die genannten Kräuter einzeln oder in Kombination anwenden. Wenn Sie getrocknete Kräuter nehmen, brauchen Sie etwa eine Tasse voll.

Kochen Sie die Kräuter zehn Minuten in vier Liter Wasser, und lassen Sie sie noch weitere fünf Minuten ziehen. Nehmen Sie den Topf von der Kochstelle, und stellen Sie ihn unter einen Stuhl mit durchlässiger, beispielsweise geflochtener Sitzfläche. Die zu behandelnde Frau entkleidet sich von der Hüfte abwärts, entfernt also auch die Unterwäsche. Sie setzt sich auf den Stuhl

Ich gab ihr eine fünfminütige Maya-Bauchmassage und zeigte ihr, wie sie sich selbst massieren konnte. Außerdem verordnete ich ihr für drei Tage Zitronenstrauchtee.

Nach genau drei Tagen rief sie ganz begeistert an und erzählte, ihre Periode habe sich wieder eingestellt. Sie hatte seitdem keine weiteren Probleme mehr mit ihrem Zyklus.

**Kräutertees** Bei ausbleibender Regel kochen Sie eine Tasse frische Zitronenstrauch-, Basilikum- oder Rosmarinblätter (auch als Mischung; ersatzweise drei Eßlöffel der getrockneten Kräuter, einzeln oder als Mischung) fünf Minuten in drei Tassen

über die dampfenden Kräuter, und man legt ihr eine warme Decke über die Beine und um den Rumpf. So wird der Dampf unter der Decke gehalten. Sorgen Sie dafür, daß die Frau die Temperatur als angenehm empfindet und keiner Zugluft ausgesetzt ist. Hüllen Sie auch den Oberkörper in eine trockene, warme Decke ein.

Dieses Dampfbad, das viel heilende Wärme in die Gebärmutter leitet, soll zwanzig Minuten dauern.

Anschließend soll die behandelte Frau für eine Stunde warm zugedeckt liegen. Zur Behandlung kann man das Dampfbad alle zwei Wochen wiederholen; als Vorbeugung genügt die zweimal jährliche Anwendung.

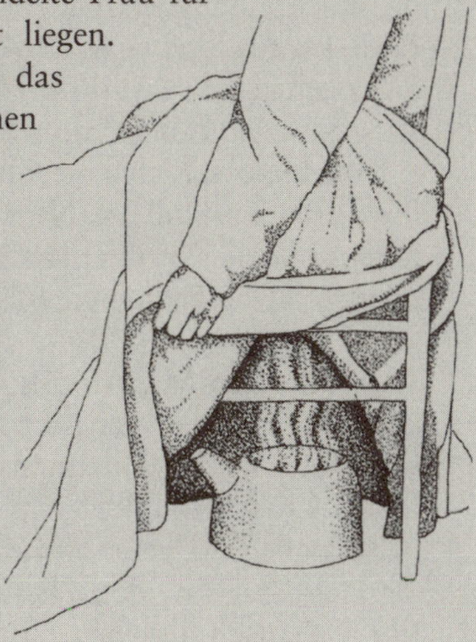

Weitere für das Dampfbad geeignete Pflanzendrogen sind Klettenblätter, Herzgespann, Johanniskraut, Kamille, Damiana, Wegerich, Ackerschachtelhalm, roter Klee, Schafgarbe, Epazote, Löwenzahn, krauser Ampfer und Rebhuhnbeere.

Wasser. Anschließend fünfzehn Minuten ziehen lassen. Trinken Sie davon im Laufe des Tages eine Tasse – zwischen den Mahlzeiten und so heiß wie möglich.

**»Frauentonikum«** Don Elijio hat selbst ein wunderbares Rezept entwickelt, dem er diesen Namen gab. Die Zubereitung ist sehr aufwendig, aber Sie können sich über die im Anhang angegebenen Internetadressen zumindest über die Zusammensetzung informieren.

## Dysmenorrhoe, siehe Regelschmerzen

## Endometriose

Endometriose ist ein schmerzhafter Prozeß, zu dem es kommt, wenn Stücke der Gebärmutterschleimhaut (Endometrium) während der Menstruation durch starke Krämpfe in die Eileiter gelangen. Solche Schleimhaut-Irrläufer können sich überall im Bauchraum festsetzen. Ein gesundes Immunsystem ist in der Lage, sie aus eigener Kraft wieder abzubauen, aber wenn das nicht gelingt, wächst diese Schleimhaut und nimmt am Menstruationszyklus der Frau teil.

Don Elijio sah eine Senkung der Gebärmutter als Ursache für diesen Zustand an (Näheres dazu im dritten Teil). Zuerst muß sie wieder in ihre normale Lage gebracht werden, dann können Sie zusätzlich die folgenden Kräutertees anwenden.

**Weinraute-Tee** Maya-Heiler empfehlen, diesen Tee während der zehn Tage vor der Menstruation dreimal täglich zu trinken. Zum Abschluß nimmt man am ersten Tag der Regel einen Eßlöffel Rizinusöl.

Zerstoßen Sie neun kleine Zweige (fünf bis acht Zentimeter lang) mitsamt den Blättern in warmem Wasser (ca. 0,3 Liter). Danach abseihen. Trinken Sie vor den Hauptmahlzeiten jeweils etwa eine halbe Tasse davon. Wenn Sie getrocknete Weinraute verwenden, lassen Sie einen gehäuften Eßlöffel davon zwanzig Minuten in der gleichen Menge heißen Wassers ziehen.

**Herzgespann-Tee** Wenn Sie keine Weinraute bekommen können, versuchen Sie es mit Herzgespann. Er gehört in Amerika und Europa zu den verbreitet vorkommenden Wildkräutern. Sicher können Sie ihn auch in getrockneter Form bekommen.

Kochen Sie zwei Stengel mit Blättern (Länge etwa 30 Zentimeter) zehn Minuten in drei Tassen Wasser. Anschließend zwanzig Minuten ziehen lassen. Trinken Sie an den zehn Tagen vor der Regel dreimal täglich davon.

## Endometritis

Hierbei handelt es sich um eine Entzündung der Gebärmutterschleimhaut (Endometrium). Auch hier sehen die Maya eine Senkung der Gebärmutter als Ursache an. Wenn der Uterus nicht seine richtige Lage hat, kann er sich während der Regel nicht ausreichend reinigen, und dies begünstigt Entzündungen und Infektionen.

Mögliche Erscheinungsformen sind: Schmerzen im Becken, ein Brennen, Zwischenblutungen, Unfruchtbarkeit, wiederholte Fehlgeburten, Schmerzen beim Geschlechtsverkehr, Ausfluß und Kreuzschmerzen.

Eine Endometritis verschwindet nicht über Nacht. Im dritten Teil finden Sie eine Anleitung zur Uterusmassage von außen. Hier ein Kräutertee, der unterstützend wirkt:

**Hibiskustee** Ein Tee aus roten Hibiskus- oder Malvenblüten kann die Entzündung abklingen lassen und die Schmerzen lindern. Kochen Sie neun geöffnete Blüten und neun Blätter zehn Minuten in drei Tassen Wasser. Trinken Sie den Tee zimmerwarm in drei Portionen oder schluckweise über den Tag verteilt.

## Myome

Myome sind überall auf der Welt beunruhigend häufig geworden. Es handelt sich um gutartige Geschwulste des Uterus, die sehr groß

### Wie Östrogen wirkt

Östrogen regt das Zellwachstum an. Es sorgt für den Aufbau der Gebärmutterschleimhaut und für die Vergrößerung der Brust zur Vorbereitung auf das Stillen. Während der Wechseljahre und danach sorgt das Östrogen für vermehrte Fettspeicherung.

Wenn wir fremdes Östrogen zu uns nehmen, bedeutet das einen Eingriff in die natürlichen Zyklen des Zellwachstums. Mit Östrogen geht unweigerlich ein Wachstums- und Vermehrungsimpuls einher. Bei einer nicht ganz gesunden Gebärmutter in einem mit Östrogenen überfluteten Körper ist die Wahrscheinlichkeit, daß Myome und andere Gewächse entstehen, sehr hoch.

werden können und örtliche Schmerzen, Rückenschmerzen, Kopfschmerzen, zu starke Blutungen und allerlei andere Frauenbeschwerden verursachen.

Das Zunehmen dieser Erkrankung ist auf den Verzehr von hormonbehandeltem Fleisch, reichlich Milchprodukten, Zukker und industriell hergestellter Nahrung sowie zuviel Kaffee zurückzuführen. Mitschuldig könnte auch künstlich hergestelltes Östrogen sein, wie es zum Beispiel in der Pille enthalten ist.

Uterusmyome sind nicht leicht zu behandeln, und es wird einige Zeit dauern, bis sich der Erfolg einstellt. Maya-Heiler empfehlen die Uterusmassage, das vaginale Dampfbad und Kräuter. Die Kräuter müssen sowohl reinigend als auch adstringierend wirken, denn die Myome sollen schrumpfen, und die Gebärmutterschleimhaut soll einen Impuls bekommen, diese eingeschmolzenen Gewebe dann abzustoßen. Es gibt hier Fertigarzneien, die sehr schwierig herzustellen sind, über die Sie sich jedoch anhand der im Anhang angegebenen Post- und Internetadressen erkundigen können.

## Osteoporose

Diese Krankheit kommt bei den traditionell lebenden Maya-Frauen selten vor. Das liegt unter anderem an den besonders kalziumreichen Böden der Halbinsel Yucatán. Außerdem sind die traditionell lebenden Maya-Frauen ihr Leben lang körperlich aktiv. Die wohlhabenderen, in den Städten lebenden Maya-Frauen sind sehr viel anfälliger für Osteoporose.

Osteoporose – wörtlich: »Poröswerden der Knochen« – kommt meist bei Frauen jenseits der Wechseljahre vor. Bis dahin bietet das Östrogen ausreichenden Schutz. Nimmt jedoch die Östrogenproduktion ab, werden die Knochen bei manchen Frauen spröde und brechen leicht. Normalerweise wird unsere Knochensubstanz beständig ergänzt, doch im Alter verlieren wir mehr, als unser Körper aufzubauen vermag.

Bei sehr schlanken Frauen ist das Risiko größer, weil sie weniger östrogenspeicherndes Fettgewebe besitzen. Bei den

Maya gilt, daß Frauen in den Wechseljahren und danach »schön mollig« sein sollten. Mollige Frauen gelten hier als gesünder!

Wissenschaftlich ist belegt, daß Bewegungsmangel, kalziumarme Ernährung und Vitamin-D-Mangel (der entsteht, wenn die Haut zuwenig Sonne bekommt) Risikofaktoren für Osteoporose sind. Bewegung verbessert die Blutversorgung der Knochen und daher auch deren Mineralisierung.

Die kalziumreichen Nahrungsmittel der Maya sind ein guter Schutz gegen Osteoporose und wirken sich günstig auf alle Umstellungsprozesse im Zusammenhang mit den Wechseljahren aus.

**Amaranth** Maya-Frauen lieben den Amaranth, auch Calalu genannt. Die dunkelgrünen jungen Blätter können schon nach drei Wochen Wachstumszeit und dann mindestens zwei Monate lang geerntet werden. Wenn die Samenstände trocken sind, werden sie geerntet und nach dem Entspelzen geröstet und gemahlen und zusammen mit Mais zu Backwaren verarbeitet.

**Portulak** Die Maya nennen den Portulak *Verdalga* oder *Xucul* (Schukul). Wie der Amaranth ist er eine verbreitete Wildpflanze, die

## Alte Weisheit

### Die Geschichte des Amaranth

Der Amaranth war den alten Maya heilig. Vor der Ankunft der Spanier formten sie aus mit Menschenblut vermischten gerösteten Amaranthsamen Götzenbildnisse, die sie ihren Göttern und Göttinnen darbrachten. Die Spanier erachteten diesen Brauch als barbarisch und stellten den Anbau des Amaranth unter Strafe.

Heute findet man den Amaranth wild oder angebaut in den Maya-Dörfern und in vielen anderen Teilen der Welt.

Das Kraut wird gekocht, gedünstet oder an der Suppe und roh zu Salaten verzehrt. Der aus den Blättern gepreßte Saft wird schwangeren Frauen zur Stärkung gegeben; er hilft auch bei übermäßiger Regelblutung und wirkt milchbildend. Für ältere Frauen ist er ein wunderbares Tonikum.

### Aus der Küche

**Vergleich des Kalziumgehalts von Milch und Sesam**

100 g Kuhmilch enthalten 119 mg Kalzium und 87 mg Phosphor.

100 g Sesam enthalten 1435 mg Kalzium und 560 mg Phosphor.

man beinahe überall findet. Er erfreut sich großer Beliebtheit als gesunde Nahrungsquelle, reich an Vitaminen, Kalzium und anderen Mineralien, die für Aufbau und Stabilität der Knochen wichtig sind.

Portulak hat einen köstlichen zitronenartigen Geschmack und wird gern in Suppen und Salaten oder zusammen mit Zwiebeln eingelegt verzehrt. Er liefert essentielle Fettsäuren (unter anderem Omega-3) und kann als Ersatz für Fischöl dienen. Außerdem ist er reich an Antioxidantien.

**Avocado** Avocados stehen in Mittelamerika reichlich zur Verfügung. Sie sind – wie das Vitamin D – wichtig für den Einbau des Kalziums in die Knochen. Manche meiden die Avocado wegen ihres hohen Fettgehalts, aber wenn man sie mit reichlich Grünzeug oder magerem Frischkäse ißt, kann sie ein wertvoller Bestandteil unserer Ernährung sein. Wenn Sie irgendeine Infektion haben, sollten Sie Avocados allerdings meiden.

**Sesam** Wenn Sie regelmäßig Sesamsamen zu sich nehmen, tun Sie sehr viel für den Kalziumbedarf Ihres Körpers. Sesam enthält außerdem Phosphor, Eisen, Vitamin A und einen hohen Anteil an essentiellen Aminosäuren. Maya-Frauen bauen Sesam an, weil sie wissen, wie wichtig er ist.

Sesamsamen wirken milchbildend, lindern die Beschwerden der Wechseljahre, wirken sanft darmreinigend und sind außerdem köstlich. Die Maya bereiten eine sehr schmackhafte Salsa mit Sesam zu (siehe S. 121).

## Prämenstruelles Syndrom

Maya-Heiler sagen, Frauen besäßen sechs Sinne und Männer nur fünf. Der sechste Sinn der Frauen besteht in ihrer Offenheit für das Eingreifen spiritueller Kräfte. Diese Empfänglichkeit ist vor und während der Menstruation besonders stark. PMS sollte also eher für »psychomentale Sensibilität« als für »prämenstruelles Syndrom« stehen – es ist keine Krankheit.

Vor der Monatsblutung erlebt die Frau hormonelle Fluktuationen, die ihre Sensibilität und Kreativität verstärken. In früheren Zeiten versammelten sich die prämenstruellen und menstruierenden Maya-Frauen in besonderen Menstruationshütten. Ähnliches hat es auch in anderen Kulturen gegeben. So waren sie während dieser verletzlichen Zeit ihrer Alltagspflichten enthoben und konnten einander Beistand leisten. Ihre besondere schöpferische Kraft während dieser Tage wurde von der gesamten Gemeinschaft willkommen geheißen. Die Frauen empfingen dann Traumvisionen, die für den gesamten Stamm Inspiration, Anleitung und Rat bedeuteten.

Leider ist diese Empfindlichkeit und Empfänglichkeit für das Göttliche in der heutigen Zeit eine Last geworden. Die Weisheit der prämenstruellen Frau erfreut sich nicht mehr der Achtung der Männer, ja vielfach nicht einmal mehr der der Frauen.

Überlegen Sie einmal, wie Sie diese Zeit des Monats für sich nutzen können. Organisieren Sie mit Ihren Freundinnen eine Party mit gemeinsamer Übernachtung, und sehen Sie zu, was sich daraus ergibt. Ich wette, daß es dabei allerlei Geschichten und ein paar sehr klare, beeindruckende Träume auszutauschen geben wird.

Der Tag wird sicher kommen, daß wir wieder mit unseren Schwestern in der Runde sitzen. Bis dahin können vielleicht die folgenden Maya-Heilmittel uns helfen, über die Runden zu kommen.

**Mexikanische Yamswurzel** Maya-Frauen, die sich in der Zeit vor der Periode nervös und unwohl fühlen, greifen gern zur wilden Yamswurzel.

Die moderne Medizin wurde in den dreißiger Jahren auf den wilden Yams aufmerksam, als sich herumsprach, daß die Nahuatl-Frauen in Südmexiko die jungen Pflanzen zur Verhinderung von Schwangerschaften aßen. Die Pflanze enthält Diosgenin, eine Substanz, aus der schließlich der Wirkstoff der Antibabypille entwickelt wurde.

*Creme* Der wilde Yams ist inzwischen als Creme erhältlich. Achten Sie aber darauf, daß Sie wirklich ein natürliches und nicht mit synthetischem Progesteron hergestelltes Produkt bekommen. Reiben Sie sich damit ein paar Tage vor dem Einsetzen des PMS den Bauch ein.

*Tinktur* Nehmen Sie davon in der Woche vor dem Einsetzen des PMS dreimal täglich einen Tropfen auf eine halbe Tasse lauwarmen Wassers. Der wilde Yams ist reich an Kalzium, das den Zyklus stabilisiert und damit Krämpfe, Auftreibung und Kopfweh lindert.

**Rosmarin- oder Basilikumtee** Wenn kurz vor der Periode der »Blues« einsetzt, trinken Maya-Frauen Rosmarin- oder Basilikumtee. Tatsächlich haben beide Kräuter einen hohen Gehalt an Phyto-Östrogenen, die sich bekanntermaßen positiv auf das PMS auswirken. Beide werden darüber hinaus von den Maya als spirituelle Heilpflanzen angesehen. Da kann es uns nicht wundern, daß Frauen sie in der Zeit zu sich nehmen, in der ihr spiritueller Sinn besonders geschärft ist.

Beide Kräuter sind überall frisch zu kaufen. Lassen Sie einige Stengel Rosmarin oder Basilikum fünf Minuten in zwei Tassen Wasser kochen. Wenn Sie getrocknete Kräuter verwenden, nehmen Sie zwei Teelöffel und verlängern die Kochzeit auf zehn Minuten. Beide Zubereitungen anschließend zehn Minuten ziehen lassen. Trinken Sie zweimal am Tag eine Tasse warm vor den Mahlzeiten. Die Anwendung erfolgt am besten an drei Tagen der prämenstruellen Phase.

**Female Tonic** Die Rezeptur dieses Frauentonikums stammt von Don Elijio. Die Zusammensetzung ist jedoch zu komplex für die eigene Herstellung (Näheres unter der im Anhang angegebenen Internetadresse der Ix Chel Farm).

## Regelschmerzen

Regelschmerzen sind eine derart weitverbreitete Beschwerde, daß viele Frauen sie für normal halten. Sie sind es aber nicht. Eine normale Regelblutung sollte schmerzlos oder höchstens mit einer halben Stunde krampfartiger Schmerzen verbunden sein. Was darüber hinausgeht, ist zuviel.

### Alte Weisheit

#### Für eine Periode ohne Krämpfe

Nehmen Sie am ersten Tag der Menstruation einen Eßlöffel Rizinusöl, und machen Sie ein vaginales Dampfbad mit Basilikumblättern (siehe S. 134 f.).

Meist sind Regelschmerzen durch eine Senkung der Gebärmutter verursacht, und in manchen Fällen gibt es seelische Hintergründe. Nach Auffassung der Maya sind Menstruationskrämpfe eine »kalte« Krankheit. Kalte Krankheiten gehen mit Krämpfen und Verspannungen der Muskulatur einher.

Maya-Heiler sehen die Ursache für Regelschmerzen darin, daß die abgesenkte Gebärmutter sich nicht von Monat zu Monat gänzlich reinigen kann. Das zurückbleibende Menstruationsblut wird eingedickt und hart. Die nächste Regel wird dann schmerzhaft, weil der Körper sich mit aller Kraft bemüht, diese verhärteten Reste zu eliminieren. Und von Zyklus zu Zyklus muß der Körper immer mehr Kraft aufwenden.

Zur Behandlung gehören die Gebärmuttermassage von außen (sie wird im dritten Teil beschrieben), Kräuter und, in hartnäckigen Fällen, ein vaginales Dampfbad zwischen den Menstruationen. Die Massage bringt den Uterus in seine richtige Lage zurück und kräftigt die Bänder. Die Tees, die an den zehn Tagen vor dem Einsetzen der Regel getrunken werden, sorgen dafür, daß die Gebärmutter sich vollständig reinigen kann.

Da kann sich einiges lösen, erschrecken Sie nicht. Häufig handelt es sich um eine sehr dunkelbraune und dickflüssige Masse. Es kann drei bis fünf Zyklen dauern, bis sich alle alten Ablagerungen aus der Gebärmutter gelöst haben.

**Rote Hibiskusblüten** Schon lange erfreut sich der Tee aus diesen Blüten besonderer Beliebtheit, wenn es um die Behandlung von Regelschmerzen geht. Bei Regelschmerzen mit überstarker Blutung und Krämpfen ißt man neun Blüten. Hibiskus gehört der gleichen Pflanzenfamilie an wie die Malvenart, die Okraschoten liefert. Wenn Sie also keine Hibiskusblüten bekommen können, essen Sie eine Handvoll rohe oder eine Portion gekochte Okraschoten.

**Ingwertee** Dazu brauchen Sie einen Eßlöffel frischen geriebenen Ingwer. Kochen Sie ihn zehn Minuten in eineinhalb Tassen Wasser. Danach zehn Minuten ziehen lassen und möglichst heiß trinken.

**Basilikum-, Rosmarin- oder Zitronenstrauchtee** Kochen Sie eine Tasse frische Kräuter (oder drei Teelöffel getrocknete) fünf Minuten in drei Tassen Wasser. Anschließend zehn Minuten ziehen lassen. So heiß wie möglich trinken.

Wenn Sie diese Mittel durchprobiert und auch die Gebärmuttermassage angewendet haben und trotzdem immer noch unter Regelschmerzen leiden, wird Ihnen vielleicht das vaginale Dampfbad (S. 134 f.) helfen.

## Scheidenentzündung

Eine neunzehnjährige Frau kam mit sehr unangenehmem vaginalen Juckreiz und Ausfluß zur Ix Chel Farm. Das war zunächst nur zeitweilig aufgetreten, hatte sich jedoch in letzter Zeit sehr verschlimmert.

Dieser Juckreiz ist einer Nebenwirkung von Antibiotikabehandlungen, die neben den schädlichen Bakterien auch die nützlichen abtöten. Eine Gebärmuttersenkung kommt ebenfalls als Ursache in Frage. Bei dieser jungen Maya-Frau stellte sich heraus, daß sie gegen ihre Akne Antibiotika genommen hatte und außerdem ihre Gebärmutter nicht in der richtigen Lage war.

Ich stellte die natürliche Lage ihrer Gebärmutter wieder her und empfahl ihr, Yoghurt in ihren Speiseplan aufzunehmen. Außerdem gab ich ihr Tres Puntas in Essig als Scheidenspülung. Ihr Zustand besserte sich rasch.

**Scheidenspülung mit Tres Puntas** Ein Eßlöffel getrocknete Blätter wird über Nacht in einer halben Tasse Essig eingeweicht, dann abgeseiht. Davon nimmt man für die Spülung einen Teelöffel auf eine Tasse Wasser.

Füllen Sie mit dieser Lösung eine Vaginaldusche, die Sie in der Apotheke bekommen. Die Anwendung soll zweimal täglich erfolgen. Den Ansatz geben Sie in eine Flasche, die Sie mit Etikett versehen.

Der Essig erschwert in der Scheide die Lebensbedingungen für die Hefepilzarten, die für Juckreiz und Brennen verantwortlich sind. Tres Puntas wirkt direkt gegen die Pilze.

Wenn Sie an einer Scheidenentzündung leiden, ohne kürzlich ein Antibiotikum genommen zu haben, wird die Gebärmuttermassage ausreichen. Ich habe bei einer Maya-Frau erlebt, daß die Symptome noch auf der Massagebank zurückgingen! Von Maya-Hebammen höre ich, daß dies die Regel ist. Wenn Gebärmutter und Gebärmutterhals aus ihrer unnatürlichen Lage im Scheidenkanal gehoben werden, können die körpereigenen Abwehrkräfte den Rest bewältigen.

## Schmerzen beim Geschlechtsverkehr

Hierzu Näheres im dritten Teil über »Körperarbeit«.

## Schwangerschaft und Geburt

Im Laufe von Jahrtausenden haben die Maya einen wohlabgestimmten und alles umfassenden Pflegeplan für Schwangerschaft, Geburt und Nachsorge erarbeitet.

Die Hebammen der Maya sind erstaunliche, sehr engagiert arbeitende Frauen mit einem über viele Generationen entwickelten und ausgefeilten Wissen und Können. Sie spielen auch heute neben den traditionellen Helfern bei der Hausgeburt eine große Rolle, weil die meisten Maya-Kinder nach wie vor zu Hause zur Welt kommen.

**Übelkeit am Morgen** Die Hebammen sehen das Erbrechen in den ersten drei Monaten einer Schwangerschaft als eine gute Sache an und raten den Frauen, geduldig zu sein. Sie sehen in diesem Erbrechen ein Zeichen, daß der Körper sich reinigt, um dem wachsenden Fötus ein gedeihliches Umfeld zu bieten.

Wenn die morgendliche Übelkeit behandlungsbedürftig ist, empfehlen Maya-Hebammen der werdenden Mutter, an einer mit wenig Salz bestreuten getrockneten Frucht des Tamarinden-Baumes zu lutschen. (Sie können diese saure Frucht in asiatischen Lebensmittelgeschäften bekommen.)

In besonders schlimmen Fällen wird ein Teelöffel Kreuzkümmelsamen oder -pulver zusammen mit einer geschälten Knoblauchzehe zehn Minuten lang gekocht. Lassen Sie den Tee ziehen, bis er trinkwarm ist, und trinken Sie ihn in kleinen Schlucken.

### Schnelle Hilfe

#### Übelkeit wegschnüffeln

Halten Sie sich ein Stück einer Apfelsinen-, Mandarinen- oder Zitronenschale unter die Nase. Pressen Sie die Schale mehrmals, während Sie daran schnüffeln.

**Fortgeschrittene Schwangerschaft** Maya-Hebammen behandeln die meisten Probleme oder Komplikationen der Schwangerschaft mit der Bauchmassage, die für optimale Blutversorgunge und die richtige Lage der Gebärmutter und des Fötus sorgt. Während der Schwangerschaft darf diese Massage jedoch nur von eigens dafür ausgebildeten Personen vorgenommen werden. (Eine Informationsadresse finden Sie im Anhang.)

**Schmierblutungen während der Schwangerschaft** Sobald sich während der Schwangerschaft auch nur die kleinste Blutung zeigt, bereiten Maya-Frauen einen Tee aus fünf geöffneten und vier geschlossenen roten Hibiskusblüten oder rosaroten und roten Stockrosenblüten. Die neun Blüten werden zusammen mit neun Blättern und einem halben Teelöffel Zimtpulver zehn Minuten in zwei Tassen Wasser gekocht. Wenn der Sud *abgekühlt* ist, trinkt die Schwangere ihn langsam und kontinuierlich aus. Die Behandlung ist gegebenenfalls zu wiederholen.

Wenn Sie weder Hibiskus- noch Stockrosenblüten bekommen können, nehmen Sie neun rote Rosen mit fünfzehn Zentimeter Stengel, einschließlich der Blätter. Diese Tees dürfen nur abgekühlt, niemals warm oder gar heiß getrunken werden. Achten Sie darauf, daß die Blüten insektizidfrei sind.

Maya-Heiler empfehlen außerdem Bettruhe mit durch ein Kissen erhöhtem Becken.

**Entbindung** Die Maya-Hebamme überprüft bei der Schwangeren jeden Monat die Lage der Gebärmutter und des Fötus. Bei einer Steißlage versteht die Hebamme das Kind sehr geschickt durch eine Gebärmuttermassage zu drehen, bei der die werdende Mutter in einer sanft schaukelnden Hängematte liegt.

Zur Vorbereitung auf eine leichte Entbindung werden die Frauen angehalten, möglichst aktiv zu sein, viel zu gehen und sich oft an der frischen Luft aufzuhalten. Maya-Frauen essen außerdem an den zehn Tagen vor dem berechneten Geburtstermin täglich sechs rohe Okraschoten *oder* trinken eine halbe Tas-

## Alte Weisheit

### Wie man den Dammriß vermeidet

Die Hebamme Hortence Robinson (ich nenne sie die Frau der *mil secretos*, der tausend Geheimnisse) sagt, während ihrer sechzig Berufsjahre habe keine einzige Frau wegen eines Dammrisses bei der Geburt genäht werden müssen. Hier ihr Geheimnis:

1. Reiben Sie Damm und Oberschenkelansatz in der letzten Phase der Entbindung jede halbe Stunde und zusätzlich zwischen den einzelnen Wehen mit warmem Olivenöl ein.
2. Die Gebärende soll ihre Füße nicht vom Bett heben. Die Füße sollen fest aufgestemmt und nicht in die Luft gestreckt werden.

se Nopalsaft. Der Schleimstoffgehalt dieser Pflanzen erleichtert die Geburt und wird bei den Maya schon immer zur Geburtsvorbereitung angewendet.

In der Wehenphase reicht die Hebamme der Frau soviel Pimenttee, wie sie trinken kann. Durch das ständige Trinken des warmen Tees in kleinen Schlucken werden Schmerzen gelindert und der stetige Fortgang der Geburt sichergestellt. Man kocht drei Eßlöffel Beeren oder Pulver zehn Minuten lang in einem Liter Wasser. Danach noch fünfzehn Minuten ziehen lassen, dann abseihen und in einer Thermoskanne ans Bett stellen.

Wenn die Wehen zu langsam kommen oder nachzulassen beginnen, wird die Hebamme heißen Ingwertee geben oder notfalls auch ein Handtuch mit dem heißen Tee tränken und es der Frau auf den Bauch legen.

**Nach der Entbindung** Die Hebamme besucht die Mutter an den neun Tagen nach der Geburt täglich, um dafür zu sorgen, daß Mutter und Kind wohlauf sind. Manche Maya-Hebammen kochen in dieser Zeit auch, versorgen die Wäsche, kümmern sich um die Kinder und putzen das Haus.

Die Anwesenheit der Hebamme an diesen ersten Tagen nach der Geburt gilt als besonders wichtig. So wird verhindert, daß die Mutter zu früh aufsteht und sich zu sehr anstrengt. Zu

## Aus der Küche

### Zu starke Nachblutung

Gegen starke Blutungen nach der Entbindung gibt die Maya-Hebamme kühle Tees von roten Hibiskus- oder Rosenblüten mit Zimt. Miss Hortence habe ich dieses Mittel häufig mit Erfolg anwenden sehen.

1993 wurde ich von einer Gruppe unabhängiger amerikanischer Krankenschwestern nach Guatemala eingeladen. Sie betrieben dort einen Pflegedienst für abgelegene Dörfer am Rio Dulce und wollten gern von mir vermittelt bekommen, wie sie ungefährliche, zuverlässige und ohne große Umstände anzuwendende Hausmittel in ihre tägliche Arbeit einbeziehen konnten.

Eines Tages kam ein Vater mit seinem Sohn zur Pflegestation. Zwischen sich trugen sie eine Hängematte, in der eine völlig abgezehrte Maya-Frau lag, die nicht mehr aus eigener Kraft stehen oder auch nur sitzen konnte. Ihr Gesicht war aschgrau, und sie konnte den Blick auf nichts mehr ausrichten.

Drei Monate zuvor, so erzählt der Mann, hatte seine Frau bei ihrem elften Kind eine Fehlgeburt erlitten. Seitdem blutete sie aus der Scheide.

Mir fielen Miss Hortences große Erfolge mit Tee aus Hibiskusblüten und Zimt ein, und ich bat die Schwestern, die Frau behandeln zu dürfen. Sie waren einverstanden, und ich machte mich an die Arbeit.

Hibiskus fand ich direkt vor der Tür, und in der Küche bekam ich Zimt. Ich brühte den Tee auf, ließ ihn abkühlen und gab der Frau alle Viertelstunde eine halbe Tasse.

Als sie zur Toilette wollte, blutete sie noch ein wenig. Nach einer Stunde kam nur noch ganz wenig Blut, und nach zwei Stunden stand die Blutung.

Ihr Mann fiel weinend auf die Knie und sagte: »Senora! Meine Frau ist seit drei Monaten krank und muß das Bett hüten, und dabei stand der rote Hibiskus die ganze Zeit auf der Fensterbank, und wir wußten nicht, daß er ihr helfen würde.«

frühe Rückkehr zur normalen Hausfrauenarbeit ist einer der Hauptgründe für die Gebärmuttersenkung.

Am dritten Tag werden ein vaginales Dampfbad und eine Gebärmuttermassage angewendet; damit sorgt man für die vollständige Reinigung der Gebärmutter, beugt Infektionen vor und bringt die Gebärmutter sanft in ihre richtige Lage zurück.

## Unfruchtbarkeit

Maya-Hebammen wissen, daß es für Unfruchtbarkeit verschiedene Ursachen gibt und man entsprechend unterschiedliche Ansätze wählen muß. Unfruchtbarkeit kann durch Umweltfaktoren, Streß, Angst, seelische Widerstände gegen das Mutterwerden, Furcht vor der mit der Schwangerschaft verbundenen Gewichtszunahme, Verletzungen der Gebärmutterauskleidung, hormonelle Störungen oder Verschluß der Eileiter verursacht sein. In seltenen Fällen werden die Spermien vom weiblichen Körper angegriffen und abgetötet. Maya-Heiler suchen in allen Fällen erst einmal nach Anzeichen einer Lageanomalie der Gebärmutter.

Eine Touristin aus den USA, Marie, suchte mich auf der Ix Chel Farm auf und erzählte mir von ihren seit der Pubertät bestehenden Menstruationsstörungen und der Tatsache, daß sie jetzt offenbar unfruchtbar war. Sie war zweiundvierzig Jahre alt und hatte zugunsten ihrer journalistischen Karriere lange auf ein geregeltes Familienleben verzichtet. Sie hatte erst vor kurzem geheiratet und wollte jetzt so schnell wie möglich schwanger werden.

Das Sperma ihres Mannes war untersucht und für normal und vital befunden worden. Ich erfuhr, daß sie ihr Leben lang unter Regelschmerzen gelitten hatte. »Ich empfinde vor der Periode ein starkes Abwärtsdrängen«, erzählte sie, »als wollte etwas aus mir herausfallen.«

Sie litt auch am Prämenstruellen Syndrom; das Blut war zu Beginn und Ende der Menstruation dunkel und klumpig; sie hatte während der Periode Kreuz- und Kopfschmerzen und klagte außerdem über Schmerzen beim Geschlechtsverkehr.

Marie hatte eine Uterussenkung mit den klassischen Symptomen. Im Verlauf der Gesprächs kam heraus, daß sie als Reiterin am College mehrmals schwer gestürzt war. Jetzt hatte sie das Joggen zu ihrem Sport gemacht, und da sie in Chicago lebte, lief sie meist auf hartem Untergrund.

Die sanfte Massage bei der ersten Behandlung empfand sie als etwas schmerzhaft. Ich zeigte ihrem Mann, wie er sie massieren konnte, und wies ihn an, nicht allzuviel Druck auszuüben.

Sie blieben noch zwei Wochen in ihrem Urlaubsdomizil im Dschungel, und so konnte Marie noch dreimal zu mir kommen. Schon beim zweiten Besuch zeigte sich, daß ihre Gebärmutter sich zu normalisieren begonnen hatte. Ich verabreichte ihr außerdem noch ein vaginales Dampfbad.

Als Marie dann die Heimfahrt antreten wollte, hatte gerade ihre Periode eingesetzt. Sie konnte nur staunen, wieviel dunkles, klumpiges und übelriechendes Blut da abging. »Es sieht manchmal aus wie Fleischbrocken«, rief sie aus.

Ich bekam später noch etliche E-Mails von ihr. Innerhalb von drei Monaten wurde sie schwanger, erlitt allerdings im ersten Trimenon eine Fehlgeburt. Bald darauf wurde sie wieder schwanger und brachte schließlich einen gesunden Jungen von dreieinhalb Kilo zur Welt.

**Kräuter** Wenn eine Frau nicht schwanger werden kann, braucht sie ein Mittel, das die Gebärmutter reinigt, bis das Menstruationsblut hellrot und wäßrig wird. Es gibt heute ein breites Angebot an guten Fertigmischungen. Ich bevorzuge Tees, die auch wilde Yamswurzel enthalten. Empfehlenswert ist auch das Herzgespann, ein ausgezeichnetes Mittel bei Frauenbeschwerden. Die Maya verwenden das frische Kraut, weil sie bittere Tees lieben. »Je bitterer, desto besser«, so die stehen-

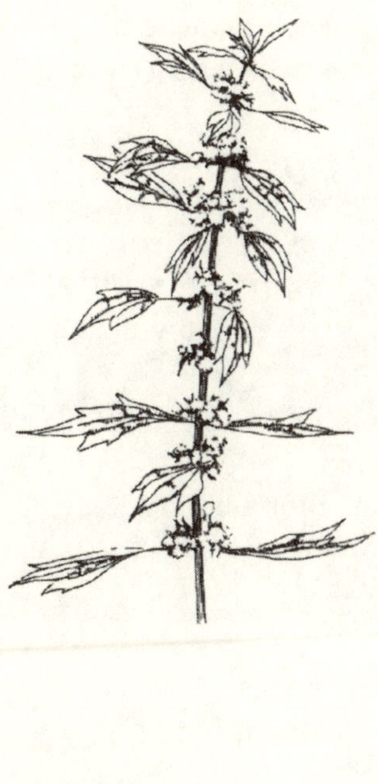

de Redewendung. Vielleicht ziehen Sie aber Kapseln oder Tinkturen vor. Nehmen Sie das Mittel in drei aufeinanderfolgenden Zyklen an den zehn Tagen vor dem Beginn Ihrer Periode; halten Sie sich dabei an die Anwendungshinweise. Während der Anwendung von Herzgespann sollten Sie es nicht auf eine Schwangerschaft anlegen.

## Wechseljahre

In den Wechseljahren kommt der monatliche Aufbau und Abbau der Gebärmutterschleimhaut allmählich zum Erliegen, und damit enden für die Frau die Jahre der Fruchtbarkeit. Der Wechsel kann zwischen dem dreißigsten und fünfzigsten Lebensjahr einsetzen, wahrscheinlich in Abhängigkeit von genetischen Faktoren.

Mit dem Wechsel enden die Pflichten und Aufgaben einer Frau, die Kinder bekommt, und das sollte eine Zeit der Freude sein, in der die Frau ihre Erfahrungen weitergibt. Früher war es so, daß die Frauen nach dem Wechsel als Weise angesehen wurden, bei denen man sich Rat holen konnte. Daß man die Wechseljahre als eine schwierige Phase fürchtet, ist eine Entwicklung der neueren Zeit.

Auch manche Maya-Frauen beginnen jetzt die Wechseljahre als schwierig zu empfinden. Das war, wie ich von älteren Leuten erfahren habe, bis in die sechziger Jahre so gut wie unbekannt. Was ist seither geschehen? Die Alten sagen, *el Cambio*, der Wechsel, werde heute unter anderem deswegen anders gesehen, weil inzwischen vorgefertigte, abgepackte und abgefüllte, mit Spritzmitteln behandelte und chemisch erzeugte künstliche Nahrungsmittel Einzug ge-

### Aus der Küche

#### Kalziumreiche Nahrungsmittel

Mandeln, Sesam, Sonnenblumenkerne;
Amaranthblätter und Blattkohlarten;
Kelp, Tang und Petersilie;
Sojabohnen und Sojaprodukte;
Tahini.

halten haben. Früher aßen die Frauen das, was sie selbst anbauten – Mais, Bohnen, Kürbis, Chilis, Blatt- und andere Gemüse und was die Jahreszeit jeweils an Obst bot. Hinzu kommen natürlich die psychischen Belastungen des modernen Lebens und das um sich greifende Gefühl, daß Altwerden nichts Gutes bedeutet.

Mit dem Wechsel ändert sich der Hormonhaushalt der Frau, und sie fühlt sich in dieser Zeit nicht ganz auf der Höhe. Zeichen können sein: Gewichtszunahme, Trockenheit der Scheide, Stimmungsschwankungen, trockene, zu Faltenbildung neigende Haut, Hitzewallungen, Gedächtnisschwäche, Tränenausbrüche, seelische Instabilität und Schlafstörungen. Alle diese Anzeichen können auch ausbleiben, und manche zeigen sich schon bis zu zehn Jahre vor dem eigentlichen Wechsel.

Gesunde Frauen, deren Gebärmutter sich in der optimalen Lage befindet und die natürliche, kalziumreiche Nahrung zu sich nehmen, kommen mit den Wechseljahren meist besser zurecht.

Und schließlich gibt es pflanzliche Mittel, die den Übergang erleichtern.

**Rosiges Immergrün** Maya-Frauen bereiten aus dieser überall in den Gärten vorkommenden Pflanze einen Tee. Zwei ihrer Inhaltsstoffe werden bei Leukämie im Kindesalter sowie gegen Morbus Hodgkin angewendet.

Man pflückt zwei etwa dreißig Zentimeter lange Stengel, die mit Blättern und Blüten verwendet werden. Zwei Minuten lang in drei Tassen Wasser kochen, dann fünfzehn Minuten ziehen lassen und abseihen. Man trinkt dreimal am Tag eine Tasse vor den Mahlzeiten, jedoch in jedem Monat nur eine Woche lang.

**Yamswurzeltee** Dieses bei Wechseljahrsbeschwerden häufig angewendete Mittel hilft bei belastenden Stimmungsschwankungen, Schlaflosigkeit, Hitzewallungen und Gedächtnisverlust. Kräuterheilkundige bezeichnen die wilde Yamswurzel als »Hormon-Ausgleicher«. Die Pflanze enthält Steroidverbindungen, die das normale Wechselspiel der weiblichen Hormone harmonisieren.

Man kocht eine kleine Handvoll der getrockneten Wurzel fünfzehn Minuten in drei Tassen Wasser und läßt danach noch zwanzig Minuten ziehen. Man trinkt dreimal eine Tasse vor den Hauptmahlzeiten oder die gleiche Menge schluckweise über den Tag verteilt.

**Rosmarintee** Rosmarin gehört zu den beliebtesten Hausmitteln und ist eine dieser segensreichen Pflanzen, die Phyto-Östrogene enthalten. Die Zubereitung des Tees ist unter »Prämenstruelles Syndrom« erklärt. Auch Basilikumtee ist empfehlenswert.

**Don Elijios »female Tonic«** Dieses Frauentonikum enthält unter anderem Yamswurzel, Chinawurzel und Ingwer und erfordert einen aufwendigen Herstellungsprozeß (Informationen unter den im Anhang angegebenen Internetadressen der Ix Chel Farm).

**Tee gegen Depressionen** Gegen Depressionen während der Wechseljahre wird in der Maya-Heilkunde Rosmarintee verordnet. Man kocht einen frischen Zweig von dreißig Zentimeter Länge oder einen Eßlöffel getrockneten Rosmarin fünf Minuten in zwei Tassen Wasser. Zehn Minuten ziehen lassen und warm zwischen den Mahlzeiten trinken.

**Kräuterbad bei Depressionen** Auch ein beruhigendes Kräuterbad eignet sich bei Wechseljahrsdepressionen. Man braucht je drei Stengel Rosmarin, Basilikum und Tagetes von etwa dreißig Zentimeter Länge. Zerstoßen Sie die Kräuter in einem großen Kochtopf mit Wasser.

Im Sommer können Sie diesen Ansatz in der Sonne stehen lassen. Wenn das Wasser warm ist, tragen Sie den Topf ins Bad. Benutzen Sie eine Schale, um Ihren Körper mit dem Kräuterwasser zu übergießen. Lassen Sie die Haut an der Luft trocknen, möglichst in der Sonne.

In anderen Jahreszeiten, wenn die genannten Pflanzen nicht frisch zu bekommen sind, nehmen Sie je eine Tasse der getrockneten Kräuter. Getrocknete Tagetes werden Sie allerdings nirgendwo kaufen können und müßten sie daher selbst rechtzeitig anbauen und trocknen. Mit Rosmarin und Basilikum allein werden Sie jedoch ebenfalls bestens zurechtkommen.

Kochen Sie die Kräuter zwanzig Minuten in vier Liter Wasser. Danach weitere zwanzig Minuten ziehen lassen. Gießen Sie den Sud dann ins Badewasser, und baden Sie eine halbe Stunde. Zünden Sie eine Kerze an, brennen Sie Räucherwerk ab, entspannen Sie sich.

# Männerkrankheiten

Die Männer kamen in Lastwagen und Taxis, mit und ohne Familie zu Don Elijio, manchmal sogar auf Pferden, die sie dann unter Don Elijios Orangenbaum festbanden.

Anlaß für ihren Besuch war meist eine der folgenden Beschwerden: Magenprobleme, das Gefühl, daß »in meinem Leben etwas nicht in Ordnung ist«, und Herzensangelegenheiten. Manch einer stahl sich auch sehr verlegen herein und wollte mit Don Elijio über seine Potenzprobleme sprechen.

In diesem Abschnitt erfahren Sie etwas über die ganz praktischen Maya-Mittel für die körperliche Seite typischer Männerbeschwerden. Zu anderen Problembereichen wird der vierte Teil über spirituelle Krankheiten Auskunft geben.

## Vergrößerung der Prostata

Eine Entzündung der Vorsteherdrüse oder Prostata nennt man Prostatitis. Das Anschwellen der Prostata, sofern nicht Krebs die Ursache ist, wird als gutartige Prostatahyperplasie oder Prostata-Adenom bezeichnet. Beides kommt bei Männern jenseits der Vierzig und Fünfzig vor. Mit Sechzig ist die Mehrzahl der Männer davon betroffen.

Die Prostata ist eine Drüse, die unter der Harnblase sitzt und ein für den Transport der Spermien wichtiges Sekret produziert. Die gesunde Prostata ist etwa walnußgroß. Die krankhaft geschwollene Prostata kann die Größe einer Orange erreichen.

Die Harnröhre verläuft durch die Prostata und ist bei einer Schwellung dieser Drüse unnatürlichem Druck ausgesetzt. Die

Folge ist häufiger Harndrang, insbesondere während der Nacht. Relativ häufig sind auch brennende Schmerzen, Harnträufeln und Harnverhaltung. Manche Männer leiden auch an Fieber, Rückenschmerzen, Verlust des Geschlechtstriebs, schmerzhaftem Samenerguß und Müdigkeit.

Wir wissen noch nicht mit letzter Gewißheit, weshalb die Prostata anschwillt oder sich entzündet, aber vieles deutet darauf hin, daß unsere Ernährungsweise für diese Zustände verantwortlich ist. Der heutige Mann nimmt zuviel fette und ballaststoffarme Nahrungsmittel zu sich, die künstliche Hormone enthalten und daher abnormes Zellwachstum fördern können. Außerdem konsumieren die meisten Männer zuviel Alkohol und Kaffee und bewegen sich viel zu wenig. Sie sitzen zuviel und tragen außerdem enge Unterhosen und Jeans.

Das erklärt, weshalb die Prostatavergrößerung bei den traditionell lebenden Maya-Männern auch heute noch selten vorkommt. Sie ernähren sich in der althergebrachten Weise von Mais, Bohnen, Kürbis, Sesam, Obst und Gemüse. Sie nehmen viele Ballaststoffe zu sich und bewegen sich außerdem viel an der frischen Luft.

## Aus der Küche

### Maisgriffeltee für den Urogenitaltrakt

Man kocht die seidigen Griffel von sechs Maiskolben zehn Minuten in drei Tassen Wasser. Trinken Sie mehrmals ein halbes Glas oder schluckweise über den Tag verteilt.

Maya-Männer trinken diesen Tee nicht jeden Tag, sondern nur gelegentlich oder zur Zeit der Maisernte oder wenn es Probleme mit den »Bahnen« gibt.

**Vorbeugung** Die Maya kennen ein paar gute Mittel, mit denen man Prostatavergrößerung und -entzündung verhindern kann. Die relevante Assoziation liegt sehr nahe: »Samen«.

Ich habe beobachtet, daß die Maya-Männer Kürbiskerne und sogar Hanfsamen knabbern, um »die Bahnen sauber und offen zu halten«. Mit »Bahnen«, so wurde mir bedeutet, sind Blase, Prostata und Nieren gemeint.

Das Knabbern von Samen ist den Maya, Männern wie Frauen, seit Jahrhunderten ganz selbstverständlich. Neben den Kürbiskernen sind auch Sesamkörner sehr beliebt, die häufig Bestandteil der würzigen, scharfen Salsas sind.

Samen enthalten essentielle Fettsäuren und nennenswerte Mengen Zink; beide wirken erwiesenermaßen vorbeugend gegen Prostataprobleme.

Kürbisse und ihre Verwandten, die Gurken, enthalten Stoffe, welche die Umwandlung des Testosterons in eher schädliches, das Prostatawachstum förderndes Dihydrotestosteron hemmen.

Ebenfalls wunderbar zur Vorbeugung geeignet ist der Mais, eines der Grundnahrungsmittel der Maya – frisch verzehrt oder gemahlen und zu Tortillas gebacken. In der Maya-Heilkunde nimmt der Mais bei den körperlichen ebenso wie bei den spirituellen Krankheiten eine zentrale Stellung ein. Traditionell bewahrt man die goldenen Maisgriffel auf, um daraus den oben beschriebenen Tee zum »Säubern der Bahnen« zuzubereiten.

Maya-Männer, die diesen Tee trinken, werden ganz aufgeregt berichten, daß eine Menge »Kälte« abgeht. »Kälte« meint hier Schleimstränge und trüben Harn. Und ihre Begeisterung ist durchaus angebracht, denn diese Erscheinungen zeigen, daß eine Säuberung stattfindet.

## Alte Weisheit

### Gegen Prostataschmerzen

Bei Prostataschmerzen wenden die Maya einen Tee aus Tagetessamen an. Man kocht zwei getrocknete Blütenköpfe (sie enthalten die Samen) und neun Blätter zehn Minuten in eineinhalb Tassen Wasser. Danach abseihen. Man trinkt nach Bedarf jeweils eine halbe Tasse.

**Sabalpalme** Die Früchte dieser Palmenart sind allgemein als natürliches Heilmittel bei gutartiger Prostatavergrößerung bekannt. Die Maya schätzen ihre Wirkung auch bei Magenbeschwerden und Ruhr.

Nach wissenschaftlicher Auffassung hemmen die Sabalfrüchte das Enzym, das die Prostatavergrößerung auslöst. Die bisherigen Untersuchungen lassen keine unerwünschten Nebenwirkungen erkennen, wenngleich bekannt ist, daß der Tee aus diesen Beeren geringfügige Beschwerden des Verdauungstrakts verursachen kann.

Die Beeren sind auch in Kapselform erhältlich und nach der auf der Packung gegebenen Anweisung einzunehmen.

**Extrakt aus Brennesselwurzeln** Auch die Brennesselwurzel ist ein ausgezeichnetes vorbeugendes Mittel gegen Prostatahyperplasie. Die Brennessel wird bei Krankheiten unterschiedlichster Art angewendet und ist überall zu finden. Jeder weiß, daß der Kontakt schmerzhaft ist, aber sie kann auch Schmerzen lindern. Hierzulande wird sie *Ortiga* genannt und intensiv erforscht.

Die bisherigen Forschungsergebnisse zeigen, daß der Extrakt der Brennesselwurzel zum Abschwellen einer vergrößerten Prostata beitragen kann. Mit ein paar Eßlöffeln am Tag läßt sich erreichen, daß man nachts nicht mehr so häufig auf die Toilette muß.

Auch diese Pflanzendroge wirkt möglicherweise hemmend auf die Umwandlung des Testosterons. Wie der Pflanzenguru James A. Duke berichtet, verordnen deutsche Phytotherapeuten von diesem Extrakt zwei bis drei Eßlöffel täglich. Man kann die Tinktur kaufen oder auch selbst ansetzen.

Dazu müssen Sie Handschuhe tragen und ein bis zwei reife Pflanzen aus dem Boden ziehen, die kurz vor der Blüte sind, am besten nach vier Uhr nachmittags. Die Wurzeln werden gut abgespült und dann kleingeschnitten. Geben Sie die Wurzeln in ein großes Glas, und übergießen Sie sie mit Rum, Wodka oder Gin, und versehen Sie es mit einem Etikett. Danach vierzehn Tage stehen lassen, aber nicht direktem Sonnenlicht aussetzen. Jeden Tag einmal umschütteln. Von der fertigen Tinktur nehmen Sie jeden Tag zwei bis drei Eßlöffel ein. Gekaufte Tinktur nehmen Sie nach Gebrauchsanweisung.

Ein Tee aus Brennesselwurzel ist schneller zubereitet. Kochen Sie drei Eßlöffel getrocknete Wurzeln zehn Minuten in drei Tassen Wasser, und lassen Sie den Tee danach noch zwanzig Minuten ziehen. Trinken Sie jeden Monat mindestens zehn Tage lang dreimal täglich eine Tasse.

Brennesselwurzel gibt es auch in Kapselform zu kaufen. Halten Sie sich an die Dosierungshinweise.

**Prostatamassage** Die ausgefallenste Anwendungsform der Maya-Heilkunde dürfte die Prostatamassage sein. Diese äußerliche Beckenmassage regt die Durchblutung an und unterstützt die Drainage der Säfte, die sich sonst ansammeln und zu Schwellungen führen. Näheres dazu im dritten Teil über »Körperarbeit«.

## Impotenz

Ein Maya-Bauer, der in der Nähe unserer Farm in Belize lebt, tauchte neulich mit seinen beiden quietschfidelen Söhnen überraschend bei mir auf. Sie saßen zu dritt auf einem Pferd, und ich erinnere mich noch, wie ich dachte, was für ein schönes Bild sie unter den Palmen und schwirrenden Papageien abgeben würden, hätte ich einen Fotoapparat zur Hand gehabt.

Sie stiegen ab, und der Bauer sagte, er müsse mich unter vier Augen sprechen. Ich führte ihn in meine strohgedeckte Praxis, und die Jungen ließen wir draußen auf der Terrasse mit unseren Hunden spielen.

»Es ist wegen meiner Natur«, flüsterte er. »Natur«, so habe ich im Laufe der Zeit gelernt, bezieht sich stets auf die Potenz. »Ich kann einfach nicht mehr so wie früher. Da dachte ich, daß Sie vielleicht diese Tees haben, die Don Elijio einem dafür immer gegeben hat. Haben Sie das auch gelernt?«

### Alte Weisheit

#### Maisgriffeltee beugt Impotenz vor

Maisgriffeltee ist bei den Maya sehr gebräuchlich. Wenn man dreimal am Tag ein Glas davon trinkt, sagen die Männer, bemerkt man schon nach wenigen Tagen eine spürbare Verbesserung der sexuellen Leistungskraft. Maisfäden wirken vorbeugend gegen Impotenz, weil sie den gesamten Urogenitaltrakt sauberhalten.

»Erst einmal muß ich wissen, ob Sie sonst noch Beschwerden haben«, erwiderte ich. »Haben Sie Schmerzen beim Wasserlassen, Rückenschmerzen, Fieber, oder sind Sie auffällig müde?«

»Eigentlich nicht. Er steht nur einfach nicht lange genug, das war früher besser. Ich bin ja erst achtunddreißig und will noch nicht aufhören – und meine Frau erst recht nicht.«

»Wenn das so ist«, sagte ich, »versuchen wir es doch einfach mal mit Don Elijios ›Menschenliane‹.«

»Genau die!« rief er. »Bejuco de Hombre – haben Sie die vielleicht?«

»Immer griffbereit.« Ein Lächeln der Erleichterung breitete sich über sein Gesicht aus.

Im nächsten Monat traf ich ihn dann einmal im Ort und fragte, wie die Dinge stünden. »Alles wieder bestens«, antwortete er fröhlich.

Mir ist nichts bekannt, was der männlichen Potenz so gut auf die Sprünge hilft wie die Wurzel dieser Kletterpflanze aus den Dschungeln der Maya. Von manchen Männern hört man, daß sie erst einmal einen Tag lang kaum von der Toilette wegkommen, also eine äußerst gründliche Darmreinigung erleben. Andere sagen, ihr Harn sei einen Tag lang sehr trüb. Sie wissen alle, daß dieser Reinigungsprozeß eine gute Sache ist und der Erfolg solche kleinen Unannehmlichkeiten mehr als aufwiegt.

Man findet diese Pflanze, *Agonandra racemosa*, nur in den Tropen.

### Alte Weisheit

#### Kalte Füße

Maya-Männer achten stets darauf, daß sie nur ja nicht barfuß auf kaltem Untergrund laufen. Das »unterbindet die Natur«, wie sie es ausdrücken. Alles Kalte wirkt nach Überzeugung der Maya kontrahierend, und wenn die Muskeln der Füße und Fußgelenke über längere Zeit kontrahiert sind, wird schließlich die Durchblutung des Beckens eingeschränkt. Erinnern Sie sich, wie Alexis Sorbas vor der Liebe einen Handstand machte?

**Chinawurzel** Etwas weniger exotisch, wenn es um die Behandlung der männlichen »Natur« geht, ist die rote Wurzelknolle der Stechwinde, hierzulande auch Sarsaparilla genannt.

Der Chinawurzel sagt man eine Steigerung der Testosteronausschüttung nach. Deshalb ist sie bei Männern jenseits der Fünfzig nicht mehr anzuraten, weil sie die Vergrößerung der Prostata begünstigen oder eine vorhandene Hyperplasie verschlimmern könnte.

Drei Teelöffel pulverisierte Chinawurzel werden zehn Minuten in einem Liter Wasser gekocht. Danach zehn Minuten ziehen lassen und abseihen. Man trinkt den Tee schluckweise über den Tag verteilt – drei Tage lang oder bis zur Normalisierung der Sexualfunktion.

**Rückenmassage gegen Impotenz** Durch eine tiefe Massage des Muskelgewebes im unteren Rückenbereich wird über Nervenimpulse die Durchblutung des Penis angeregt. Für traditionelle Heiler gehört das zur Standardbehandlung bei Impotenz. Wenn Sie das ausprobieren möchten, sollten Sie einen Chiropraktiker oder Massagetherapeuten konsultieren.

# Erkrankungen im Säuglings- und Kindesalter

Was Hausmittel für Kinder angeht, sind die Maya Experten, und das hat gute Gründe. Als klein gilt bei den Maya eine Familie, die »nur« bis zu neun Kinder hat, und groß ist eine Familie erst ab fünfzehn. Das gilt sogar heute noch.

Viele dieser Familien leben in abgelegenen Dörfern, von Einrichtungen der modernen Medizin weit entfernt. Die Menschen in diesen Dörfern müssen sich untereinander helfen und vertrauen auf das von Generation zu Generation weitergegebene alte Heilwissen. Die Versorgung von Säuglingen bleibt im allgemeinen den Hebammen überlassen, während Dorfheiler und Großeltern sich um die größeren Kinder kümmern.

Im folgenden möchte ich Sie mit ein paar wunderbaren natürlichen Alternativen bekanntmachen, die Sie bei gewöhnlichen Beschwerden ausprobieren können, bevor Sie den Arzt rufen. Vielleicht geht es ja doch einmal ohne Antibiotika und andere Medikamente mit schädlichen Nebenwirkungen.

## Asthma

Das Brutblatt, ein beliebtes Pflanzenheilmittel bei pfeifendem Atem, wird von Maya-Heilern auch bei Säuglingen angewendet, weil es ihnen langanhaltende Erleichterung verschafft. Man sagt ihm nach, es »erleichtere das Atmen« (Näheres unter »Asthma« im Abschnitt »Allgemeine Erkrankungen Erwachsener«).

Die frisch gesprossenen Blätter werden mit einer Prise Salz zerstoßen, dann preßt man den Saft ab. Kinder im Alter von drei Monaten bis sechs Jahren erhalten dreimal täglich einen

Teelöffel davon. Ältere Kinder nehmen dreimal täglich einen Eßlöffel.

Das Brutblatt wird von vielen Pflanzenzuchtbetrieben angeboten.

## Durchfall

Durchfall entsteht meist durch den Genuß von etwas Unbekömmlichem, durch zu reichliches Essen oder durch seelische Belastung. Die Maya haben viel Erfahrung mit der Behandlung von Durchfällen bei Kindern und verfügen über eine Reihe von Hausmitteln.

Reis Ungekochte Reiskörner anrösten, bis sie braun werden. Ohne Öl in reichlich Wasser kochen; das Wasser soll anfangs gut zwei Zentimeter über dem Reis stehen. Größere Kinder essen den Reis über den Tag verteilt mit etwas Honig gesüßt. Für Säuglinge und Kleinkinder wird der Reis im Mixer ohne Honig zu Brei verarbeitet.

### Aus der Küche

#### Ingwer und Zitrone bei Durchfall mit Magenkrämpfen und Erbrechen

Kochen Sie einen Eßlöffel geriebenen frischen Ingwer zehn Minuten in einer Tasse Wasser. Lassen Sie ihn zugedeckt stehen, bis er auf Zimmertemperatur abgekühlt ist. Fügen Sie den Saft einer halben Zitrone hinzu und, falls gewünscht, ein wenig Honig. Kinder von zwei bis sieben Jahren bekommen dreimal am Tag drei Eßlöffel. Ältere Kinder können stündlich drei Eßlöffel nehmen, bis sie sich besser fühlen.

**Zimttee** Dieser Tee erweist sich bei Durchfall stets als segensreich. Mit ein wenig Honig wird auch das wählerischste Kind ihn mögen. Zubereitung: Kochen Sie ein acht Zentimeter langes Stück Zimtrinde oder einen Teelöffel Zimtpulver zehn Minuten in eineinhalb Tassen Wasser. Ziehen lassen, bis der Tee trinkwarm ist, dann abseihen, mit einem Teelöffel Honig süßen und zweimal eine halbe Tasse innerhalb einer Stunde trinken lassen.

**Bananen und Apfelmus** Die Maya geben Kindern mit durchfallartigen Stühlen den ganzen Tag nur reife Bananen. Apfelmus ist ebenfalls geeignet. Für Erwachsene gilt das gleiche.

**Viel trinken** Geben Sie reichlich Flüssigkeit in Form von Wasser und Obstsäften, damit der Wasser- und Elektrolytverlust ausgeglichen wird.

## Erkältung, siehe Husten und Erkältung

## Fieber

Fieber ist bei Kindern etwas ganz Natürliches und Normales. Das Immunsystem der Kinder braucht Gelegenheiten, sich gegen Bakterien und andere schädliche Einflüsse zur Wehr zu setzen. Bei Fieber unter 39 °C kann man normalerweise versuchen, ob man mit Hausmitteln zurechtkommt. Bei höherem Fieber oder Anzeichen von Schüttelkrämpfen sollten Sie sich sofort um die medizinische Hilfe eines Arztes bemühen.

Fiebrige Kinder haben übrigens normalerweise keinen Hunger. Sie möchten nur trinken. Drängen Sie ihnen kein Essen auf, das bringt nur die Verdauung in Unordnung und verschlimmert den Krankheitszustand. Eine leichte Gemüsesuppe oder Obstsaft, vor allem Orangensaft, genügen vollauf.

### Aus der Küche

#### Für Säuglinge: Tee aus roten Rosen

Kochen Sie eine rote Rose mit fünfzehn Zentimeter Stengel und Blättern fünf Minuten in einer Tasse Wasser. Den Tee ziehen lassen, bis er auf Zimmertemperatur abgekühlt ist. Abseihen. Säuglinge von bis zu einem Jahr bekommen dreimal am Tag etwa die Menge eines Schnapsglases, Kleinkinder von bis zu drei Jahren die doppelte Menge. Die Behandlung wird wenn nötig zwei bis drei Tage fortgesetzt.

### Alte Weisheit

#### Aloe an die Füße

Bei Maya-Hebammen habe ich gesehen, daß sie Stücke von Aloepflanzen abbrechen und den Kindern um die Füße binden, um das Fieber aus dem Körper zu ziehen. Man entfernt alle Stacheln, die das Kind kratzen könnten, und halbiert die Aloe der Länge nach. Man bindet die Stücke mit einem Stoffstreifen locker an die Füße oder zieht Socken darüber. Beim Ausziehen des Fiebers trocknet die Aloe und wird dann durch frische Stücke ersetzt.

Die Maya verfügen über etliche wunderbare Fiebermittel für Kinder.

**Zitronengrastee** In den Dörfern greifen die Maya bei Fieber auf das Zitronengras zurück. Das Gute an diesem Tee ist, daß er gesüßt ausgesprochen lekker schmeckt. Zitronengras bekommt man unter anderem in asiatischen Lebensmittelgeschäften.

Kochen Sie eine kleine Handvoll der getrockneten Stengel zehn Minuten in einer Tasse Wasser. Nach dem Abseihen süßen Sie mit Zucker und lassen das Kind diesen Tee so warm wie möglich trinken. Packen Sie es dann warm ein, damit es schwitzen kann.

**Kräuterbad mit Tagetes oder Basilikum** Ein wahres Wundermittel! Füllen Sie einen Meßbecher, der einen Liter faßt, locker mit Tagetesblüten oder Basilikumblättern, die Sie dann in einem Liter Wasser aufkochen und zugedeckt ziehen lassen, bis der Sud nur noch warm und nicht mehr heiß ist. Gießen Sie ihn ins Badewasser, und lassen Sie das Kind planschen. Achten Sie darauf, daß ihm anschließend nicht kalt wird.

**Abführen** Maya-Mütter glauben, daß ein Abführmittel angezeigt ist, wenn ein Säugling anhaltend hohes Fieber hat. Miss Hortences Koliktee (Zubereitung unter »Kolik«) eignet sich sehr gut als Abführmittel bei Fieber. Auch bei älteren Kindern ist ein Abführmittel angebracht, wenn sie Fieber haben. Die Maya verwenden eine in ihrem Lebensraum wachsende Pflanze, die sie *Xcoch* nennen – anderswo als Rizinus bekannt. Ein ordentlicher Teelöffel des so berüchtigten Öls wirkt bei älteren Kindern Wunder.

## Hautausschläge

Hautausschläge kommen bei Säuglingen häufig vor und sind oft eine Abwehrreaktion auf Nahrungsmittel. Maya-Mütter umgehen diese Probleme in der Regel dadurch, daß sie die Kinder bis zum Alter von einem Jahr stillen und mit Obst füttern. Auch Waschmittel oder seelische Spannungen in der Familie kommen als Ursachen für Hautausschläge in Frage.

Vermehrte Wasseraufnahme und Kräuterbäder sind in solchen Fällen die klassischen Heilmittel der Maya.

### Schnelle Hilfe

#### Maisstärke

Wenn der Ausschlag auf Sommerhitze zurückzuführen ist, kann man die Haut zwei- bis dreimal am Tag leicht mit Maisstärke bestäuben. Auch kühlende Kräuterbäder bessern den Zustand. Das Wasser sollte dann etwas weniger als Zimmertemperatur haben.

**Kräuterbäder** Man füllt ein Gefäß, das einen Liter faßt, locker mit frischen Tagetesblüten oder Basilikumblättern oder Hibiskusblüten und/oder -blättern oder roten Rosen oder Verbenablättern und/oder -blüten; Sie können auch eine Mischung verwenden.

Die Blüten und Blätter werden in einem großen Topf mit sieben bis acht Liter Wasser zehn Minuten gekocht, dann läßt man ziehen, bis der Sud nur noch warm und nicht mehr heiß ist. Abseihen und dem Badewasser zusetzen.

Lassen Sie das Kind eine halbe Stunde im Wasser spielen. Gießen Sie ihm alle paar Minuten etwas von dem Badewasser über Kopf und Rücken. Wenn es zum Sitzen noch zu klein ist, hält man es mindestens zwanzig Minuten im Wasser und schöpft ihm immer wieder ein wenig so über den Kopf, daß nichts in die Augen läuft.

Man läßt die Haut an der Luft trocknen oder tupft sie leicht ab. Auf keinen Fall soll dem Kind nach dem Bad kalt werden. Schlagen Sie es warm in ein Badetuch ein. Es wird jetzt tief schlafen.

**Blütenbad für Neugeborene** Für Neugeborene mit Hautausschlägen sind rote Rosen- oder Hibiskusblüten am besten geeignet. Bereiten Sie das Bad wie oben mit neun roten Rosen oder neun rosafarbenen oder roten Hibiskusblüten. Wenn keine Blüten am Strauch sind, kann man eine Handvoll Blätter und fünfzehn Zentimeter Stengel verwenden. Zehn Minuten in etwa vier Litern Wasser kochen. Das Badewasser soll Zimmertemperatur haben.

## Hautinfektionen

Vor etlichen Jahren, das war kurz nach dem Beginn meiner Zusammenarbeit mit Don Elijio, erschien einmal ein Elternpaar mit seiner vierjährigen Tochter in seiner Praxis. Sie hatten den für sie mehrere Tagesreisen langen Weg aus Guatemala City nicht gescheut. Das Kind hatte seit langem infizierte, wunde Stellen am ganzen Körper und wirkte blaß und kränklich.

Es kam zu einer der erstaunlichsten Heilungen, die ich bei Don Elijio je miterleben durfte. Zunächst badete er das Mädchen dreimal täglich in warmem Wasser, in dem er Tres Puntas gekocht hatte. Anschließend bestäubte er die noch nassen Wunden mit Tres-Puntas-Puder. Außerdem gab er ihr ein Abführmittel, um den Verdauungstrakt zu reinigen.

Innerhalb von zwei Wochen heilte die Haut ab, und das Mädchen war gesund und munter. Man mochte kaum glauben, daß es wirklich dasselbe Kind war.

**Kräuterabwaschung** Für diese Behandlung braucht man besonders bittere Pflanzen. Ich empfehle Herzgespannblätter, Wermutkraut oder Löwenzahn. Sie können sie einzeln oder als Mischung verwenden.

Kochen Sie die einem Liter entsprechende Menge der Pflan-

## Aus der Küche

### Furunkel öffnen

Ich wünschte, meine Mutter hätte diese einfachen Mittel gekannt, die meinen Maya-Nachbarn völlig selbstverständlich sind. Ich bekam als Kind immer wieder schmerzhafte Eiterbeulen am Gesäß und mußte dann der Schule fernbleiben, weil ich nicht sitzen konnte. Hier ein paar überlieferte Mittel zum Öffnen von Furunkeln.

**Schwarze Bohnen** Lassen Sie eine halbe Tasse schwarze Bohnen über Nacht in zwei Tassen Wasser weichen. Pürieren Sie die Bohnen am nächsten Morgen mit gerade soviel Wasser und einem Teelöffel Oliven- oder Mandelöl, daß eine Paste entsteht. Diese Paste, auf ein Stück Verbandmull gestrichen, wird auf die Wunde gelegt, bis eine ziehende Empfindung entsteht. Dreimal täglich wechseln, bis der Furunkel aufgeht.

**Seife und brauner Zucker** Reiben Sie einen Teelöffel Handseife, und geben Sie einen Teelöffel braunen Zucker dazu. Gut vermischen und dann auf einem Stück Verbandmull als Umschlag verwenden. Dreimal am Tag wechseln, bis der Furunkel aufgeht.

zen zwanzig Minuten in zwei Liter Wasser. Mit dem Sud waschen Sie die infizierte Hautstelle so warm wie möglich, aber verbrühen Sie die zarte Haut nicht. Wenn Sie den Sud beim Ellbogentest als heiß empfinden, ist er für Kinderhaut zu heiß. Bei Kindern mit Diabetes darf was Wasser nur warm sein.

**Puder für infizierte Wunden** Das beste Mittel ist hier Tres Puntas, das aber wahrscheinlich schwer zu beschaffen sein wird. Sie können statt dessen auch Basilikumblätter, Löwenzahnblätter, Johanniskraut, Verbena oder Herzgespann verwenden.

Nehmen Sie etwa eine halbe Tasse von zwei oder drei die-

> **Alte Weisheit**
>
> **Muttermilch und Brot**
>
> Zerdrücken Sie ein kleines Stück Brot in etwas Muttermilch, bis ein schöner weicher Brei entsteht. Dieser wird wie die schwarzen Bohnen oder die Seife-Zucker-Mischung zum Öffnen von Furunkeln angewendet.

ser getrockneten Kräuter, und lesen Sie Stengel und Blattrippen aus. Geben Sie die Mischung anschließend in eine trockene Pfanne, und rösten Sie sie unter ständigem Wenden mit einem Holzlöffel auf kleiner Flamme, bis sie sehr trocken ist und zu rauchen beginnt. Nach dem Abkühlen reiben Sie das Ganze durch ein Sieb. Fangen Sie das feine Pulver in einer sauberen Schüssel auf. In ein sauberes, trockenes Glas füllen; Etikett mit Datum nicht vergessen. Die Haut wird zunächst mit einer der genannten Kräuterzubereitungen für Hautinfektionen abgewaschen und dann mit dem Puder bestreut. Sie können die Haut auch einfach mit Seife und Wasser waschen, dann mit etwas Rizinusöl bestreichen und darauf den Puder stäuben. Mit sauberem Baumwollstoff abdecken. Diese Auflage zweimal am Tag wechseln.

(Siehe hierzu auch »Natürliche Antibiotika« am Ende dieses Abschnitts über Kinderkrankheiten.)

## Husten und Erkältung

Hier ein Hustensirup für Kinder, den ich besonders schätze:

**Großmutters Löwenzahn-Hustensirup**
1 Litergefäß Löwenzahnblüten mit Stengeln
1 Liter Wasser
2 Tassen brauner Zucker
2 Tropfen Eukalyptusöl
2 Teelöffel Rum

Wasser, Löwenzahn und brauner Zucker werden eine Dreiviertelstunde gekocht. Abseihen und Eukalyptusöl und Rum hinzufügen. Kleine Kinder von bis zu vier Jahren (aber nicht weniger als einem Jahr) bekommen stündlich einen Teelöffel, die größeren von bis zu zwölf Jahren einen Eßlöffel.

Der Sirup hält sich im Kühlschrank etliche Wochen, sollte jedoch bei der Einnahme Zimmertemperatur haben.

## Aus der Küche

### Bei Reizhusten

Bei Reizhusten geben die Maya Haferschleim, der den Tag über in kleinen Schlucken getrunken wird. Dazu wird eine halbe Tasse Haferschrot zehn Minuten in drei Tassen Wasser gekocht, dann durchgeseiht und mit Honig gesüßt. Man nimmt immer wieder mal einen kleinen Schluck, um den Kitzelreiz im Kehlkopf zu lindern. Dieses Mittel hilft Erwachsenen und Kindern.

**Schleimlöser** Um bei quälendem trockenen Husten den Schleim zu lösen, kocht man je einen Eßlöffel getrocknete Basilikum-, Zitronenstrauch- und Rosmarinblätter zehn Minuten in drei Tassen Wasser. Danach noch zehn Minuten zugedeckt ziehen lassen. Abseihen und den Saft einer halben Zitrone und drei Eßlöffel Honig hineinrühren. (Bei Säuglingen ist brauner Zucker besser, da Honig Säuglingsbotulismus auslösen kann.) Davon wird tagsüber alle zwei Stunden eine halbe

## Alte Weisheit

### Akazienameisen

Mir ist klar, daß Sie dieses Rezept nicht anwenden können (und es auch nicht wollen würden), aber es liest sich vielleicht ganz spannend. In Mittelamerika gibt es eine Baumart namens Stierhornakazie, von den Maya Zubin genannt, die in ihren Dornen kleine schwarze und beißende Ameisen beherbergt. In den Maya-Dörfern sammelt man neun dieser Ameisen und zerstößt sie in einer halben Tasse Wasser. Danach wird abgeseiht. Säuglinge erhalten dieses Wasser teelöffelweise gegen sehr schlimme Verschleimung bei Erkältung. Schon nach einem Tag löst es den Schleim aus Lunge und Nebenhöhlen.

Tasse getrunken. Wenn das Kind außerdem Fieber hat, sollte der Tee so warm wie möglich gegeben werden. Danach packt man es im Bett warm ein und läßt es schwitzen. Auf den Kopf gehört dabei eine Wintermütze.

## Kolik

Vor einiger Zeit verliebten sich zwei Praktikanten, die auf unserer Farm arbeiteten, und bald darauf wurde geheiratet. Es dauerte dann auch nicht mehr lange, bis ihr Sohn, den sie Gregory nannten, zur Welt kam.

Gregory neigte von Anfang an zu Koliken, so daß er häufig aufwachte und entsprechend unleidlich war. Das kann einen, wie jede Mutter weiß, ganz schön mitnehmen. Zum Glück kam meine Freundin Hortence Robinson, die Hebamme, einen Monat nach der Geburt zu Besuch. Mit wissendem Lächeln hörte sie sich die Klagen der Mutter an, daß Gregory sie in der Nacht jede Stunde aufweckte, pünktlich.

Hortence untersuchte den Jungen. Dabei fiel ihr auf, daß der Bauch angespannt war und das Kind bei jedem Aufschrei die Fäuste ballte. Sie sagte, Gregory habe Verstopfung, und machte sich gleich an die Zubereitung des folgenden Tees.

**Miss Hortences Tee gegen Kolik mit Verstopfung** Sie kochte einen Zweig Epazote zusammen mit einem etwa acht Zentimeter langen, fingerbreiten Stück Orangenschale und einem Stück Knoblauchstengel zehn Minuten in einer Tasse Wasser. Sie verwendete den Stengel, weil Knoblauchzehen für Säuglinge zu stark sind. (Man muß den Stengel öffnen, um sicherzugehen, daß er nicht doch kleine Zehen enthält.)

Hortence seihte den Tee durch ein Tuch und gab dem Kind dreimal im Abstand von zwei Stunden ein paar Schlückchen davon. In der Nacht schlief Gregory das erste Mal vier Stunden am Stück. Im Morgengrauen erwachte er mit munterem Glucksen. Die Windel war voll. Von da an war er wie ausgewechselt. Wenn die Beschwerden manchmal doch wieder aufflackerten, machte seine Mutter ihm den Tee.

Epazote, das mexikanische Teekraut, kommt in Amerika fast überall wild vor. Ich habe es sogar schon in Washington, D.C., gesehen. Die Orangenschale sollte natürlich von einer biologisch angebauten, unbehandelten Frucht sein.

Bei Kolik ohne Verstopfung braucht man andere Mittel.

**Pimentbeerentee** Kochen Sie einen gestrichenen Teelöffel Pimentbeeren oder einen halben Teelöffel Pulver zusammen mit einem zwanzig Zentimeter langen Knoblauchstiel (eventuell darin enthaltene junge Zehen entfernen) und einem etwa acht

## Alte Weisheit

### Bauchmassage bei Säuglingskoliken

Ein sehr wirksames und leicht anzuwendendes Mittel, das sogar bei übellaunigen älteren Kindern und Erwachsenen anschlägt. Betten Sie das Kind so auf den Rücken, daß es ganz bequem liegt. Benetzen Sie die Finger mit etwas Oliven- oder Mandelöl, und streichen Sie in der Körpermitte, aber auch zu beiden Seiten sanft von den Rippen abwärts bis in die Beckengegend. Anschließend beschreiben Sie im Uhrzeigersinn größer werdende Kreise um den Nabel. Die Massage soll mindestens fünf Minuten dauern. Dabei löst sich die verspannte Bauchmuskulatur, und Blähungen gehen ab.

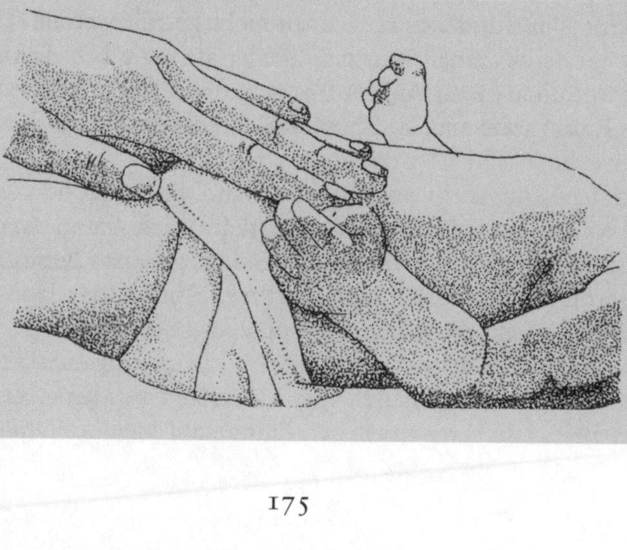

Zentimeter langen und fingerbreiten Stück Orangenschale zehn Minuten in einer Tasse Wasser. Gut abseihen und vor dem Zubettgehen dreimal je ein Drittel davon trinken lassen.

**Kamillenblütentee** Gießen Sie einen Teelöffel getrocknete Kamillenblüten mit einer Tasse Wasser auf. Abseihen und dem Kind alle zwei Stunden ein paar Schlückchen zu trinken geben. Vor jedem Schlaf dreimal eine kleine Menge.

**Tagetesblütentee** Zu diesem Tee greifen Maya- und Aztekenfrauen besonders gern.

Man übergießt eine Tagetesblüte und die trockene Schale einer Knoblauchzehe (*nicht* die Zehe selbst verwenden!) mit einer Tasse kochendem Wasser und läßt zwanzig Minuten ziehen. Sauber abseihen und alle zwei Stunden ein paar Schlückchen trinken lassen. Die angesetzte Menge soll im Laufe eines Tages getrunken werden.

## Ohrenentzündung

In den USA sind Ohrenentzündungen der Hauptgrund für Arztbesuche der Eltern mit ihren Kindern. Einer der Faktoren für die Häufigkeit dieser Erkrankung – neben erblichen Anlagen und Ansteckung durch andere Kinder – ist offenbar darin zu sehen, daß Kinder dort vielfach nicht gestillt werden. Genauso häufig ist dementsprechend leider auch die Behandlung mit Antibiotika. Doch Antibiotika schaffen nicht wirklich Abhilfe. Kaum setzt man sie ab, schon flammt die Entzündung wieder auf.

Hier kann ich Ihnen mitteilen, daß Ohrenentzündungen für Maya-Heiler kein Problem darstellen. Ich habe zwei ganz erstaunliche und leicht anzuwendende Behandlungsformen erlernt, die ich an Sie weitergeben möchte. Diese Hausmittel wirken bei Erwachsenen ebensogut wie bei Kindern.

Pflücken oder kaufen Sie frische Zitronenstrauch-, Thymian- oder Basilikumblätter. Erwärmen Sie eine kleine Handvoll der Blätter in einer trockenen Pfanne auf kleiner Flamme, bis sie zusammenfallen (aber nicht ledrig oder trocken werden).

Wenn die Blätter so weit abgekühlt sind, daß man sie anfassen kann, pressen Sie sie bei seitwärts liegendem Kopf über dem Ohrengang zwischen den Fingern aus und träufeln drei bis fünf Tropfen Pflanzensaft ins Ohr.

Benetzen Sie die Finger jetzt mit etwas Olivenöl, und streichen Sie damit über das Gebiet um das schmerzende Ohr. Zwischen den hinter dem Ohr tastbaren Knochen werden Sie harte, schmerzende Knötchen finden – verstopfte Lymphknoten, die den Rückfluß aus dem Ohr verhindern, so daß sich dort Eiter ansammelt und die Bakterien leichtes Spiel haben. Streichen Sie ein bis fünf Minuten lang abwärts über diese Knoten, und wenden Sie soviel Druck an, wie das Kind ertragen kann. Je länger Sie massieren, desto besser. Danach hinter dem anderen Ohr massieren. Widerholen Sie die Behandlung tagsüber alle drei Stunden. Die Erleichterung wird nicht ausbleiben.

**Olivenöl und Knoblauch** Eine Vierteltasse Olivenöl und eine gehackte kleine Knoblauchzehe werden eine Minute lang im Mixer verrührt, danach abgegossen und leicht erwärmt. Einen sterilen Wattebausch

## Alte Weisheit

### Zum guten Schluß

Ich habe einmal gesehen, wie eine Großmutter-Heilerin die Hand eines kleinen Jungen zwischen Daumen und Zeigefinger so fest drückte, daß er sich nur so wand und loszureißen versuchte. Das tat sie zum Abschluß jeder Behandlung gegen Ohrenschmerzen, weil es, wie sie sagte, »die Säfte fließen läßt«.

## Aus der Küche

### Essig gegen Schwimmbadohren

Geben Sie einen Teelöffel Weißweinessig in 60 ml abgekochtes Wasser. Davon träufeln Sie stündlich zwei Tropfen in das schmerzende Ohr. Vorbeugend kann man gleich nach dem Schwimmen zwei Tropfen einträufeln.

mit einer Seite eintauchen und in das schmerzende Ohr stecken. Massieren Sie mit leichten Streichbewegungen, wie oben beschrieben. Die Watte bleibt dabei im Ohr. Wechseln Sie die getränkte Watte dreimal am Tag. Das Knoblauchöl können Sie in einem mit Etikett versehenen Fläschchen aufbewahren.

## Schlafstörungen

Nicht alle Schlafstörungen bei Säuglingen haben mit Koliken zu tun. Manche schlafen einfach nicht gut, ohne daß sich eine Ursache ausmachen ließe. Für schlaflose Säuglinge gibt es nichts Besseres als ein Kräuterbad und ein kleines Glas Kamillen- oder Katzenminzetee. Als meine Tochter Crystal so klein war und einfach nicht länger als eine Viertelstunde am Stück schlief, habe ich sie in Tagetesblüten und -blättern gebadet und ihr Kamillentee zu trinken gegeben. Sie schlief dann so tief, daß ich nachsah, ob sie noch atmete.

**Kamillen- und Katzenminzetee** Geben Sie einen Teelöffel Kamillenblüten oder Katzenminzeblätter in eine Tasse heißes Wasser. Zehn Minuten ziehen lassen, dann abseihen. Vor jedem Schlaf 60 ml zu trinken geben.

Bei älteren Kindern kommen Schlafstörungen seltener vor. Die meisten Kinder können jederzeit und überall schlafen. Sollte der Schlaf jedoch zum Problem werden, empfehle ich an zwei oder drei Tagen ein Kräuterbad vor dem Zubettgehen. Kinder lieben Kräuterbäder und haben einen Riesenspaß beim Sammeln und Zubereiten der Kräuter. Nach dem Bad hellt sich ihre Stimmung spürbar auf, und sie werden ruhiger.

Ich erinnere mich an den sechsjährigen Sohn einer guten Freundin, der sehr unter der Scheidung seiner Eltern litt. An einem besonders beschwerlichen Tag badeten wir ihn in weißen Rosen, Stockrosenblüten, Basilikum, Tagetes und Rosmarin. Sie hätten mal den unbeschwerten, fröhlichen, verspielten kleinen Jungen sehen sollen, der anschließend die Straße hinuntertollte. Es war einfach wunderbar, ihn mal wieder so heiter und sorglos zu erleben. In der Nacht schlief er wie ein Säugling.

Lesen Sie zusätzlich im Abschnitt über allgemeine Erkrankungen Erwachsener unter »Schlafstörungen« über den Gebrauch der Sinnpflanze oder Mimose nach.

# Natürliche Antibiotika

Antibiotika sind in der modernen Medizin offenbar die Standardverordnung für so ziemlich alles von der Ohrenentzündung bis zur Scheidenentzündung. Traditionelle Heiler wenden allerdings seit Generationen und mit guten Gründen allerlei Alternativen zu den synthetischen Antibiotika an. Unser Körper braucht Zeit, um auf eine Infektion reagieren zu können, und wir sollten nicht zu früh intervenieren. Außerdem können krankmachende Keime Immunitäten gegen künstliche Antibiotika entwickeln, so daß die medizinische Standardbehandlung nicht mehr anschlägt.

## Natürliche Antibiotika für die innere Anwendung

**Knoblauch** Gibt es wohl ein überall auf der Welt bekanntes Mittel gegen Infektionen? Natürlich, den Knoblauch! Auch die traditionellen Maya-Heiler in Belize schwören bei Patienten aller Altersstufen auf ihn.

Dieses »Penicillin des armen Mannes«, wie der Knoblauch auch genannt wird, wurde im Ersten Weltkrieg mit Erfolg bei infizierten Wunden und Amöbenruhr eingesetzt. Ähnlich wie die Zwiebel und der Schnittlauch ist er reich an antiseptischen und abwehrsteigernden Inhaltsstoffen. Er enthält Allicin, schwefelhaltige Öle und die Vitamine A, B, C, D und E. Er ist entzündungshemmend und wirkt gegen Bakterien, Pilze, Mikroben und Parasiten. Darüber hinaus wirkt er blutdrucksenkend, schleimlösend und auswurffördernd.

Es gibt verschiedene Anwendungsarten des Knoblauchs bei

## Aus der Küche

### Selbstgemachte Knoblauchmittel

Frische Knoblaucharzneien kann man auf Vorrat zubereiten und griffbereit halten.

**Honig-Knoblauch** Hacken Sie eine ganze Knoblauchknolle samt Schalen. Lassen Sie sie über Nacht in 500 g Honig ziehen. Erwachsene nehmen dreimal täglich einen Teelöffel Honig, Kinder zweimal täglich einen Teelöffel.

**Olivenöl-Knoblauch** Zubereitung wie oben, nur mit Olivenöl. Dosierung ebenfalls wie unter Honig-Knoblauch.

**Knoblauch roh** Wenn Sie zu den ganz Hartgesottenen gehören, können Sie auch einfach gehackten Knoblauch über Ihr Essen streuen. Sechs bis zehn Zehen am Tag, je nachdem, wie groß Sie sind.

Infektionen. Besonders bequem sind natürlich die fast überall käuflichen Knoblauchölkapseln. Bei Infektionen nehmen Erwachsene dreimal zwei Kapseln täglich, Kinder von sechs bis zwölf Jahren die Hälfte.

**Tres Puntas** Tres Puntas wirkt gegen Bakterien, Pilze, Parasiten und Mikroben. Es schmeckt sehr bitter und wird meist als Tinktur angewendet. Ein Teelöffel Tinktur entspricht in der Wirkung etwa einer Tasse Tee.

**Gomartharzbaum-Rinde** Diese rote Rinde ist ebenfalls eine wunderbare Alternative zu künstlichen Antibiotika. Die Ethnobotanikerin Janice Alcorn hat nachweisen können, daß das klare Harz dieser Rinde eine antibiotisch wirkende Substanz enthält. Gumbo-limbo, wie die Rinde hierzulande genannt wird, ist wohlschmeckend, insbesondere in Verbindung mit

Zimt. Den Tee wird selbst ein sehr wählerisches Kind mögen. Man trinkt drei Tassen pro Tag.

## Natürliche Antibiotika gegen Hautinfektionen

**Kamillenblüten** Kamillenblüten fördern die Wundheilung und wirken antibakteriell.

Zum Auswaschen und Spülen infizierter Wunden und Hautstellen kochen Sie eine große Handvoll (im Volumen etwa einem halben Liter entsprechend) getrocknete Kamillenblüten fünf Minuten in sieben bis acht Liter Wasser. Danach abseihen. Gießen Sie von diesem Kräuterwasser dreimal täglich etwas über die betroffenen Stellen. Die Haut anschließend an der Luft trocknen lassen. Wenn es sich um eine sehr große oder schwer erreichbare infizierte Stelle handelt, können Sie versuchen, sie in einer Schüssel oder Wanne zu baden.

Wenn Sie frische Kamille bekommen können, kochen Sie zwei oder drei ganze Pflanzen fünf Minuten in der gleichen Menge Wasser. Anschließend zwanzig Minuten ziehen lassen.

Diese Behandlung ist bei Säuglingen und Kindern ebenso unbedenklich wie bei Erwachsenen und alten Menschen. Für Kamillenblüten sind in dieser Anwendungsform keine Nebenwirkungen bekannt.

**Basilikum** Wenn in Ihrem Garten Basilikum wächst, verfügen Sie über ein richtiges medizinisches Schatzkästlein. Meine italienische Großmutter zog ihn sogar auf der Terrasse ihrer Wohnung in Chicago – und nicht nur für Pesto und Tomatensoße, sondern als nützlichen Bestandteil der Hausapotheke. Auch Maya-Frauen schätzen dieses überall verbreitete Kraut sehr und nennen es manchmal »heiliger Basilikum«.

Die verschiedenen ätherischen Öle, die für den charakteristischen Duft des Basilikums verantwortlich sind, haben eine antibakterielle und fungizide Wirkung.

**Rindertalg und Honig** In den siebziger Jahren habe ich in einem abgelegenen Nahuatl-Dorf in der Sierra Madre Südmexikos

## Aus der Küche

### Basilikum-Heilmittel

**Spülung** Bei Hautinfektionen kochen Sie drei lange Stengel (etwa 30 bis 45 Zentimeter) zehn Minuten in sieben bis acht Liter Wasser. Danach zwanzig Minuten ziehen lassen, abseihen und auf Zimmertemperatur abkühlen lassen. Dreimal täglich zur Spülung verwenden.

**Puder** Wenn die Infektion nach drei Tagen noch keine Besserungstendenz zeigt, tun Sie folgendes. Trocknen Sie die frischen Basilikumblätter bei 65 °C eine Dreiviertelstunde lang im Backofen. Zerdrücken Sie die trockenen Blätter, und reiben Sie sie durch ein Sieb, so daß ein feines Pulver entsteht. Lesen Sie Stiele und größere Stücke heraus.
Nachdem Sie die Wunde im Basilikumwasser gebadet haben, tragen Sie etwas Rizinusöl auf, und streuen Sie das Basilikumpulver darüber. Abdecken mit sterilem Material. Zweimal täglich erneuern.

gelebt. Eine der Alten im Dorf war Imkerin, und ihre Spezialität war eine Heilsalbe für wunde und infizierte Hautstellen.

Ich besuchte sie einmal und bat sie, mir die Zubereitung dieser Salbe zu zeigen.

»Das ist ganz einfach!« rief sie. Sie mischte drei Teelöffel Rindertalg mit einem Teelöffel Honig, bis eine glatte Paste entstand. Beim Rühren erzählte sie, sie habe dieses Rezept von ihrer Großmutter. Die Salbe, fuhr sie fort, »entzieht den Krankheitskeimem Wasser, so daß sie an Ort und Stelle abgetötet werden«. Außerdem verhindert sie, daß Auflagen oder Verbände mit der Wunde verkleben.

Sie schenkte mir etwas von der Salbe, schlug sie in die Hüllblätter von Maiskolben ein und band eine Ranke darum, die sie einer Pflanze auf ihrer Veranda abzupfte. In der gleichen Woche hatte ich Gelegenheit, die Salbe an einem aufgeschürften und infizierten Knie meines sechsjährigen Sohns auszuprobieren. Nach drei Anwendungen innerhalb von sechsunddreißig Stunden heilte das Knie problemlos ab.

**Andere »antibiotische« Pflanzen** Hautinfektionen lassen sich auch mit Tagetes, Zitronenstrauch, Löwenzahn, Thymian oder Salbei behandeln.

DRITTER TEIL

# Körperarbeit und Massage

Die Massagetechniken der Maya sind so gut wie unbekannt, aber möglicherweise das Interessanteste und Beste, was sie zu einer modernen Gesundheitsversorgung beitragen könnten.

Überall auf der Welt haben die traditionellen Heiler schon immer Massagetechniken angewendet, die sie für gewöhnlich von ihren Eltern oder Großeltern lernten. Im Unterschied zu anderen praktizieren die Maya-Heiler heute noch die sonst überall vergessene Bauchmassage, die nach der Überlieferung der amerikanischen Ureinwohner »so alt wie die Welt« ist.

Die meisten Massagetherapeuten berühren Bauch und Becken lieber nicht. Während ihrer Ausbildung lernen sie häufig, daß man dieses Gebiet gänzlich meiden sollte. Die Maya-Heiler dagegen konzentrieren sich bei ihrer Massegebehandlung meist vorwiegend auf den Bauchraum.

Vielleicht ist der Bauch in der modernen Massageausbildung zum Tabu geworden, weil er der Sitz so vieler Gefühle ist. Unterdrückte Emotionen wie Angst, Wut und Groll sorgen für ständige Spannung der Muskelfasern um Blutgefäße und Organe und schränken so die Durchblutung ein. Das Blut ist jedoch Träger der Ch'ulel, der Lebensenergie, und deren freies Strömen ist damit auch unterbunden. Interessanterweise wird der Bauchraum vom Sonnengeflecht-Chakra und das Becken vom Kundalini-Chakra regiert. Die Maya-Massage macht die blockierten Energiebahnen wieder frei und mobilisiert negatives Ch'ulel, das sich durch die Unterdrückung von Gefühlen angesammelt hat.

Bis zu meiner Begegnung mit Don Elijio hatte ich noch nie etwas von Maya-Massage gehört. Als Massagetherapeutin mit Spezialgebiet Naprapathie wußte ich eine Menge über Körperarbeit. Naprapathie ist ein Abkömmling der Chiropraktik, ein System sanfter Manipulationen, das auf Normalisierung des Blut- und Lymphflusses und der Nerventätigkeit abzielt und Schädigungen des Bindegewebes heilen möchte.

Natürlich sah ich fasziniert zu, was Don Elijio mit seinen Händen alles zu erreichen vermochte. Er besaß einen ganz entzückenden kleinen Holzstuhl, den er eigens für die Bauchmassage angefertigt hatte. Hier saßen die Patienten ganz bequem in einer Haltung, in der Don Elijio mühelos ihren Bauch behandeln konnte. Und daran war überhaupt nichts Peinliches, das möglichst kein anderer sehen durfte. Ohne Unterschied massierte er Männer, Frauen und Kinder in einer Hütte ohne Wände und gab dabei allerlei Erzählungen und Witze zum Besten.

Er wendete die Massage bei Verdauungsbeschwerden jeder nur erdenklichen Art an, bei Prostataproblemen, Krampfadern, Rückenschmerzen und den verschiedensten Frauenbeschwerden. Der größten Nachfrage erfreute sich Don Elijios Spezialbehandlung gegen Lageanomalien der Gebärmutter. Er war weithin berühmt für seine Fähigkeit, eine Senkung oder falsche Neigung der Gebärmutter durch Massage zu beheben.

Nach einiger Zeit brachte er mir bei, wie diese vorbeugende und therapeutische Massage anzuwenden ist. Für mich ist sie heute die vielleicht großartigste und am meisten unterschätzte Heilmethode der Maya.

In diesem Teil des Buches erlernen Sie grundlegende Selbsthilfetechniken für Männer, Frauen und Kinder. Ich unterweise Laien und Fachleute seit mehr als zehn Jahren in dieser Technik. Das ganze Jahr über bieten wir Selbsthilfe-Workshops an, bei denen Männer und Frauen lernen können, wie man diese Technik bei sich selbst und beim Partner anwendet. Für Fachleute gibt es einen weiterführenden Kurs mit Abschlußzertifikat (siehe Anhang).

Hier gilt wie in allen anderen Fällen, daß Sie bei ernsteren Problemen einen Arzt aufsuchen sollten, doch es lohnt sich in geeigneten Fällen vielleicht, daß man es vor einer Behandlung mit Medikamenten, vor Operationen und anderen invasiven Verfahren erst einmal mit dieser einfachen äußeren Massagetechnik versucht.

# Maya-Massage für Frauen

Als Mittelpunkt einer Frau sah Don Elijio die Gebärmutter an. »Wenn die Gebärmutter einer Frau aus dem Gleichgewicht ist«, pflegte er zu sagen, »dann ist sie es auch.« Die Gebärmutter ist nicht nur der Ort, an dem neues Leben geschaffen wird, sondern sie strahlt auch Ch'ulel aus.

Hebammen und Heiler sind sich darin einig, daß die meisten Frauenbeschwerden durch Fehlstellungen der Gebärmutter verursacht werden. Normalerweise ist die Gebärmutter leicht nach vorn über die Blase geneigt und liegt in der Beckenmitte, drei bis vier Zentimeter oberhalb des Schambeins zu tasten. In ihrer Lage gehalten wird sie durch Muskeln, die Scheidenwand und durch Bänder, die im Beckenraum hinten, vorn und seitlich ansetzen.

Diese Bänder sind dehnbar und können sich dem wachsenden Fötus anpassen oder bei gefülltem Darm oder gefüllter Blase entsprechend ausweichen. Sie können aber auch, wie die Muskeln, schwächer werden und erschlaffen, so daß die Gebärmutter abwärts rutscht beziehungsweise sich nach vorn oder hinten oder zu einer Seite neigt. In allen diesen Fällen besteht eine Fehlstellung oder Senkung.

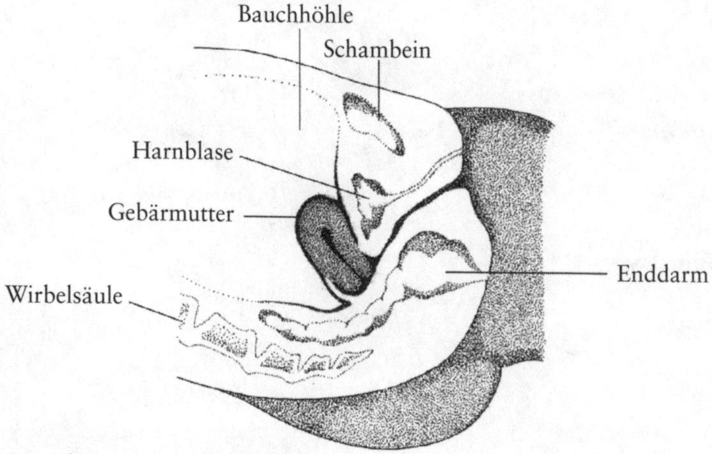


Normale Lage der Gebärmutter

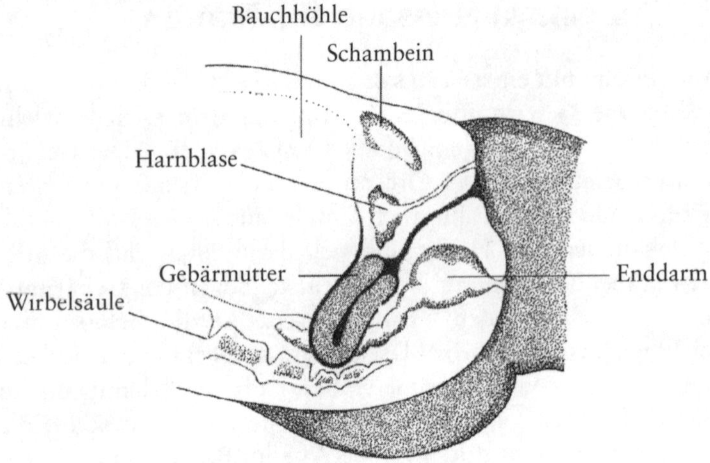


Retroversion

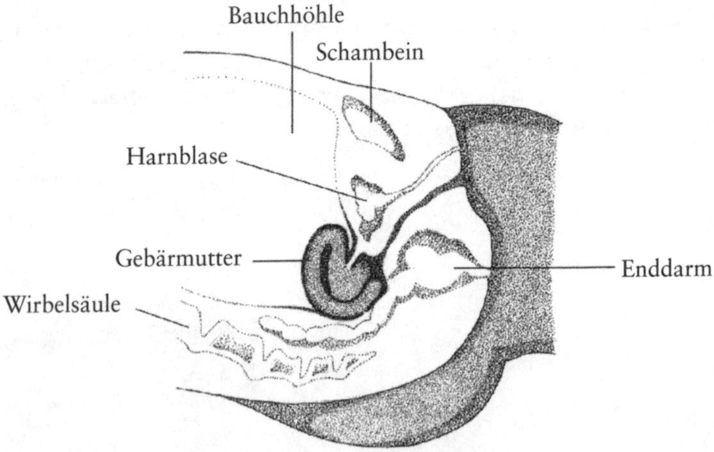


Anteflexion

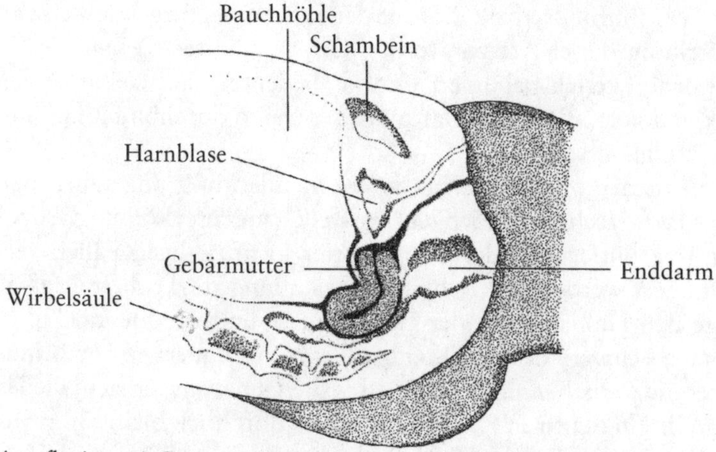


Anteflexion mit Retroversion

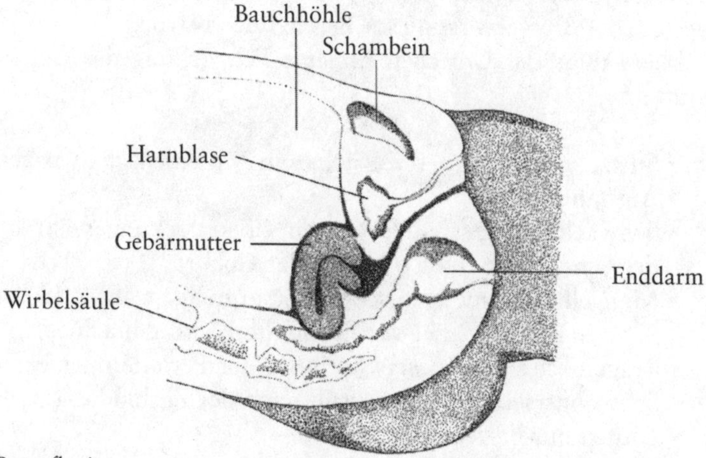


Retroflexion

Bei fünfundsiebzig Prozent der Frauen liegt irgendeine Fehlstellung dieser Art vor, so daß der freie Säftestrom in diesem Körperbereich behindert ist. Das bedeutet, daß Gebärmutter, Eierstöcke, Blase und Darm unzureichend durchblutet und mit Ch'ulel versorgt sind.

Mit der simplen, leicht zu erlernenden und ungefährlichen Massagetechnik, die ich hier vorstellen möchte, könnte die operative Entfernung der Gebärmutter in unzähligen Fällen verhindert werden. Bei richtiger Anwendung stärkt diese Massage den Halteapparat der Gebärmutter und der Eierstöcke. Je nach Schwere des vorliegenden Problems dauert es nur Minuten oder auch einige Monate, bis die Gebärmutter sich wieder an ihrem richtigen Platz befindet und dort auch bleibt. In manchen Fällen sind die Bänder schon zu weit geschädigt, als daß mit dieser Methode noch eine vollständige Korrektur gelingen könnte.

Auch Frauen, denen die Gebärmutter entfernt wurde, können von dieser Bauchmassage sehr profitieren, denn sie verbessert die Blutversorgung im Bereich der Narbe.

Hier einige der Ursachen für eine Fehlstellung der Gebärmutter:

- Stürze, die den unteren Rücken in Mitleidenschaft zogen
- Autounfälle
- Schwächung der Bänder durch Überstreckung während der Schwangerschaft oder bei der Geburt
- Mangelhafte medizinische Versorgung während der Schwangerschaft, bei der Entbindung und danach
- Tragen schwerer Lasten während der Periode oder einer Schwangerschaft oder zu früh nach der Entbindung
- Laufen auf hartem Untergrund
- Chronische Verstopfung
- Tänze mit starken Erschütterungen, Aerobics, Reiten, Gymnastik oder andere sportliche Betätigungen

Wenn die Gebärmutter sich rückwärts, vorwärts oder zur Seite neigt oder sich senkt, treten grundsätzlich die gleichen Symptome auf. Zum Beispiel:

- Regelschmerzen
- Unregelmäßige Periode
- Dunkles, sehr dickflüssiges Blut zu Beginn und Ende der Regel
- Blutklumpen
- Ausbleiben der Regel
- Kopfschmerzen
- Schwindel, Benommenheit
- Krampfadern
- Müde Beine, taube Füße, schmerzende Fersen
- Kreuzschmerzen
- Unfruchtbarkeit
- Gebärmutterschleimhautentzündung (Endometritis)
- Endometriose
- Polypen
- Schmerzen beim Geschlechtsverkehr
- Prämenstruelles Syndrom
- Infektionen der Gebärmutter
- Häufiger Harndrang
- Zysten an den Eierstöcken
- Scheidenentzündung
- Hormonelle Störungen
- Schwierige Schwangerschaft und Entbindung
- Schwierige Wechseljahre
- Gebärmutter-, Gebärmutterhals-, Dickdarm- oder Blasenkrebs

Eine schlanke und aktive zweiundvierzigjährige Frau konsultierte mich während einer Vortragsreise durch die USA. Sie hatte ein elfjähriges Kind und wünschte sich ein weiteres, doch das war nicht der Hauptgrund ihres Besuches.

Seit dem Beginn ihrer Regel mit elf Jahren wurde sie an den ersten beiden Tagen stets von heftigen Krämpfen geplagt. Es war so schlimm, daß sie jeden Monat für zwei Tage ausfiel und im Bett blieb. Das brachte große Schwierigkeiten mit sich, denn sie war Lehrerin.

Als weitere Beschwerden nannte sie: Schmerzen beim Geschlechtsverkehr, wiederkehrende Scheidenentzündungen und PMS. Bisher war es noch niemandem gelungen, den Grund für ihre Beschwerden zu ermitteln.

Bei unserem Gespräch kam heraus, daß sie mit sechs Jahren einmal heftig mit dem Rücken auf einen Holzklotz geprallt war. Das ganze Gebiet war wochenlang schwarz und blau gewesen.

Bei der Untersuchung stellte ich fest, daß ihre Gebärmutter sehr tief lag und wahrscheinlich seit dem Sturz in dieser Lage war. Ich wendete die Maya-Bauchmassage bei ihr an und zeigte ihr, wie sie sich weiterhin täglich massieren konnte. Außerdem gab ich ihr ein Kräuterrezept, das drei Monate lang jeweils an den zehn Tagen vor der Periode anzuwenden war.

Vier Monate später schrieb sie mir und berichtete, alle ihre Symptome seien verschwunden. Die Besserung war langsam, aber sicher vorangeschritten, und inzwischen vertraute sie dieser Massagetechnik ganz und gar. Sie hatte sogar angefangen, ihre Schwester und Tochter darin zu unterweisen.

Alles lief wunderbar, erzählte sie, bis dann ein Umzug in ein neues Haus anstand und sie während dieser Zeit ihre Massage vernachlässigte. Es gab viel zu schleppen, und nach drei Tagen meldeten sich ihre alten Symptome zurück. Aber sie besserten sich schnell wieder, als sie dann die Massage fortsetzte.

Wenden Sie die Maya-Massage nicht bei sich selbst an, wenn Sie

- innerhalb der letzten sechs Monate eine Bauchoperation hatten;
- wegen Krebs oder Infektionen im Beckenraum medizinisch behandelt werden;
- schwanger sind;
- die Massage für Sie sehr schmerzhaft oder unangenehm ist und dieser Zustand sich bei weiteren Massagen nicht bessert;
- Schmerzmittel oder andere Medikamente nehmen, die Mißempfindungen während der Massage überdecken könnten;
- während oder nach der Behandlung einen Aufruhr der

Gefühle erleben (in diesem Fall sollte jemand dasein, der Ihnen auch bei der seelischen Gesundung helfen kann);
- den Beginn Ihrer Regel innerhalb der nächsten fünf Tage erwarten;
- plötzlich Bauchschmerzen bekommen, die noch nicht durch einen Arzt abgeklärt worden sind;
- ein intrauterines Empfängnisverhütungsmittel anwenden.

## Anleitung für die Selbstmassage

Die Gebärmuttermassage der Maya kann jeder erlernen. Tragen Sie lockere Kleidung ohne Reißverschlüsse. Schneiden Sie sich die Fingernägel. Vielleicht ist es gut, wenn jemand ihnen diese Anleitung bei den ersten Versuchen vorliest. Sie können mit der Massage unmittelbar nach Ihrer Periode beginnen und hören fünf Tage vor der nächsten damit auf.

**Die Gebärmutter finden** Das ist nicht so schwierig, wie Sie möglicherweise denken.

Entleeren Sie zunächst Ihre Blase.

Legen Sie sich bequem auf den Rücken, und schieben Sie sich ein Kissen unter die Knie. Entspannen Sie sich ein paar Minuten, atmen Sie tief ein und aus.

Die Gebärmutter liegt in der Mitte Ihres Beckens unterhalb des Nabels und ist direkt über dem Schambein zu tasten. Wenn die Gebärmutter richtig liegt, reicht sie drei bis vier Zentimeter höher als das Schambein und befindet sich genau in der Körpermitte.

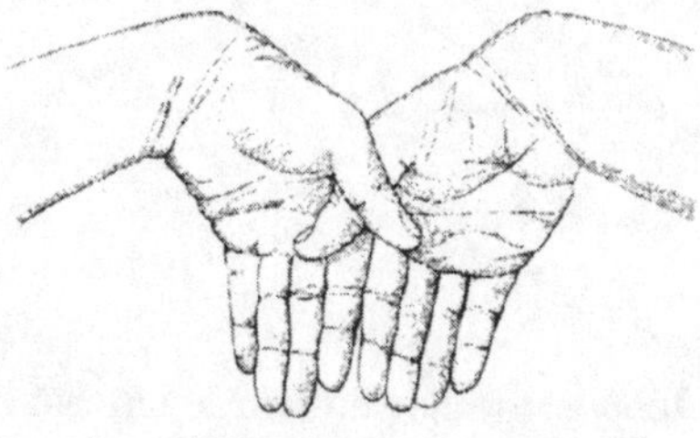

Legen Sie die Hände mit den Innenkanten aneinander, die Daumen über Kreuz eingeschlagen.

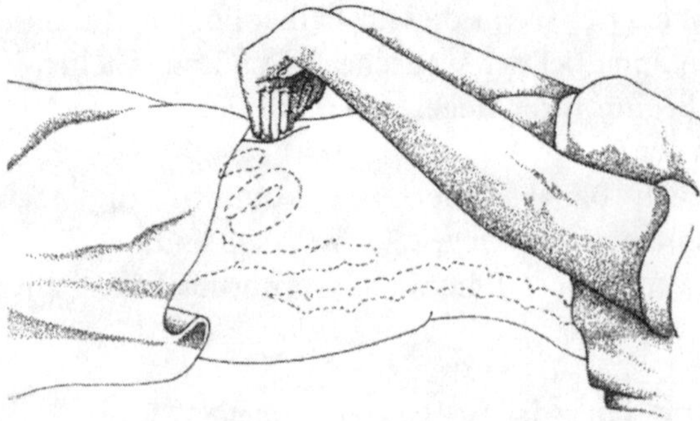

Ertasten Sie das Schambein, und setzen Sie die Fingerspitzen beider Hände darauf.

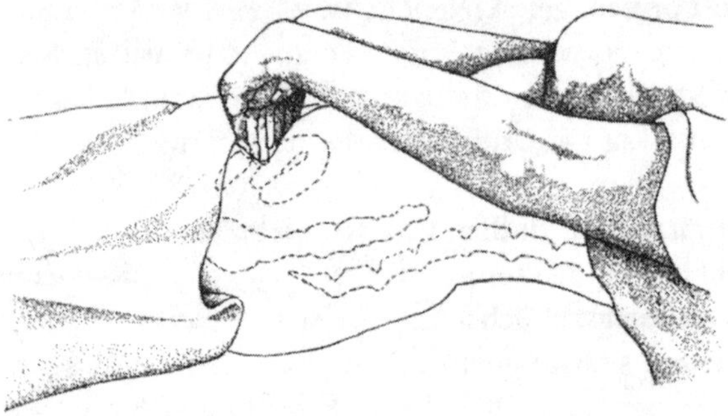

Ertasten Sie die leichte Delle in der Mitte des oberen Schambeinrandes.

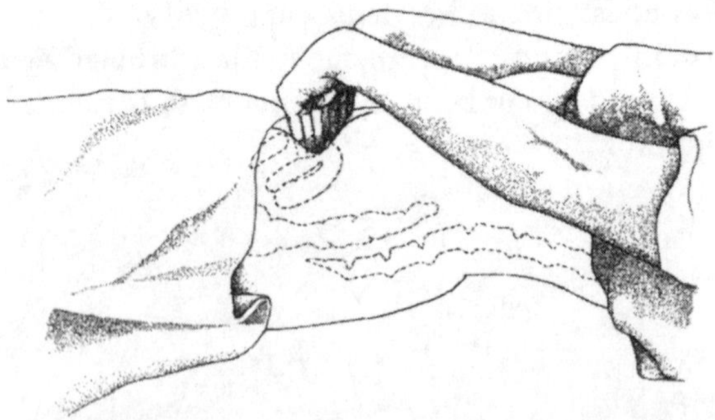

Wenn Sie die Delle gefunden haben, legen Sie beide Zeigefinger darauf und die Spitzen der übrigen Finger locker nebeneinander an den Schambeinrand.

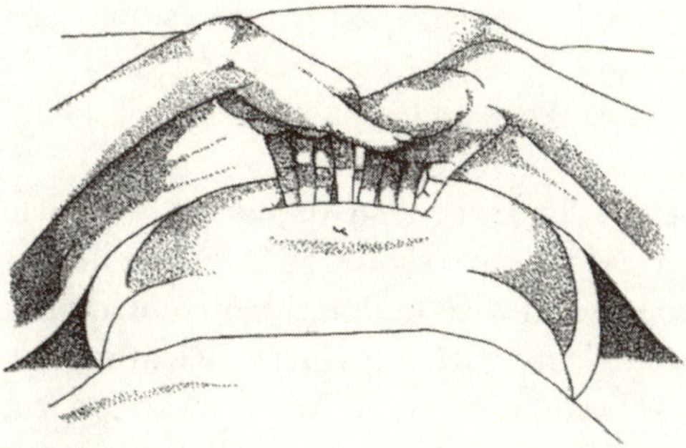

Jetzt drücken Sie die Fingerspitzen tiefer in das weiche Fleisch oberhalb des Schambeins und ziehen sie in Richtung Nabel.

Wenn Ihre Finger am oberen Schambeinrand leicht einsinken wie in einen tiefen leeren Raum, befindet sich Ihre Gebärmutter wahrscheinlich in der richtigen Lage. In diesem Fall ist die Selbstmassage trotzdem angezeigt, um die Durchblutung des Beckens zu fördern. Das ist eine sehr gute Vorbeugemaßnahme. Wenn es hier zu Säftestauungen kommt, kann das später einmal zu Problemen führen.

Ist Ihre Gebärmutter nicht ganz in der richtigen Lage, werden Sie mit den Fingern auf einen Widerstand stoßen und nicht tiefer eindringen können. Der Widerstand wird sich ungefähr wie ein wassergefüllter Ballon anfühlen. Vermutlich handelt es sich um Ihre abgesunkene Gebärmutter.

**Die einzelnen Schritte der Massage** Lassen Sie sich auf keinen Fall entmutigen. Es ist letztlich nicht wichtig, ob Sie Ihre Gebärmutter finden können oder nicht. Wo sie auch liegen mag, die Massage ist immer die gleiche.

Bleiben Sie auf dem Rücken liegen, und ziehen Sie sich das in den Kniekehlen liegende Kissen unters Gesäß. Ziehen Sie die Füße so an, daß die Knie gebeugt sind. Atmen Sie ein paar Minuten langsam und tief durch, bis Sie entspannt sind.

Setzen Sie die Finger dicht nebeneinander senkrecht am Schambeinrand auf, die Daumen werden über Kreuz eingeschlagen. Die Finger sollen leicht gebeugt und entspannt sein; ihre Hände bilden dann nebeneinander so etwas wie eine Gartenhacke.

Lassen Sie die Finger jetzt so tief, wie es ohne Schmerz oder Unbehagen möglich ist, in das weiche Fleisch oberhalb des Schambeins einsinken, und ziehen Sie sie die Hände in Richtung Nabel.

Gehen Sie mit den Fingern so tief, wie es ohne Schmerz möglich ist. Wenn es irgendwo schmerzt, mindern Sie den Druck ein wenig, brechen Sie die Behandlung aber nicht ab. Massieren Sie einfach so tief wie möglich aufwärts in Richtung Nabel weiter.

Seien Sie unbesorgt, wenn Sie Widerstand spüren; lassen Sie die Finger einfach darüber hinweg in Richtung Nabel weitergleiten. Setzen Sie die Finger dann wieder am Schambeinrand auf, und ziehen Sie sie erneut in Richtung Nabel.

Bei Schmerz oder Mißempfindungen mindern Sie den Druck und massieren so tief, wie es ohne Unbehagen möglich ist, weiter. Sollten jedoch selbst leichte Berührungen schmerzhaft sein, hören Sie auf. Sie sollten sich jetzt erst einmal fachkundig untersuchen lassen oder einen auf diesem Gebiet qualifizierten Massagetherapeuten zu Rate ziehen.

Nach einer Hysterektomie (Gebärmutterentfernung) oder einem Kaiserschnitt bleibt häufig knotiges Narbengewebe zurück, das man oberhalb des Schambeins tasten kann. Manchmal ist dieser Bereich wegen mangelhafter Durchblutung schmerzempfindlich. Sollte das bei Ihnen der Fall sein, können Sie trotzdem vorsichtig die Massage fortsetzen, sofern Sie sie nicht als ausgesprochen unangenehm empfinden. Es bestehen gute Aussichten, daß der Schmerz dann nach und nach geringer wird. Ist das nicht der Fall, lassen Sie sich erst einmal genau untersuchen.

**Nach der Massage** Wenn der massierte Bereich sich am nächsten Tag etwas schmerzhaft anfühlt, haben Sie zu tief massiert. Lassen Sie Ihre Gebärmutter sich ein paar Tage erholen, und massieren Sie dann sanfter weiter.

Solange keine Schmerzen entstehen, setzen Sie die Massage täglich fort, einmal am Tag jeweils eine Minute lang. Atmen Sie langsam, während Sie bis sechzig zählen. Sie massieren sich am besten spät am Abend, wenn Sie ins Bett gehen, oder morgens vor dem Aufstehen – wie es Ihnen am besten paßt.

Machen Sie sich keinerlei Gedanken, ob Sie diese Massage nun genau richtig machen oder nicht. Folgen Sie einfach der Anweisung, so gut Sie können. Sie werden dann im Laufe einiger Tage ganz von selbst damit vertraut und gewinnen die Zuversicht, daß Sie schon wissen, wie man es richtig macht.

**Mögliche Resultate** Die meisten Frauen spüren während und nach der Behandlung eine deutlich verbesserte Durchblutung von Becken, Beinen und Füßen. Sie sagen häufig, es fühle sich alles »viel leichter« an. Von Dritten wird oft eine gesunde Rötung der Wangen beobachtet, wie ein »Aufstrahlen«. Manche Frauen sagen, sie könnten nach der Behandlung klarer sehen und denken.

Wenn Ihre Gebärmutter wieder die natürliche Lage eingenommen hat und die Bänder so weit gekräftigt sind, daß sie sie dort auch halten können, werden Sie vielleicht Veränderungen Ihrer Regel bemerken, etwa stärkeren Blutfluß, dunkleres Blut und vorübergehend einer Verlängerung der Blutung. Bei manchen Frauen kann es zu einer spontanen Zwischenblutung kommen. Keine Sorge, das ist nur ein Zeichen für die Gesundung Ihrer Gebärmutter. Ganz allmählich, im Laufe von etwa drei Monaten, wird Ihre Periode sich normalisieren oder erstmals normal werden. Wenn das nicht der Fall ist oder Sie Bedenken haben, suchen Sie fachkundigen Rat.

**Wie oft man massiert** Wenden Sie diese Selbstmassage im ersten Monat täglich an, danach zweimal wöchentlich. Hören Sie fünf Tage vor dem erwarteten Beginn der Regel auf. Bei schwer zu berechnender, unregelmäßiger Periode massieren Sie bis zum Einsetzen der Blutung. Gleich nach der Menstruation nehmen Sie die Massage wieder auf. Auch wenn dies nicht allgemein empfohlen werden kann: Manche Frauen finden, daß eine *leichte* Gebärmuttermassage die Krämpfe lindert.

Wenn Sie viele Frauenbeschwerden haben oder vergeblich auf eine Schwangerschaft warten, wenden Sie die Massage über drei Zyklen täglich (außerhalb der Menstruation) an und danach dreimal wöchentlich.

Die Massage ist besonders wichtig, wenn Sie schwer gehoben haben oder gestürzt sind, nach dem Jogging oder einer Aerobicstunde mit starken Erschütterungen. Tänzerinnen und Sportlerinnen sollten die Massage während ihrer gesamten aktiven Zeit täglich anwenden. Mit nur einer Minute Aufwand am Tag kann man sich jahre- oder jahrzehntelange Beschwerden ersparen.

## Maya-Massage für Männer

Auch die Männer profitieren von der Maya-Bauchmassage. Sie sorgt für optimale Durchblutung der Prostata und beugt damit einer Vergrößerung und Entzündung vor. Meine männlichen Patienten sagen, sie spürten den Unterschied der Durchblutung vor und nach der Behandlung deutlich. Und die Massage wirkt nicht nur bei Vergrößerung der Prostata, sondern auch bei Krampfadern, vorzeitigem Samenerguß, manchen Formen der Impotenz und dem zu häufigen Harndrang.

Ein fünfzigjähriger Nordamerikaner kam in meine Praxis und fragte, ob ich etwas zur Verbesserung der Durchblutung hätte. Ich erkundigte mich nach dem Anlaß zu dieser Frage.

»Nun ja«, sagte er, »mir fällt in letzter Zeit auf, daß die Venen an meinen Unterschenkeln und Füßen dicker werden und stark hervortreten. Das war früher nicht so, und ich habe mir einfach gedacht, daß man vielleicht etwas unternehmen sollte, bevor es schlimmer wird.«

Ich fragte ihn: »Haben Sie in letzter Zeit häufiger Harndrang?«

»Ah, ja, aber hauptsächlich in der Nacht. Hm, wenn ich jetzt darüber nachdenke, ist das eigentlich auch neu. Was ist da los?«

»Tja, Sie sind jetzt fünfzig, und da muß man schon daran denken, daß Ihre Prostata vergrößert sein könnte und es dadurch zu einem Blutstau kommt.«

Ich untersuchte ihn und stellte in der Prostatagegend eine gewisse Empfindlichkeit fest. Ich massierte ihn zehn Minuten und zeigte ihm dann, wie er die Maya-Bauchmassage selbst fortsetzen konnte. Ich trug ihm auf, sich zweimal täglich eine Minute lang zu massieren. Ich empfahl ihm die Zeit vor dem Einschlafen und nach dem Aufwachen.

Als er von der Massagebank aufstand, standen die Venen an seinen Beinen deutlich weniger vor. Ich gab ihm noch Maya-Kräuter und schärfte ihm ein, er solle acht Gläser Wasser pro Tag trinken (siehe dazu im zweiten Teil unter »Männerkrankheiten« den Abschnitt »Prostatavergrößerung«).

Ein paar Wochen später sah ich ihn bei einer Party, und er führte mir stolz die Venen an seinen Beinen vor, die wieder ganz normal aussahen. Er mußte auch nur noch höchstens einmal pro Nacht auf die Toilette. Ich fragte ihn, ob er die Selbstmassage nicht als umständlich und mühsam empfunden habe, und über seine Antwort konnte ich nur schmunzeln: »Nein, gar nicht! Ich habe meiner Freundin beigebracht, wie man das macht.«

## Anleitung zur Prostatamassage

Wenden Sie diese Massage nicht an, wenn Sie

- in den vergangenen sechs Monaten eine Bauchoperation hatten;
- wegen Krebs oder Infektionen im Beckenraum in Behandlung sind;
- während der Selbstmassage starke Schmerzen oder Mißempfindungen haben, die nicht von Behandlung zu Behandlung abnehmen;
- Schmerzmittel oder andere Medikamente nehmen, die Mißempfindungen während der Massage überdecken könnten;
- während oder nach der Massage in heftige seelische Erregungszustände geraten (in diesem Fall brauchen Sie Unterstützung für die seelische Heilung);
- plötzlich Schmerzen im Bauchraum bekommen, die noch nicht ärztlich abgeklärt sind.

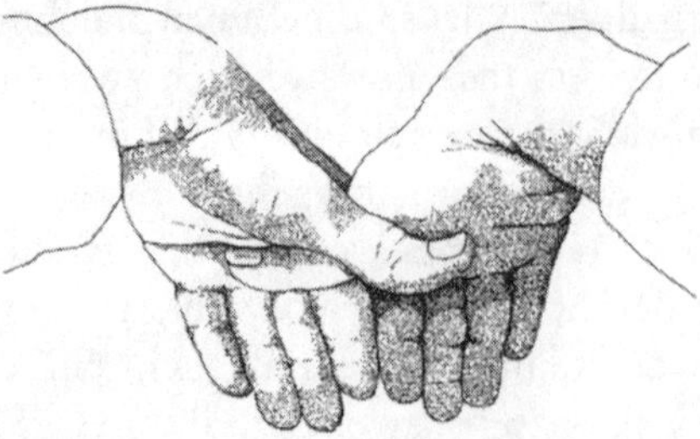

**Der Ablauf der Massage** Tragen Sie bequeme, lockere Kleidung, also keine Jeans und nichts mit Reißverschlüssen. Entleeren Sie die Blase.

Legen Sie sich bequem auf den Rücken, unter dem Gesäß ein Kissen, die Knie angezogen.

Atmen Sie ein paar Minuten tief und langsam, bis Sie sich entspannt fühlen.

Legen Sie die Hände mit den Innenkanten aneinander, die Daumen über Kreuz eingeschlagen, die Finger dicht aneinander und entspannt gebeugt, so daß die Hände eine Art Gartenhacke bilden.

Das Schambein ist ein tastbarer Knochen gleich oberhalb der Genitalien zwischen Ihren Oberschenkelansätzen. Halten Sie die Hände wie beschrieben, und setzen Sie die Finger auf dem Schambein auf. An dessen oberen Rand befindet sich in der Mitte eine kleine Delle, die Sie ebenfalls tasten können.

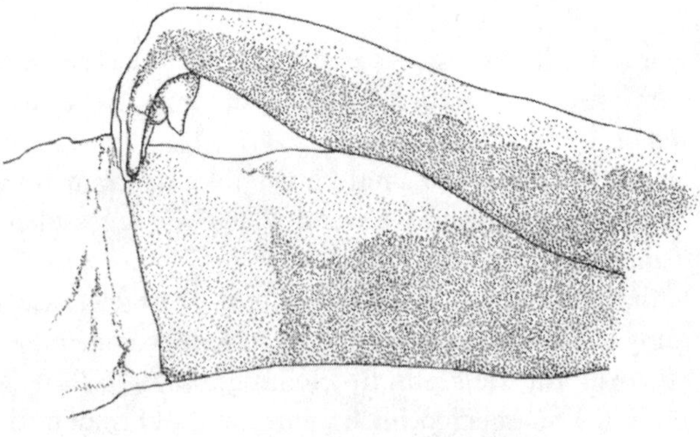

Bringen Sie die Spitzen der Zeigefinger auf diese Delle, und legen Sie die anderen Finger nebeneinander an den Schambeinrand.

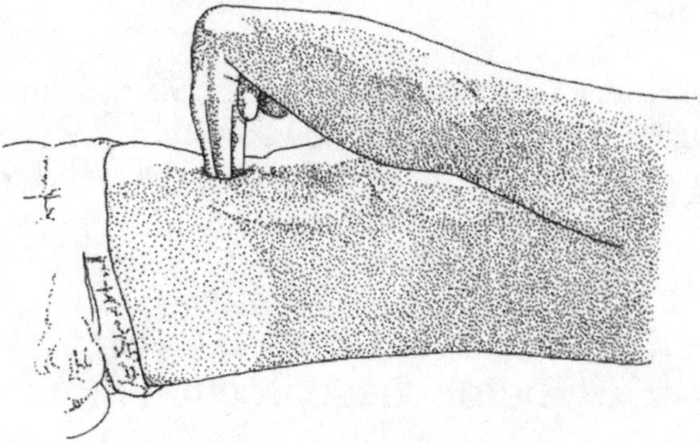

Jetzt lassen Sie die Finger vom Schambeinrand abgleiten, wobei die Daumen eingeschlagen bleiben.

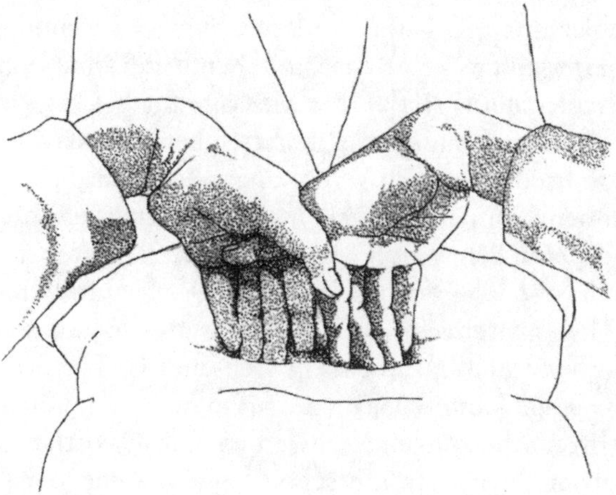

Möglicherweise können Ihre Finger tief in das weiche Gewebe oberhalb des Schambeins eindringen, ohne daß Sie auf einen deutlichen Widerstand stoßen oder Schmerz empfinden. Wenn das der Fall ist, ziehen Sie die Finger mit gleichbleibendem Druck aufwärts in Richtung Nabel, wobei Sie mit den Händen kleine Seitwärtsbewegungen machen.

Wiederholen Sie diese Aufwärtsbewegung vom Schambein zum Nabel eine Minute lang, wobei Sie langsam weiteratmen. Sie können dabei bis sechzig zählen, um die Zeit ungefähr einzuhalten.

**Häufigkeit der Selbstmassage** Massieren Sie sich eine Woche lang täglich und danach dreimal wöchentlich. Wenn Sie über fünfzig sind, empfiehlt es sich, die Massage täglich für eine Minute anzuwenden.

## Oberbauchmassage für beide Geschlechter

Ausdrücke wie »Das ist mir auf den Magen geschlagen« haben ihren Ursprung im körperlichen Geschehen, und diesem körperlichen Geschehen tragen die Maya durch eine Massage Rechnung, die sich auf den Oberbauch konzentriert, also auf das Gebiet um den Nabel und zwischen Nabel und Rippenbögen. Hier gibt es keine anatomischen Unterschiede zwischen den Geschlechtern, so daß die Massage für beide gleich ist.

Die Oberbauchmassage ist hilfreich bei Magenschleimhautentzündung (Gastritis), Verdauungsstörungen, Verstopfung, Sodbrennen, Appetitmangel und Spannungsgefühl in der Magengegend. Ich wende diese Selbstmassage jeden Tag an und stelle fest, daß sie mir bei gelegentlich auftretenden nervösen Magenbeschwerden und Verdauungsstörungen hilft.

Sie ist außerdem gut für mein seelisches Gleichgewicht. Die Bauchmassage kann tiefsitzende, für manche als unheilbar geltende chronische Magenbeschwerden verantwortliche Gefühle freisetzen. Menschen mit schon lange bestehender Gastritis sind häufig nervös, angespannt oder depressiv. Kann sich die chronische Magenverspannung einmal lösen, fühlen sich diese Patienten schon nach wenigen Minuten besser.

In der chinesischen Medizin spielt die Oberbauchmassage eine große Rolle. Wird die chronische Verspannung des Zwerchfells gelöst, können die Verdauungsorgane richtig arbeiten, wodurch man eine bestehende Verstopfung beheben und allerlei Verdauungsproblemen vorbeugen kann. Außerdem wird blockierte Lebensenergie wieder mobilisiert.

Für die Oberbauchmassage gelten die gleichen Vorsichtsmaßregeln wie für die Massage des Unterbauchs (siehe dort).

## Ausführung der Oberbauchmassage

Legen Sie sich mit einem Kissen unter den Knien bequem auf den Rücken. Atmen Sie ein paar Minuten tief und langsam, bis Sie sich entspannt haben.

Halten Sie die Hände so, wie es für die Unterbauchmassage gezeigt wurde.

Setzen Sie die Finger auf die weiche Bauchdecke zwischen den Rippenbögen auf. Üben Sie Druck aus, während Sie die Hände unter leichten Vor- und Rückwärtsbewegungen in Richtung Nabel schieben. Die Nabelgegend könnte etwas schmerzempfindlich sein. Verringern Sie den Druck, aber massieren Sie weiter. Bewegen Sie die Fingerspitzen beider Hände mit möglichst tiefem Druck und massierenden Bewegungen im Uhrzeigersinn um den Nabel.

Die Massage soll zwei Minuten dauern.

### Krampfadern

Die Maya-Bauchmassage vermag wirklich etwas auszurichten! Bei Frauen sind Krampfadern meist durch eine Senkung der Gebärmutter bedingt, weil diese Senkung oder Fehlstellung den Rückfluß des Blutes aus den Beinen zum Herzen behindert. Auch eine Vergrößerung der Prostata kann zur Ausbildung von Krampfadern führen.

## Massage für Kinder

Berührungen sind ein wunderbares Heimittel für Kinder, und die meisten Kinder sind für Berührungen sehr empfänglich. Eine Hebamme, die ich kenne, massiert die Neugeborenen an den ersten neun Tagen täglich. »So gibt es mit ihnen keinen

Ärger«, sagt sie und ist sich ihrer Sache ganz sicher. Allen Kindern tut Massage gut, ganz besonders bei Angst, Kopfweh, Nägelkauen, Wachstumsschmerzen, Bauchbeschwerden, Überreizung und Schlafstörungen.

## Vorbereitung

Wählen Sie ein Massageöl. Ich empfehle Mandel-, Ringelblumen-, Grapefruitsamen- oder Jojobaöl. Es gibt herrliche Zubereitungen fertig zu kaufen. Je nach Geschmack kann man beruhigende ätherische Öle zusetzen, beispielsweise Lavendel, Rose, Orange oder Kamille. Bleiben Sie bei der einmal gefundenen Mischung – Ihr Kind wird mit dem Duft immer angenehme Erinnerungen verbinden. Setzen Sie die ätherischen Öle tropfenweise sehr sparsam zu. Der Duft soll nicht aufdringlich werden. Gut umschütteln.

## So massiert man Säuglinge

Baden Sie das Kind, wenn es möglich ist, in klarem warmen Wasser oder einer Kräuterzubereitung. Wärmen Sie das Öl leicht an.

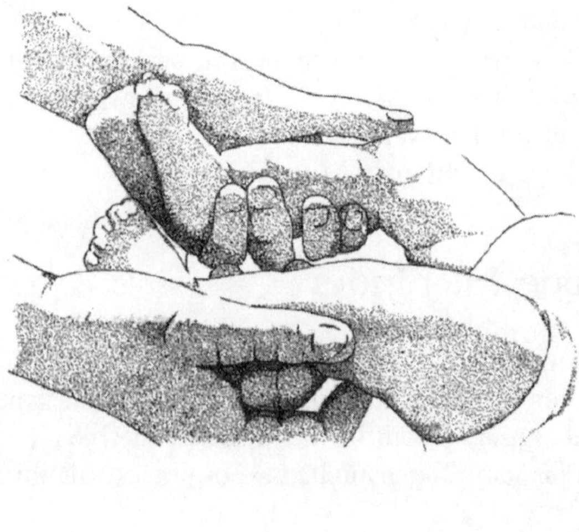

Legen Sie das Kind auf den Rücken. Massieren Sie mit ein paar Tropfen Öl zunächst Füße und Unterschenkel. Aber Vorsicht, nicht zuviel Druck anwenden. Massieren Sie die Beine fünf Minuten lang.

Danach geht es mit langen gleichmäßigen Strichen am Körper hinauf bis zum Kopf. Massieren Sie fünf Minuten Hände und Arme aufwärts in Richtung Herz. Die Hände massiert man ohne Öl, da das Kind es sich in die Augen reiben könnte. Wischen Sie die Händchen vorsichtshalber alle paar Minuten mit einem trockenen Tuch ab.

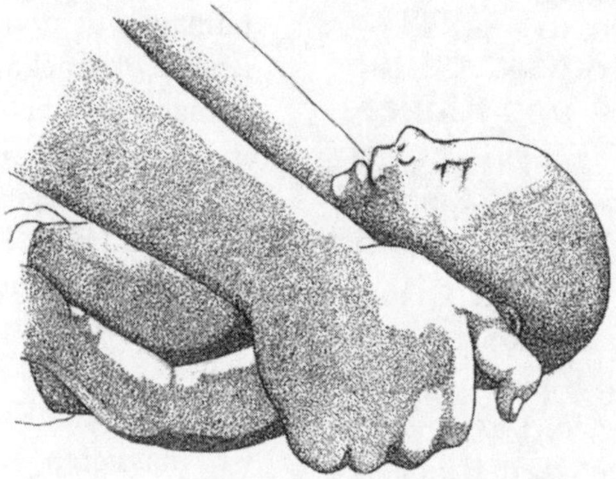

Drehen Sie das Kind jetzt auf den Bauch. Beginnen Sie am Po, und arbeiten Sie sich die nächsten fünf Minuten wieder mit langen, gleichmäßigen Strichen den Rücken hinauf bis zum Hals.

Drehen Sie das Kind wieder auf den Rücken. Jetzt sind Kopf und Hals an der Reihe. Halten Sie den Kopf in den Händen, und massieren Sie mit den Fingerspitzen ganz sanft am Schädelrand. Das Gesicht wird mit leichten kreisförmigen Bewegungen über Stirn, Wangen und Kinn massiert.

Jetzt der Bauch. Beschreiben Sie mit sehr wenig Druck und im Uhrzeigersinn etliche Kreise um den Nabel.

Zum Schluß nochmals eine leichte Fußmassage, um optimale Durchblutung sicherzustellen.

Packen Sie das Kind warm ein. Füttern Sie es, wenn gerade

die richtige Zeit dazu ist, und genießen Sie sein wonniges Gurren und Lächeln, bevor es dann friedlich einschläft.

## So massiert man größere Kinder

Manche Kinder wollen sich in meiner Praxis nicht massieren lassen, weil sie nicht wissen, was ihnen da blüht. Deshalb führe ich es ihnen erst einmal an einer Puppe vor (ohne Öl natürlich). *Das* gefällt ihnen. Ich lege die Puppe auf die Massagebank und demonstriere eine leichte, schnelle Massage. Danach ist das Kind fast immer bereit, sich selbst auf die Bank zu legen. Ein normales Bad oder Kräuterbad vor der Massage hilft den Kindern, sich zu entspannen.

Wenn das Kind soweit ist, massieren Sie es nach den Anweisungen des Abschnitts über Säuglinge. Sie können bei älteren Kindern ein wenig mehr Druck anwenden, aber nicht viel mehr.

»Sag mir, wenn was weh tut«, sage ich immer. So wissen sie, daß auf ihre Gefühle immer Rücksicht genommen wird. Wenn es weh tut, lassen sie einen einfach nicht weitermachen und möchten dann auch keinen neuen Versuch mehr machen.

### Schnelle Hilfe

#### Bauchwehmassage für Säuglinge und Kinder

Mischen Sie Kamillenöl in das Massageöl. Seine krampflösende und beruhigende Wirkung bei Bauchschmerzen ist seit langem bekannt. Massieren Sie den Bereich zwischen Rippenbögen und Becken in langen, gleichmäßigen Abwärtsstrichen. Danach massieren Sie ebenso die Seiten zwischen Rippen und Becken. Danach beschreiben Sie im Uhrzeigersinn größer werdende Kreise um den Nabel. Zum Abschluß eine Fuß- und Beinmassage für optimale Durchblutung.

# Vierter Teil

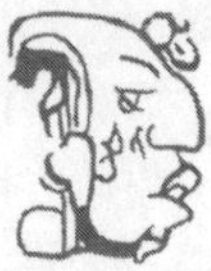

# Spirituelle Krankheit – spirituelle Heilung

Wir dürfen uns alle glücklich schätzen, daß die moderne Medizin endlich an das Heilwissen der Maya und anderer alter Kulturen Anschluß zu suchen beginnt. Zahlreiche Untersuchungen haben ausreichend belegt, daß zwischen hohem Blutdruck, Arthritis, Herzkrankheiten, Asthma, Bronchitis und Krebs einerseits und ungelösten emotionalen Konflikten andererseits ein Zusammenhang besteht. Zugleich wird in neurowissenschaftlichen Untersuchungen aufgezeigt, wie die physiologischen Vorgänge im Zentralnervensystem sich auf unsere geistige und seelische Verfassung auswirken. Urplötzlich, als wäre es etwas gänzlich Neues, wird den Ärzten und Psychotherapeuten nahegelegt, sich bei der Behandlung von Krankheiten wieder auf die wichtige Beziehung zwischen Geist und Körper zu besinnen.

So lesen wir in Larry Dosseys Buch *Healing Words*, daß es in der Medizin wie im Leben unklug sei, das Heilige zu ignorieren: »Wir haben den spirituellen Bereich zu umgehen versucht, und das hat katastrophale Auswirkungen auf alle Bereiche des heutigen Lebens.«[1]

Ein thrakischer Arzt der Antike meinte wohl das gleiche, als er sagte: »Strebe niemals die Heilung der Augen ohne die des Kopfes an oder die Heilung des Kopfes ohne die des Körpers – und so sollst du den Körper nicht behandeln, ohne die Seele zu berücksichtigen.« Das ist gänzlich im Sinne der Maya-Heilkunst.

## Verlust der Seele

Die Maya kennen Krankheiten der Seele ebenso wie Krankheiten des Körpers und wissen, daß es geistige und stoffliche Krankheitsursachen gibt. Für geistige oder spirituelle Krankheiten machen sie den Verlust von Ch'ulel verantwortlich, man könnte auch vom Verlust der Seele sprechen.

Die Vorstellung eines Verlustes der Seele finden wir überall auf der Welt: Die Seele kann durch heftigen Schreck vertrieben werden oder sich selbst in die Fremde verlieren oder geraubt werden. Sandra Ingerman fügt dem noch zeitgemäßere Gründe hinzu: »Heutiger Seelenverlust ist auf die Traumata des modernen Lebens zurückzuführen: Inzest, Mißhandlungen, Verlust geliebter Menschen, Unfälle, Kriegserlebnisse, schwere Krankheiten oder Operationen – all das kann die Seele dem Körper entreißen. Solchen Überfällen ausgesetzt, entflieht die empfindliche menschliche Seele manchmal dem Körper und kehrt nicht mehr zurück.«[2]

Nach Ingermans Auffassung trennt sich die Seele oder ein Teil der Seele von uns, um der vollen Wucht des Schmerzes zu entgehen und dadurch zu überleben. Sie fügt hinzu: »Was als schweres Trauma empfunden wird, ist von Mensch zu Mensch verschieden. Seelenverlust kann durch irgend etwas entstehen, was der Betroffene als traumatisch empfindet und was einen anderen vielleicht nicht so heftig erschüttern würde.«

Kinder sind besonders anfällig für diesen Verlust der Seele. Ihre Seele ist, wie Don Elijio es nannte, »weich«. Damit meinte er, daß die kindliche Seele noch nicht so fest mit dem Körper verbunden ist und sich daher relativ leicht von ihm löst.

Seelenverlust macht Menschen jeden Alters mutlos, antriebslos, schwach und zersplittert, sich selbst und der Welt entfremdet. Viele junge Menschen und Erwachsene suchen auf falschen Wegen Wiederanschluß an ihre Seele und setzen alles daran, die Leere mit Drogen, Alkohol, Essen oder schnell wechselnden Beziehungen zu füllen. Therapie hilft in solchen Fällen nicht, weil, wie Ingerman sagt, »niemand da ist«, dem geholfen werden könnte.

Als ausgebildete Psychotherapeutin und Schamanin empfiehlt sie die Schamanenreise als Mittel der Kontaktaufnahme mit der verlorenen Seele. Die Schamanenreise hat eine sehr lange Tradition. Zu einer solchen Reise verläßt man seinen Körper, um mit Hilfe von Geisthelfern die verlorene Seele zu suchen. Man braucht Jahre der Schulung, um sich in der Geisterwelt zurechtzufinden, und wer nicht gründlich in die Technik eingeführt wurde, begibt sich in große Gefahr. Nur Schamanen und ihre Lehrlinge sollten solch eine Reise antreten.

Bei den Maya gibt es wie in allen Kulturen mit einer schamanistischen Tradition einen reichen Wissensschatz über böse Geister, die Seelen rauben – sogenannte *Banditos* – und in die schaurigen Regionen der Unterwelt entführen. Es kommt auch vor, daß eine Seele spontan verlorenging und an der Stelle dieses Ereignisses auf ihren Besitzer wartet – bis dann vielleicht zufällig ein böser Geist des Weges kommt und sie mitnimmt. Es gibt Maya-Schamanen, die darauf spezialisiert sind, verlorene Seelen in der finsteren Unterwelt aufzuspüren.

Daneben verfügen die Maya jedoch, wie ich bei Don Elijio gelernt habe, über eine ungefährlichere und sanftere Methode, verlorene Seelen aus der Unterwelt zurück in den Körper zu locken. Don Elijios spirituelle Heilmethoden waren so wirkungsvoll wie die klassischen schamanistischen Instrumente – etwa Trommeln, Rasseln und Krafttiere – oder übertrafen diese sogar. So manchen Patienten, der in desolater Verfassung zu ihm gebracht wurde, habe ich völlig wach und klar und ohne Hilfe wieder fortgehen sehen.

Don Elijio sprach beispielsweise Gebete auf den Puls eines durch Schreck verstörten Kindes, und wenn es darum ging, eine Seele zurückzuholen, von der Geister Besitz ergriffen hatten, suchte er den Kontakt zu den Geistern nicht außerhalb der gewöhnlichen Wirklichkeit auf der gefährlichen Schamanenreise. Seine Seelenarbeit verrichtete er vielmehr mit der Hilfe seines Sastun, durch Traumvisionen und Gebete und vor allem durch den Glauben. Seine Arbeitsmittel waren Pflanzen, spirituelle Bäder, Ritual und Zeremonie, Räucherwerk, Weihwasser und Amulette. Von alles überragender Bedeutung waren für ihn stets Glaube und Gebet. Seine geistigen Führer waren die Neun Wohlwollenden Maya-Geister, die Jungfrau Maria und einige christliche Heilige, denen er sich besonders verbunden fühlte. Bei spirituellen Behandlungen und Ritualen ging es für ihn stets darum, die Seele in den Körper zurückzurufen.

Einen weiteren Zweck seiner Arbeit sah er darin, die Energieströme innerhalb und außerhalb des Körpers eines Kranken zu harmonisieren. Nach Auffassung der Maya hat jeder Mensch innerhalb und außerhalb seines Körpers Leitbahnen der Lebensenergie. Diese Lebensenergie, Ch'ulel genannt, ist entscheidend für Krankheit und Gesundheit.

Ch'ulel fließt rhythmisch pulsierend innerhalb und außerhalb des Körpers, und in diesem Strömen müssen Harmonie und Stetigkeit sein. »Nicht zuviel, nicht zuwenig«, sagte Don Elijio gern. Ist der Strom irgendwie gestört, geht zuviel Ch'ulel verloren, und das Pulsieren ist dann nicht mehr harmonisch, sondern chaotisch. Der Ethnologe James Boster erforschte in den siebziger Jahren die Heilpraktiken der Kekchi-Maya und schrieb, die Kekchi betrachteten eine spirituelle Erkrankung als »Erschütterung des Gleichgewichtszentrums«.

Und tatsächlich bringt ja der Verlust der Seele den ganzen Menschen durcheinander. Der Maya-Heiler hat als Mittler zwischen der stofflichen und der geistigen Welt die Fähigkeit, sein eigenes Ch'ulel so auf den Kranken auszurichten, daß er das Gleichgewicht zwischen äußerem und innerem Energiefluß wiederherzustellen vermag.

Dabei füllt er zugleich den Ch'ulel-Mangel des Kranken auf: Sein Ch'ulel mischt sich mit dem der Gebete, Pflanzen, Rituale, Räuchersubstanzen und Bäder. Die konzentrierteste Form des Ch'ulel ist das Gebet. Das Gebet verbindet uns mit der Welt der Geister jenseits des Schleiers. Die Geister erhören das Gebet und senden den Kranken Ch'ulel. So geschieht echte geistige Heilung – oder Geisterheilung.

Auch die Heilung des Körpers geht diesen Weg über die spirituelle Ebene und wird durch Ch'ulel-Übertragung bewirkt. Ein Kräuterbad beispielsweise ermöglicht den Ch'ulel-Austausch zwischen dem Wasser, den Pflanzen und dem Körper, und zu dieser Übertragung kommt es auch dann, wenn der Kranke nicht an Geister glaubt. Demnach sind die Maya-Heilweisen auch für Menschen wertvoll, die nicht an diese Heilprinzipien glauben, aber natürlich empfängt ein Glaubender mehr Ch'ulel. Wer glaubt, baut weniger Widerstände auf, und die Energie fließt da am leichtesten, wo sie auf wenig Widerstand trifft.

## Glaube

Die Heilung von Körper und Geist wird dann besonders durchgreifend und nachhaltig sein, wenn Heiler *und* Patient glauben. Deshalb wird ein Maya-Heiler, der in der beschriebenen Weise handelt, Sie zuerst fragen, ob Sie glauben. Auch Don Elijio fragte stets: »*Tiennes fe?*« – Glaubst du? Es störte ihn nicht, wenn man nicht an seine Maya-Geister glaubte; aber der Kranke sollte möglichst an ihn und eine höhere Kraft glauben.

Vertrauen in die eigene Kraft, sich selbst und andere heilen zu können, setzt voraus, daß man an einen Gott oder eine Göttin, an Götter oder Göttinnen glaubt, an eine Kraft, die diese Erde erschaffen hat, oder an das göttliche Wesen im Inneren. Man muß auch an sich selbst glauben, an die Mittel, die man einsetzt; man braucht das Vertrauen, daß die Gebete gehört werden. Schließlich glauben die Leute ja auch an die medizinische Qualifikation ihres Arztes – warum also nicht an das Charisma oder Ch'ulel des Heilers?

## Auswirkungen des Ch'ulel-Verlustes

Ch'ulel-Verlust ist ein tiefer Schock für den ganzen Menschen bis hinunter zur Zell-Ebene. Das Immunsystem wird beeinträchtigt, das Nervensystem gereizt, die Verdauung gestört, und es kommt zu Kopfschmerzen und Alpträumen, ja sogar zu funktionellen Störungen, die schweren und chronischen Krankheiten wie tuberkulöser Hautflechte, dem chronischen Müdigkeitssyndrom oder der rheumatoiden Arthritis ähnlich sehen können.

Ch'ulel-Verlust bannt den Kranken in einen chronischen

Zustand von »Flucht-Abwehr-Reaktion«, wie Herbert Benson die Alarmreaktion auf äußere Gefahren genannt hat. Manche Menschen leben jahrelang in diesem Zustand und wissen nicht, wie sie wieder herauskommen sollen. Die spirituellen Heilverfahren der Maya können solchen Menschen helfen, den Teufelskreis zu durchbrechen. Die chronische Flucht-Abwehr-Haltung wird abgebaut, so daß der Mensch wieder entspannter und ausgeglichener werden kann. Wenn der Mensch wieder Anschluß an seinen durch die Maya-Heilverfahren aufgeladenen und ins Gleichgewicht gebrachten Ch'ulel-Strom findet, ändern sich auch die physiologischen Abläufe im Gehirn.

Zu solch einer Heilung bedarf es der Energie eines Heilers und der Arbeit mit Gebeten, Pflanzen und Geistern. Der Maya-Heiler arbeitet mit einem größeren Team als jeder moderne Mediziner, doch was schließlich den Ausschlag gibt, ist der Glaube: Er ist der große Energiewandler und sogar der Katalysator für chemische Veränderungen.

## Haben Sie eine spirituelle Krankheit?

Zu Beginn einer Konsultation stellt der Maya-Heiler erst einmal fest, ob die Krankheit körperlichen oder geistigen Ursprungs ist. Dafür braucht ein geübter Heiler meist nicht lange. Er nimmt nur für ein paar Augenblicke den Puls und macht sich ein Bild von dessen Rhythmus und Stärke. In schwierigen Fällen befragt man noch die Geister, um sich des Ursprungs einer Krankheit ganz sicher zu sein.

Wer nicht so erfahren ist, wird dieses sehr empfindliche Diagnosehilfsmittel nicht einsetzen können, aber man kann auch durch sorgfältige Bewertung aller sonstigen Zeichen und Symptome zu einer guten Diagnose kommen. Jede spirituelle Krankheit hat einige ganz charakteristische Symptome, aber es gibt auch Symptome, die allen gemeinsam sind. Hier eine Checkliste der Symptome, mit denen man bei allen spirituellen Erkrankungen rechnen kann:

## Nächtliche Panik bei Krankheiten des Geistes

Nach Auffassung der Maya ist nächtliche Panik eines der Hauptsymptome spiritueller Krankheiten.

Nächtliche Panik ist schlimmer als ein Alptraum. Man erwacht mit einem Gefühl von Gefahr, von etwas Unheimlichem und Drohendem im Zimmer, sehr wahrscheinlich mit heftigem Herzklopfen. Das geschieht in der Nacht, weil die Seele im Schlaf nicht so fest mit dem Körper verbunden ist. Es kann ein Zeichen für Seelenverlust sein.

Nächtliche Panik kann aber auch das Werk nicht beachteter geistiger Führer sein; sie sind verärgert, weil der Schlafende sich nicht auf seine eigentliche Berufung besinnen will.

- Alpträume mit wiederkehrenden Themen
- Gefühl der Getrenntheit vom Körper
- Der Kranke fühlt sich leer und antriebslos
- Pech und Mißgeschicke
- Häufige Auseinandersetzungen zu Hause
- Mißbrauch von Rausch- und Genußmitteln
- Neigung zu übermäßigem Zorn
- Schwaches Abwehrsystem
- Anfälle von starkem Herzklopfen
- Weinerlichkeit

## Die drei Säulen der Behandlung bei spirituellen Krankheiten

Die Maya kennen vier Haupttypen spiritueller Krankheiten (Näheres dazu ab S. 225 f.), aber die Behandlung ist in allen Fällen grundsätzlich die gleiche. Denken Sie daran, daß spirituelles Heilen keine Wissenschaft im strengen Sinne ist – es gibt keine ein für allemal feststehenden Regeln und Rezepte. Wenn Sie nur ehrlich sind, die Gebete vertrauens- und liebevoll sprechen und nach bestem Vermögen Ihrer Intuition folgen, sind Sie auf dem richtigen Weg.

## Gebet

Viele von uns lernen nie zu beten oder assoziieren damit nur Kirchenlangeweile, wenn nicht patriarchalisches Gehabe. Aber jeder kann das Beten wieder neu für sich entdecken.

Zünden Sie zunächst Räucherwerk an. Das bringt uns in die richtige geistige Verfassung und lädt das Ritual des Betens mit Kraft auf. Richten Sie einen kleinen Altar für die religiösen Symbole und Gegenstände ein, die Ihnen besonders am Herzen liegen. Stellen Sie hier auch Bilder von den Menschen auf, für die Sie beten möchten. Ein Altar kann eine dauerhafte Bereicherung Ihres Lebensumfeldes sein.

Machen Sie sich klar, zu wem oder was Sie beten möchten. Um sich Heilkräfte zu erschließen, braucht man eine gute Beziehung zu irgend etwas Göttlichem. Wählen Sie ganz nach Ihrer eigenen Neigung. Es können die Neun Wohlwollenden Geister der Maya sein oder Jesus, Mohammed, der Buddha, Krishna oder andere indische Götter oder Adonai. Auf Ihrem Altar sollte sich ein Bildnis oder Symbol dieser Verkörperung des Göttlichen befinden.

Es kommt nur darauf an, daß Sie bei diesem göttlichen Wesen so etwas wie ein spirituelles Konto haben. Sie selbst sorgen durch Liebe und Opfergaben, durch Andacht und Gebete an Ihre Gottheit dafür, daß es gut gefüllt bleibt. Darüber hinaus kann ein Mensch, der Heilung durch Gebete anstrebt, nicht lügen, betrügen oder stehlen. Kaum einer wird von sich sagen können, daß er sich hier nie etwas zuschulden kommen läßt; also müssen wir unsere Verfehlungen auch eingestehen und um Vergebung bitten können.

Wenn Ihnen kein eigenes Gebet einfallen will, versuchen Sie es vielleicht einmal mit dem Gebet, das ich von Don Elijio habe. In ihm mischen sich christliche Elemente mit dem Weltbild der Maya, und es eignet sich für alle Zwecke.

Im Namen des Vaters und des Sohnes und des Heiligen Geistes. Ich bin es, der/die zu den neun Maya-Geistern betet, um damit Kranken zu helfen. Ich bitte Gott, mir zu helfen, und ich bitte auch die Maya-Geister um die Gunst, mir zu helfen. Ich glaube an sie, und ich vertraue von ganzem Herzen auf ihre große Kraft, zu helfen und zu heilen. Ich spreche meine Gebete neunmal. Im Namen des Vaters und des Sohnes und des Heiligen Geistes. Amen.

Beachten Sie den Aufbau dieses schlichten Gebets. Es eröffnet mit einer Anrufung der Gottheit und sagt dann, wer Sie sind, und um was Sie bitten. Es bekräftig Ihren Glauben und schließt mit einer Huldigung der gleichen spirituellen Macht. Nach diesem Muster können Sie Ihre eigenen Gebete erfinden. Es ist immer gut, wenn die Gebete von Ihrer eigenen Glaubenszugehörigkeit geprägt sind. Beim Sprechen solcher Gebete, müssen wir uns ihre Bedeutung ganz gegenwärtig halten, jedes Wort auskosten und die durch sie erzeugte spirituelle Energie wahrnehmen. Das hastige Herunterbeten, das wir in der Kindheit gelernt haben, können wir hier nicht gebrauchen.

Sollten Sie feststellen, daß Sie nicht beten können, dann bitten Sie jemand anderen, für Sie zu beten. Bei den Maya wie auch in anderen alten Kulturen gibt es Heiler, die nichts anderes tun, als für die Kranken zu beten. Sie heißen *Ensalmeros*. *Ensalmo* ist das spanische Wort für Gebet. Diese »Beter« können ihre Energie als Heilungsintention auf den Kranken ausrichten und zugleich ihre Geisthelfer um Unterstützung bitten. Manche Patienten, für die in dieser Weise gebetet wird, berichten, daß sie körperlich eine gewaltige Energie spüren können, eine Kraft, die sich als ein durch den Körper fegender starker Wind beschreiben ließe.

Sie werden vermutlich keinen Ensalmero dieser Art finden können, aber bitten Sie doch einen Rabbi, Priester oder Pastor, für Sie zu beten. Es kann auch ein glaubensfester Laie oder einfach ein Freund sein. Oder besuchen Sie einen Gottesdienst, und beten Sie mit den anderen.

Maya-Gebete sollen an Donnerstagen oder Freitagen von besonderer Kraft sein. Woher dieser Glaube kommt, wissen wir nicht genau, aber er existiert seit Generationen. Don Elijio gab folgende Erklärung: Es sind die Tage, an denen die Neun Wohlwollenden Geister auf der Erde unterwegs sind und den Gläubigen gewähren, um was sie beten. Don Elijio reservierte sich am Donnerstag oder Freitag immer ein wenig Zeit für besondere Gebete, mit denen er sein spirituelles Konto bei den Maya-Geistern füllte.

## Kräuterbäder

Pflanzen sind Ch'ulel-Träger und besonders geeignet für spirituelle Heilbäder. Sie können Weinraute, Basilikum, Tagetes, Rosmarin, rote und weiße Rosen, Herzgespann, Johanniskraut oder Salbei verwenden. Ich nehme am liebsten Weinraute, Basilikum und Tagetes, aber wenn diese nicht zur Verfügung standen, habe ich auch die anderen mit großem Erfolg angewendet. Sie können für Ihr Bad eine der Pflanzen wählen oder eine Mischung nehmen.

Wichtig ist, wie viele Pflanzen, Blüten oder Zweige man sammelt. Zahlen sind besonders wichtige Ch'ulel-Träger. Manche Heiler sammeln jeweils vier Zweige oder Pflanzen oder Blüten, bei anderen sind es neun oder sieben.

Ich wechsle zwischen vier und neun, je nachdem, wieviel die Pflanze nach meiner Einschätzung entbehren kann, ohne selbst Schaden zu leiden. Es kann also sein, daß ich vier Stengel Weinraute, neun Blütenstengel Tagetes und neun Stengel Basilikum pflücke. Hier ist nichts so ganz genau festgelegt. Intuition und Spontaneität spielen die wichtigste Rolle, wenn man Kräuter für spirituelle Heilzwecke sammelt.

Achten Sie darauf, daß Sie keine Pflanze mißhandeln oder überstrapazieren; zerren Sie nicht an ihnen, nehmen Sie nicht zuviel. Stellen Sie sich nur vor, Sie würden einen Menschen am Kragen packen und schütteln und von ihm verlangen, er solle Ihnen helfen. Das würde Sie nicht weit bringen, oder? Wir müssen mit Pflanzen wie mit Menschen rücksichtsvoll und höflich umgehen, wenn wir möchten, daß sie uns helfen. Die Maya sagen, sie seien wie wir geistige Wesen in einem stofflichen Körper.

Vergessen Sie nicht, ein Gebet des Vertrauens und des Dankes an die Pflanze zu sprechen, denn nur dann wird der Pflanzengeist Ihnen nach Hause folgen und die Heilung unterstützen.

Hier einige Beispiele für Kräuterbäder zu spirituellen Heilzwecken:

**Ein Sommerbad mit Frischpflanzen** Sie brauchen:

9 etwa 15 cm lange Weinrautenzweige
9 etwa 30 cm lange Tagetesstengel mit Blüten
4 etwa 30 cm lange Basilikumstengel
oder
4 etwa 30 cm lange Stengel Herzgespann
9 etwa 30 cm lange Stengel Salbei
9 etwa 30 cm lange Stengel Johanniskraut

Füllen Sie eine Wäschewanne oder einen großen Topf mit Wasser. Geben Sie die Pflanzen ins Wasser, und drücken Sie sie zwischen den Händen. Jetzt ist Zeit, um das zu beten, was Sie mit dem Bad erreichen möchten. Tun Sie das, was von Herzen kommt und sich gut anfühlt.

Atmen Sie den Duft tief und dankbar ein, denn auch er ist heilsam. Nach etwa zehn Minuten werden die Pflanzen gut zerdrückt sein und teilen dem Wasser ihre Farbe und ihren Geruch mit. Lassen Sie den Ansatz ein bis acht Stunden stehen. Sie können diese Vorbereitungen am Morgen treffen und dann abends baden oder die Pflanzen abends für ein morgendliches Bad ansetzen.

Lassen Sie Badewasser so warm, wie es Ihnen angenehm ist, in die Wanne ein. Schöpfen Sie eine halbe Tasse von dem Kräuterwasser, und trinken Sie es. Das übrige Kräuterwasser gießen Sie in die Wanne.

Sie können die Pflanzenteile vorher abseihen, wenn Sie nach dem Bad weniger Arbeit mit dem Säubern haben wollen, aber es kann auch schön sein, beim Baden von den Blüten und Blättern umschwebt zu sein. Manche gießen alle Pflanzen mit ins Bad und reiben sich damit Gesicht und Körper ab.

Bleiben Sie eine halbe Stunde im Wasser. Entspannen Sie

sich, und meditieren Sie über den Zweck des Bades. Brennen Sie Kopal als Räucherwerk ab. Jetzt ist auch Zeit zum Beten.

Wenn Sie keine Wanne haben, stellen Sie den Topf mit dem Kräuterwasser in die Dusche. Setzen Sie sich auf einem Schemel in die Dusche, schöpfen Sie mit einem kleinen Gefäß von dem Kräuterwasser, und übergießen Sie sich langsam damit. Wenn der Sud zu kalt ist, gießen Sie etwas heißes Wasser zu. Benutzen Sie ein Abflußsieb, damit keine Verstopfung entsteht.

Trocknen Sie sich danach möglichst nicht ab, um so viel wie möglich von der wohltuenden Kraft der Kräuter zu bewahren.

**Ein Winterbad mit getrockneten Kräutern** Wenn Sie die frischen Pflanzen nicht bekommen können, nehmen Sie auf jeweils vier Liter Wasser eine Tasse Kräuter einer oder mehrerer Sorten. Kochen Sie die Kräuter fünf Minuten in einem großen Topf, danach noch eine Stunde ziehen lassen. Die Anwendung ist die gleiche wie beim Sommerbad. Hier mein Rezeptvorschlag: Nehmen Sie gleiche Teile Rosmarin, Salbei, Rose und Weinraute für eine Tasse Kräutermischung.

## Räucherwerk

Bei spirituellen Krankheiten nehmen die Maya am liebsten Kopalharz oder getrocknete Rosmarinblätter. Zedernholz oder getrocknete Salbeiblätter können Sie ebenfalls verwenden.

Zum Abbrennen brauchen Sie kleine runde und leicht anzuzündende Holzkohlestücke, wie es sie im Naturkosthandel gibt oder überall da, wo man Räucherwerk bekommt.

Wenn Sie einen Kamin besitzen, können Sie auch mit der Zange ein Stückchen Glut herausnehmen und in ein feuerfestes Gefäß geben, das sich dann auf einer hitzebeständigen Unterlage an die gewünschte Stelle im Haus tragen läßt. Ich benutze meinen Wok; der hat Holzgriffe, an denen ich mich nicht verbrennen kann. Es gibt auch spezielle Räuchergefäße zu kaufen.

Zünden Sie beim Baden, aber auch vorher oder anschließend

Räucherwerk an. Tragen Sie es durch alle Zimmer Ihrer Wohnung oder Ihres Hauses. Auch jetzt ist Zeit für Gebete.

## Spirituelle Krankheiten

Die Maya unterschieden vier Haupttypen spiritueller Erkrankungen: *Susto* oder Schreck, *Tristeza* oder Traurigkeit, *Invidia* oder Neid und *Pesar* oder Kummer.

Wenn wir niedergeschlagen oder verängstig sind, werden uns kaum Wörter wir Susto, Pesar, Tristeza oder Invidia in den Sinn kommen. Wir sind es gewohnt, unsere seelischen Tiefs anders zu beschreiben: Uns ist das Herz gebrochen worden, oder wir trauern um einen geliebten Menschen oder fühlen uns leer und von allem abgeschnitten. Tatsächlich erfassen diese Begriffe der Maya jedoch alle seelischen Nöte, in die wir als Menschen geraten können: Wir sind deprimiert oder fühlen uns wertlos, wir sind verzweifelt und unglücklich, Alpträume verfolgen uns, oder wir leiden an den Folgen traumatischer Erfahrungen.

### Susto – Schreck

Am häufigsten wird bei den Maya Susto diagnostiziert, und meist ist ein Trauma oder Schock gemeint.

Susto ist eine der Formen des Seelenverlusts. Die Maya nehmen an, daß die Seele sich aufgrund eines heftigen Erschreckens vom Körper trennt. Manche Forscher meinen, die Susto-Vorstellung sei von den Spaniern übernommen, während andere sagen, die Maya hätten schon vor der Ankunft der Spanier an die Möglichkeit des Seelenverlusts geglaubt.

Susto kann Erwachsene ebenso wie Kinder und Säuglinge ereilen. Kinder und Säuglinge sind besonders anfällig, weil sie weniger Ch'ulel haben und ihre Seele noch nicht so fest an den Körper gebunden ist. Wer an Susto leidet, weiß häufig nichts davon und geht dann möglicherweise mit allerlei nicht diagnostizierbaren Krankheiten durchs Leben.

Wenn zu Don Elijio jemand kam und erzählte, er sei schon in allerlei medizinischen Einrichtungen gewesen, wo man ihm nicht hatte helfen könnte, dann antwortete er: »*La maquina no muestra*« – Die Maschine zeigt es nicht.

Susto bringt uns aus dem seelischen, spirituellen und körperlichen Gleichgewicht. Schreck ist ein großer Ch'ulel-Räuber und versetzt uns in eine Art Schockzustand. Dieser Schock schwächt unser Abwehrsystem, reizt das Nervensystem, läßt die Psyche keine Ruhe finden, stört die Verdauung und löst Kopfschmerzen, Alpträume und Panikattacken aus. Manche haben das Gefühl, ihr Leben sei »völlig aus den Fugen geraten«. Andere kommen mit abwegigen medizinischen Diagnosen oder eben ohne jede Diagnose daher.

**Woran erkennt man Susto bei sich selbst und anderen?** Es gibt ein paar Anhaltspunkte, nach denen man sich ein Bild machen

## Auslöser der Susto-Krankheit

Die Susto-Ursachen sind überall auf der Welt gleich. Niemand bleibt gänzlich ungeschoren. Wenn ich den Susto-Begriff in meinen Vorträgen erläutere und dann frage, wer dazu etwas erzählen kann, heben jedesmal alle die Hand. Natürlich kann ein Ereignis, das beim einen Susto auslöst, an einem anderen völlig vorbeigehen.

Bei Kindern können folgende Erlebnisse zu schweren Susto-Störungen führen:

- Erschreckende Vorkommnisse jeder Art
- Heftige Streitigkeiten in der Familie
- Zu frühe Teilnahme an Totenwachen oder Beerdigungen
- Plötzlicher Tod oder Selbstmord eines Angehörigen
- Heftige Schläge oder andere Mißhandlungen
- Sexueller Mißbrauch und Inzest
- Gewalt in Film und Fernsehen
- Miterlebte Verkehrsunfälle (Auto, Bus, Flugzeug, Zug)
- Feuer, Sturm, Überflutung, Explosionen
- Aussetzung

kann. Es sind allerdings je nach Altersstufe unterschiedliche Bilder.

Bei *Erwachsenen* kann sich Susto nach einem erst kürzlich erlebten Trauma als das Gefühl zeigen, man sei plötzlich aus dem seelischen Gleichgewicht geraten. Liegt das auslösende Ereignis jedoch in der Kindheit, dann leiden solche Menschen meist schon sehr lange an unklaren Beschwerden, sind depressiv, und ihre Liebesbeziehungen gehen immer wieder in die Brüche. Es kann sein, daß sie häufig ohne besonderen Anlaß in Tränen ausbrechen oder verwirrt sind. Sie können auch an Ängsten und starkem Herzklopfen leiden und wenig umgänglich sein. Dazu kommen unter Umständen noch etliche andere Symptome wie Haarausfall, trockene Haut, Hautausschläge, Eßstörungen, Verdauungsstörungen – letzteres häufig als ein Wechsel von Durchfall und Verstopfung.

Sustokranke *Säuglinge und Kleinkinder* haben etwas Unfro-

### Bösartige Schikanen Gleichaltriger

Vorübergehende leichtere Susto-Zustände können dadurch entstehen, daß das Kind durch ein Geräusch aus dem Schlaf hochschreckt oder hinfällt und sich weh tut.
Erwachsene können durch folgende Erlebnisse für längere Zeit oder vorübergehend in Susto-Zustände geraten:

- Sie sind Zeuge eines Unfalls, bei dem andere verletzt werden
- Sie haben selbst einen schweren Unfall oder Verkehrsunfall
- Sie werden beinahe in einen Unfall verwickelt
- Vergewaltigung, Inzest, sexueller Mißbrauch
- Häusliche Gewalttätigkeit
- Sie werden Zeuge eines Mordes oder gewaltsamen Todes
- Selbstmord eines Freundes oder Angehörigen
- Sie sind Opfer oder Zeuge eines Raubüberfalls
- Sie erleben Brände, Explosionen oder Schießereien
- Naturkatastrophen wie Erdbeben, Orkane und Überflutungen
- Krieg und Kriegsfolgen
- Plötzliche schlechte Nachrichten

hes und Unzufriedenes. Sie lächeln oder spielen nicht soviel, wie sie eigentlich sollten, und es kann sein, daß sie nach einem schlagen. Vor allem schlafen sie nicht gut. Es sind diese Kinder, die zum Einschlafen eine Stunde brauchen und dann nach zehn Minuten brüllend wieder aufwachen. Sie essen nicht gut und erbrechen häufig. Ihr Stuhl wird gern grünlich, und ihr Harn kann recht streng riechen. Hautausschläge und Durchfälle sind häufig.

*Kinder* mit Susto haben Verhaltensstörungen, sind unberechenbar und werden wahrscheinlich in der Schule Schwierigkeiten bekommen. Man weiß nie, woran man mit ihnen ist, man weiß nie, wann sie in Tränen ausbrechen oder einen Wutanfall bekommen. Solche Kinder freunden sich nur schwer mit anderen an, und wenn sie doch Spielkameraden haben, gibt es eher Streit als gemeinsames Spiel. Viele wissen gar nicht, wie man spielt, und werden dann schnell als hyperaktiv oder seelisch gestört eingestuft. Sie schlafen unregelmäßig und unruhig und wachen völlig verstört aus Träumen von Ungeheuern und furchterregenden Wesen auf. Zuckungen, Fingerkauen oder Daumenlutschen und stereotype Schaukelbewegungen sind häufig zu beobachten. Als Teenager werden diese Kinder eher als andere unsoziales Verhalten zeigen, in schlechte Gesellschaft geraten und mit Drogen und Alkohol experimentieren, um irgendwie Erleichterung zu finden.

**Ein jahrzehntelanges Susto-Leiden** Vor ein paar Jahren hielt ich bei einer Konferenz einen Vortrag über die spirituellen Heilverfahren der Maya. Danach kam eine gut fünfzigjährige Frau auf mich zu und fragte, ob sie mit mir über ihre Krankheit sprechen könne. Sie war blaß und dünn und sprach mit fast unhörbarer Stimme – als gäbe ihre Lunge nicht genügend Luft her. Ich mußte sehr genau hinhören. Sie sagte, man habe bei ihr »eine Art Leukämie« festgestellt, und sie sei jetzt schon Jahrzehnte krank und habe keine Aussicht auf Heilung.

Ich nahm ihren Puls und erkannte gleich, daß es in ihrem Leben irgendeinen großen Schreck gegeben haben mußte, wahrscheinlich vor langer Zeit. Ein Susto-Kranker hat einen sehr schnellen und hüpfenden Puls. Als ich diese Frau fragte, ob es in ihrem Leben traumatische Ereignisse gegeben habe, begann sie zu weinen.

Dann erzählte sie mir eine furchtbare Geschichte von ihrer Jugend in der Ukraine. Es war damals eine Zeit großer politischer und gesellschaftlicher Umwälzungen, und ihre Eltern waren offenbar aktive Antikommunisten. Eines Tages stürmten ein paar Parteifunktionäre ins Haus und töteten ihre Eltern vor ihren Augen. Sie kam in ein Waisenhaus, wo sie schikaniert und sexuell mißbraucht wurde.

Es war offensichtlich, daß sie sich von diesen körperlichen und seelischen Traumata nie erholt hatte. Unter Tränen erzählte sie weiter, ihr Leben fühle sich leer und sinnlos an. Ein wenig Trost und Frieden finde sie nur bei der Gartenarbeit und beim Klavierspielen.

Ich sprach an diesem Wochenende dreimal die neun Susto-Gebete für sie und gab ihr etwas Kopalharz, mit dem sie zu Hause täglich räuchern sollte. Außerdem trug ich ihr auf, zweimal die Woche ein Kräuterbad mit Weinraute, Basilikum und Tagetes zu nehmen. Als passionierte Gärtnerin hatte sie alle drei daheim in ihrem Garten.

Hier ein Auszug aus dem Brief, den ich drei Monate später von ihr bekam.

> Ich schreibe Ihnen, um Sie auf dem laufenden zu halten über alles, was sich seit der Konsultation und Ihrer Susto-Diagnose ereignet hat. Bei mir haben sich seitdem nur positive Veränderungen ergeben. Mein Blutbild ist besser geworden, und das gleiche gilt für meine körperliche, geistige und seelische Verfassung insgesamt. Ich fühle mich wie jemand, der seine Seele zurückbekommen hat – wieder ganz. Mir ist klar, daß ich mit den Gebeten und Arzneien, die Sie für neun Monate verschrieben haben, fortfahren muß, und das werde ich. Es ging mit meiner Gesundheit langsam, aber sicher aufwärts. Schon im ersten Monat stellte sich der Lebenswille wieder ein, und inzwischen fühle ich mich so gut wie seit dreißig Jahren nicht mehr. Die Kräuterbäder und der Kopal-Weihrauch sind mir Symbole der Kraft und

## Susto-Heilung kann Ehen retten

Vielen Menschen, die sexuellen Mißbrauch, Vergewaltigung oder Inzest erlebt haben, kann mit der Susto-Behandlung geholfen werden. Sie sind dann eher in der Lage, unüberwindlich erscheinende körperliche und seelische Grenzen zu überschreiten. Manchem Paar konnte so schon zu Kindern, einer ganz neuen Intimität und einem tieferen Verständnis füreinander verholfen werden.

Einmal kam ein Maya-Ehepaar in meine Praxis. Die Frau war sehr schüchtern und saß still da, während ihr Mann mir folgende Geschichte erzählte:

»Mit dem Leben meiner Frau stimmt etwas nicht. Sie ist nicht mehr die Frau, die ich vor zwei Jahren geheiratet habe. Sie kocht nicht mehr. Sie hält das Haus nicht mehr sauber. Ich bin, glaube ich, geduldig gewesen, aber jetzt glaube ich, daß etwas grundsätzlich nicht in Ordnung ist – und die Ärzte können nicht helfen. Sie hat Magenschmerzen und schlimme Träume, und manchmal weint sie ohne Grund.

Ich glaube, das hat angefangen, als wir meine Brüder besuchten, die in einem anderen Land eine Ranch besitzen. Wir verbrachten ein paar Tage am Meer, und da kam sie einmal auf den Gedanken, allein einen Strandspaziergang zu machen. Mir war nicht wohl bei dem Gedanken, aber sie ging trotzdem. Unterwegs kam plötzlich ein Mann aus dem Gebüsch und packte sie von hinten. Er riß ihr die Umhängetasche mit dem Geld weg und schlug sie mehrmals ins Gesicht und gegen den Kopf. Wer weiß, was er noch getan hätte, wenn meine Frau nicht geschrien hätte, bis jemand gelaufen kam, um ihr zu helfen. Der Mann entkam, und wir haben weder ihn noch die Tasche wiedergefunden. Glauben Sie, daß meine Frau jetzt Susto hat?«

Die Menschen Mittelamerikas wissen über Susto und seine Auswirkungen Bescheid, kennen aber häufig die Heilmittel nicht.

Ich nahm den Puls der Frau und stellte fest, daß er schnell und hüpfend war. Es war klar, daß hier ein schlimmer Fall von Susto vorlag. Dann sprach ich neunmal die Maya-Gebete für

Hoffnung geworden, weil es mir mit jedem Bad besser und besser geht. Es war so, als würden alle Nöte und alles Kranke abgewaschen. Die Ärzte sagen, meine roten und weißen Blutkörperchen seien wieder normal. Ich fühle mich wie neugeboren, wie eine zu lebenslanger Strafe Verurteilte, die doch wieder freigekommen ist.

sie. Anschließend ging ich in meinen Heilpflanzengarten, um Basilikum, Tagetes und Weinraute zu pflücken. Als ich zurückkam, sprach die Frau angeregt mit ihrem Mann. Er warf mir einen anerkennenden Blick zu und nickte, als wollte er sagen: »Die Heilung hat bereits eingesetzt.«

Um den Schwung noch zu vergrößern, sprach ich die neun Gebete noch einmal. Vorher jedoch legte ich der Frau je drei kurze Stengel der drei Pflanzen, zu einem Kreuz geformt, auf die Stelle der Handgelenke, wo man den Puls tastet, und auf die Stirn. Das teilt den Gebeten besonders viel Ch'ulel mit.

Ich gab ihr noch Kopalharz, das sie am Freitag zu Hause anzünden sollte, und verordnete ihr ein Kräuterbad. Das Räuchern und das Kräuterbad sollte sie an den beiden nächsten Freitagen wiederholen.

Einen Monat später schrieb sie mir einen reizenden Brief und erzählte, sie habe den Raubüberfall endlich hinter sich lassen können und fühle sich viel besser. Sie kümmerte sich jetzt wieder um den Haushalt, lebte in schönster Eintracht mit ihrem Mann und wurde nicht mehr von bösen Träumen heimgesucht.

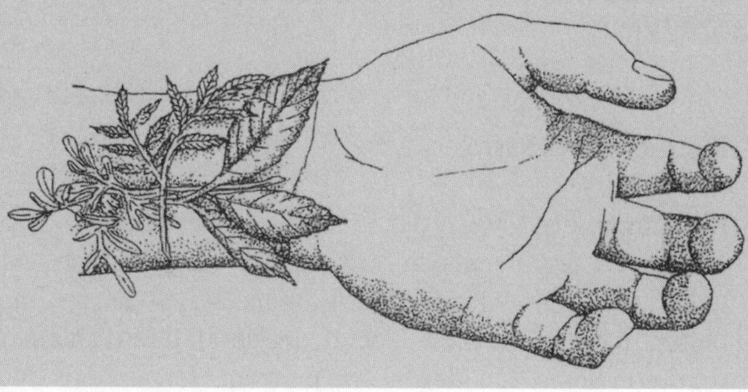

**Susto im Mutterleib** Eine junge belizische Mutter kam wegen ihres drei Monate alten Sohns zu mir, der tagsüber nie länger als ein paar Minuten schlief und nachts jede Stunde aufwachte. Er nahm auch nicht zu und war so grantig, daß sie es nicht mehr ertrug.

Ich fühlte den Puls des Jungen, und die Diagnose, Susto, war sofort klar. Die Mutter berichtete, als sie im siebten Monat schwanger gewesen sei, habe es in ihrer Arbeitsstelle einen verheerenden Brand gegeben, dem zwei Gebäude zum Opfer fielen.

»Wir haben zwei Stunden mit Schläuchen und Eimern gegen dieses Feuer angekämpft«, erzählte sie weinend. »Jedem von uns hätte etwas Schlimmes passieren können, und ich hatte entsetzliche Angst.«

Das Kind in Ihrem Schoß muß das alles mitbekommen haben und zeigte jetzt die klassischen Susto-Symptome. Mutter und Kind brauchten Gebete, Kräuterbäder und Kopal-Räucherwerk. Ich sprach gleich die passenden Maya-Gebete auf beider Pulse, und dann gingen wir gemeinsam in meinen Kräutergarten. Wir sammelten soviel Weinraute, Basilikum und Tagetes, daß beide im Verlauf der Woche dreimal baden konnten. Neun Tage lang sollte sie in ihrem Haus täglich mit Kopalharz räuchern.

Nicht lange danach erzählte mir die Frau, ihr Sohn schlafe jetzt vormittags und nachmittags jeweils zwei Stunden, schlafe abends um sieben ein und wache in der Nacht nur einmal zum Stillen auf. Er spielte jetzt gern und war fröhlich und nahm auch endlich zu – »rund und zufrieden«, wie die Mutter es ausdrückte.

### Ein Gebet bei Susto

Im Namen des Vaters, des Sohnes und des Heiligen Geistes. Ich bin es, der/die wegen Susto betet. Ich bitte Gott, mir zu helfen, und ich bitte auch die neun Maya-Geister, mir zu helfen. Ich spreche diese Gebete neunmal, damit (Name) frei wird von Susto. Ich glaube von ganzem Herzen, daß (Name) durch dieses Gebet und die Kräuter, die Bäder, das Räucherwerk von Susto geheilt wird. Im Namen des Vaters, des Sohnes und des Heiligen Geistes.

Sprechen Sie dieses Gebet neunmal – je dreimal, während Sie den rechten und den linken Handgelenkspuls halten, und schließlich dreimal, während Sie beide Hände über den Kopf des Kranken halten.

## Tristeza – Traurigkeit

Diese spirituelle Krankheit umfaßt auch viele der nebulösen finsteren Zustände, die heute alle unter der Überschrift »Depression« zusammengefaßt werden. Don Elijio sah Tristeza-Kranke als Leute mit der Einstellung »Ich will nichts unternehmen, und mir ist alles egal«. Die Lebenslust ist ihnen abhanden gekommen, und sie können sich zu kaum etwas mehr aufraffen. Sie sind allzuleicht entmutigt und geben auf in dem

### Alte Weisheit

#### Tristeza-Kuren

Ein altes Heilmittel, von den Maya besonders geschätzt: Man nimmt neun weiße Blüten derselben Art – Rosen- oder Hibiskusblüten – und geht mit ihnen mittags an einen Fluß oder Bach. Der Tristeza-Kranke wirft die Blüten eine nach der anderen ins Wasser und verfolgt mit größter Aufmerksamkeit, wie sie davontreiben.

Man kann auch zur Mittagszeit mit einer neuen Schale aus einem Flaschenkürbis an den Fluß gehen, ein wenig Wasser schöpfen und neun Schluck davon trinken, wobei man neun Vaterunser spricht. Das restliche Wasser gießt man über die Schulter zurück in den Fluß.

Andere schwören bei Tristeza – insbesondere wenn es sich um Liebeskummer handelt – auf ungeschälte Kürbiskerne, die man händeweise essen muß.

Gefühl, daß das Leben sie ungerecht behandelt, daß alles in ihrem Leben schiefgegangen ist und weiterhin schiefgehen wird. Sie sind häufig blaß und essen entweder zuwenig oder zuviel, weshalb sie entweder viel zu mager oder viel zu dick sind.

Mit der Tristeza gehen manchmal Zorn und Groll einher, und der Kranke läßt geradezu zwanghaft immer wieder verletzende Situationen vor sich ablaufen. Es gibt aber auch Tristeza-Kranke, die keinen Grund für ihre Hoffnungslosigkeit wissen. Die Gefühle eines Tristeza-Kranken sind wie ein durchgegangenes Pferd. Sie können an nichts anderes als ihr Unglück denken, sind stets wie eine düstere Wolke und strapazieren die Geduld ihrer Freunde. Sie verlieren sogar Freunde.

Der Tristeza-Kranke ist wie eine immer schwächer werdende Batterie. Kaum etwas saugt uns soviel Ch'ulel ab wie Traurigkeit. Ein Schock raubt uns ganz plötzlich eine Menge Ch'ulel, während Tristeza einem kleinen Leck ähnelt, das schließlich, wenn es nicht gestopft wird, zum gleichen Leeregefühl führt.

**Ein Fall von chronischer Tristeza** Ein in Manhattan lebender Filmemacher besuchte mich während eines Urlaubs in Belize. Er war blaß und wirkte schwächlich und machte insgesamt einen unsicheren, zaghaften Eindruck. »Ich bin jetzt seit zehn Jahren wegen Depression in Behandlung«, erzählte er. »Ich kann eigentlich nicht sagen, daß es mich wirklich weiterbringt. Da hörte ich von Ihnen und dachte, es sei vielleicht einen Versuch wert.« Wir unterhielten uns eine Weile, und dabei zeigte sich, daß keine konkreten Ursachen für seine immer wieder eintretenden depressiven Phasen zu erkennen waren. Er wußte nicht recht, woher diese Gefühle kamen, und ich fand auch keine Erklärung.

Ich kam zu dem Schluß, daß es wohl das Beste sei, einfach das zu tun, was man ohnehin bei allen spirituellen Krankheiten tut: Gebete, Bäder und Räucherwerk. Ich sprach die Maya-Gebete für ihn und erklärte ihm die Anwendung der Bäder und des Kopal-Harzes zum Räuchern.

Ein paar Monate später schrieb er mir und berichtete, er sei zwar noch keineswegs geheilt, habe jedoch das Gefühl, daß eine schwere seelische Last allmählich von ihm genommen werde. Zum ersten Mal seit Jahren habe er die Hoffnung, daß es doch wieder aufwärtsgehen könne mit ihm.

**Behandlung bei schweren Fällen** Hier ein paar Tips, wie man in schweren, chronischen Tristeza-Fällen vorgehen kann; diese einfache Behandlung bewirkt bei manchen Menschen mehr als jahrelange Psychotherapie, und der Kranke hat das Gefühl, daß die schwere schwarze Wolke um ihn herum lichter wird und er wieder leben kann.

Sprechen Sie neun Gebete auf die Pulse des Kranken: je drei auf die Handgelenkspulse und noch einmal drei mit den Händen über der Stirn. Wenn Sie das für sich selbst tun, sprechen Sie die neun Gebete laut und voll Andacht.

Nehmen Sie Kräuterbäder mit Weinraute und Basilikum.

Legen Sie einen ganz kurzen Weinrautestengel unter die Zunge, den Sie im Laufe einer Stunde allmählich aussaugen und die Säfte schlucken, um dann wieder ein neues Stückchen zu nehmen – den ganzen Tag über. Vorher sollten Sie allerdings testen, ob Sie allergisch gegen Weinraute sind. Zupfen Sie ein kleines Blatt ab, und zerreiben Sie es in der Ellenbeuge. Wenn hier innerhalb von zwanzig Minuten eine Rötung entsteht und es zu jucken beginnt, sind Sie allergisch. Nehmen Sie in diesem Fall – oder wenn Sie schwanger sind oder keine Weinraute finden können – Basilikum.

Ich lege meinen Patienten nahe, sich in der Gärtnerei eine Weinraute zu kaufen, um sie zu Hause liebevoll zu pflegen und dieses »Gnadenkraut« (so einer ihrer gebräuchlichen Namen) um seine Heilkräfte zu bitten. Meditieren Sie bei der Pflanze, um ihr zu vermitteln, wo Sie Heilung brauchen.

Außerdem soll an mindestens drei aufeinanderfolgenden Tagen mit Kopalharz oder Rosmarin im Haus geräuchert werden.

## Invidia – Neid

Mit Ängsten und Depressionen beschäftigen wir uns ohne weiteres, aber mit Neid und Mißgunst schon viel weniger bereitwillig. Wir sehen Neid offenbar mehr als moralisches, also eher religiöses und nicht so sehr als psychisches Problem; jedenfalls ist in unserer Kultur relativ wenig von ihm die Rede. Das ist bei den Maya ganz anders. Aus meiner Sicht trägt ihre Sicht des Neides viel zum Verständnis der menschlichen Interaktionen bei.

Ich bin in einer religiösen Einwandererfamilie aufgewachsen, und da war jeden Tag von Neid die Rede. Meine Mutter stammte aus dem Iran, mein Vater war in Italien geboren. In den Ländern des Mittelmeerraums und des Mittleren Ostens ist das Problem des Neides den Menschen sehr gegenwärtig.

Wir Kinder wurden katholisch erzogen. Damals mußten Kinder noch einen roten Überwurf tragen, um aller Welt ihren Glauben zu verkünden. Isola, meine italienische Großmutter, vergaß nie, diesen Überwurf mit einer Knoblauchzehe zu versehen, die mich vor Neid und Mißgunst schützen sollte, und von meiner persischen Großmutter, Penna, bekam ich eine silberne Hand aus Persien, die über der Knoblauchzehe angebracht wurde.

Großmutter Isola erzählte, daß Neid ganz natürlich ist und jeder Mensch immer wieder mal Neid empfindet. Deshalb, fügte sie hinzu, schützt man sich am besten mit Knoblauch und Glücksbringern wie silbernen Händen oder Augen oder Hörnern. Sie sagte aber auch, daß Neid und Mißgunst gefährliche Waffen sind, die andere sehr krank machen können. Als Gegenmittel empfahl sie kleine Sprüche wie diesen: »Ich wünschte, ich wäre so hübsch wie sie – und sie wäre noch hübscher«, oder »Ich wünschte, ich hätte ein so schönes Haus wie sie – und sie hätte ein noch schöneres.«

Die Einstellung der Maya zum Neid war mir daher nicht fremd, und ich sah auch keinen Grund, sie als Aberglauben abzutun. Don Elijio und andere Heiler bezeichneten den Neid als die »Nationalkrankheit der Maya«, und ich sollte reichlich Gelegenheit bekommen, den verheerenden Einfluß des Neides auf das menschliche Zusammenleben zu beobachten. Neid, ob wir ihn beachten oder nicht, ist im Unterbewußtsein aller Menschen vorhanden. Auch in vorjüdischer und vorchristlicher Zeit glaubten die Menschen schon, daß Neid auch körperlichen Schaden zufügen kann.

Die Neid-Krankheit entwickelt sich, wenn man täglich oder immer wieder einer Neidströmung ausgesetzt ist: dem in Gedanken oder Taten projizierten Neid oder der Eifersucht eines anderen. Dadurch können seelische und körperliche Beschwerden entstehen. Der ständige Beschuß mit negativer Energie raubt dem Opfer Ch'ulel. Neid oder Mißgunst sind also der Wunsch, Kollegen, Verwandten, Angestellten, Dienstmädchen, Freunden oder Bekannten Energie fortzunehmen. Mal sind wir Opfer, mal selbst die Täter.

Seinen Patienten sagte Don Elijio: »Vielleicht hast du immer feines Essen auf dem Tisch, wohnst in einem schönen Haus, hast eine gute Arbeit und hübsche Kinder. Deine Kollegen oder Nachbarn sehen das jeden Tag mit Neid und Mißgunst. Dann dauert es nicht lange, bis du krank wirst.« Erfolg, Glück, gutes Aussehen, Ruhm, Reichtum, Liebesglück, Kinder – all das sehen die Maya als Anlaß zu Neid und Eifersucht. Oft hat das Opfer selbst nichts getan, was den Neid anderer provoziert. Ich sehe den Neid als einen schlammigen Strom, der alles überschwemmt und verfinstert.

Neid kann auch eine positive Seite haben. Wenn wir klug genug sind, die Vorzüge und das gute Geschick anderer als Ansporn zu nehmen, werden wir vielleicht selbst weiterkommen. Dann schaut man sich das beneidenswerte Leben eines anderen an und sagt sich: »Hm, das müßte ich doch auch können. Ihr werdet sehen, daß ich es sogar noch besser kann.« So nimmt man den Neid als etwas, das einem Schwung gibt, selbst aktiver und produktiver zu werden. Solcher Neid inspiriert und vergeht dann wieder, ohne jemandem zu schaden.

Schädlich ist Neid nur, wo wir davon ausgehen, daß nicht genug für alle da ist. Nur dann meinen wir, daß unser Nachbar mehr hat, als ihm zusteht, und daß er uns dadurch etwas wegnimmt. Dahinter steht die Furcht, nicht genug zu bekommen; und der Glaube, wir wüßten, wieviel anderen zusteht.

**Symptome der Neid-Krankheit** Wenn zu Hause oder in Ihrer Nachbarschaft jemand neidisch auf Sie ist, werden Sie vielleicht das Gefühl bekommen, daß Sie erst wieder glücklich sein können, wenn Sie weggehen. Kommt der Neid von einem Arbeitskollegen, werden Sie wahrscheinlich bald meinen, daß Sie die Arbeitsstelle oder den Beruf wechseln müssen, um aufatmen zu können. Sie werden in der Nähe solcher Menschen bedrückt und verwirrt sein und sich besser fühlen, wenn Sie anderswo sind.

Es kann sein, daß Sie sich immer weniger für die Dinge des Alltags interessieren und Ihre eigenen Herzenswünsche und Interessen Ihnen zunehmend gleichgültig werden – nicht mehr der Mühe wert. Sie schlafen schlechter und bekommen Alpträume, der Appetit geht verloren, Magenstörungen stellen sich ein, Sie haben immer weniger Selbstvertrauen. Es wird Ihnen zunehmend unbehaglich zumute, bis Sie schließlich nichts mehr von Frieden und Harmonie spüren.

## Alte Weisheit

### Heilmittel für die Neid-Krankheit

Die Behandlung ist hier grundsätzlich die gleiche wie bei den anderen spirituellen Krankheiten: Gebete, Kräuterbäder, Räucherwerk und Tees. Die Anwendungen müssen mindestens einmal wöchentlich wiederholt werden. Geeignete Tees sind Rosmarin, Basilikum und Weinraute.

Die Neid-Krankheit kann jedoch sehr hartnäckig sein, so daß gelegentlich professionelle Hilfe nötig wird. Auch Segnungen durch Geistliche sind hier sehr hilfreich. Das gleiche gilt für das regelmäßige Lesen von spiritueller Literatur. Mit diesen Mitteln ersetzt man verlorengegangenes Ch'ulel.

Die Neid-Krankheit zeigt sich auch als anhaltendes Pech, und das Gefühl, daß das Schicksal es auf Sie abgesehen hat, macht sich breit. Sie bekommen den Eindruck, daß Sie grundsätzlich zur falschen Zeit am falschen Ort sind und das Leben einfach in jeder Hinsicht ein Kampf ist.

**Wie wir Neid anziehen** Durch Überlegenheitsgebaren, Kritik und verächtliche Behandlung anderer können wir selbst, ohne es zu wollen, Neid und Mißgunst auf uns ziehen. Wir setzen uns einer »Ansteckung« mit dieser Krankheit selbst aus, wenn wir uns zu übler Nachrede, Prahlerei und Unfreundlichkeit hinreißen lassen. Der Übertragungsweg der Neid-Krankheit ist durch den zugefügten Schmerz gegeben. Bleiben wir also zurückhaltend, um uns solchen Pfeilen nicht auszusetzen. Vielleicht trifft uns trotzdem einer, aber dann haben wir unser Unglück wenigstens nicht selbst verursacht. Ein altes kreolische Sprichwort in Belize lautet: »Eigenlob ist gar kein Lob.«

Mancher Klatsch und Tratsch löst Neid aus oder ist selbst schon Ausdruck von Neid. Wenn wir über andere herziehen, um selbst besser dazustehen, wird es Ärger geben. Wir bemerken ja schon an uns selbst, daß wir uns danach nicht besser, sondern eher schlechter fühlen. Eine konstruktive Diskussion ist etwas ganz anderes: Wir sprechen mit einem Freund, um vielleicht unserer Verärgerung über einen anderen Freund Luft zu machen, und dabei gehen wir die Situation noch einmal durch und betrachten sie von allen Seiten. Haben wir uns doch einmal zu Klatsch und Tratsch hinreißen lassen, sollten wir der betroffenen Person wenigstens anschließend noch gute Gedanken zukommen lassen.

**Amulette** Es kann sein, daß ein Heiler einen von der Neid-Krankheit befreit und sie einen doch immer wieder befällt, weil Sie nach wie vor Kontakt mit dem Neider haben. Deshalb tragen die Maya Amulette, die den Strom von negativem Ch'ulel abwehren. Die Amulette werden aus in der Natur gefundenen Dingen auf besondere Weise angefertigt und dann mit alten und heiligen Gebeten gesegnet. Darin bittet man die Maya-Geister um Schutz, Hilfe und Segen. Solch ein Amulett kann man nur von einem H'men bekommen, weil hier die Segenskraft seines Sastun erforderlich ist.

**Was tun, wenn man selbst neidisch ist?** Neid ist in jedermanns Herz. Jeder wird mal den Neid anderer und mal den eigenen erleben.

Eine gute Freundin und ich besuchten einmal eine weitere

Freundin, die gerade ein neues Haus gekauft und uns zu einer Besichtigung eingeladen hatte.

Dieses Haus, ein gewaltiges Prachtstück viktorianischer Baukunst mit geräumigem Eingangsvorbau, war liebevoll restauriert worden. Auf dem Heimweg gab meine Freundin zu, daß sie neidisch war und sich deswegen schämte. Ich erzählte ihr von Großmutter Isolas Lösung, und gemeinsam rezitierten wir: »Ich wünschte, ich hätte ein so schönes Haus wie Marys – und sie selbst hätte ein noch schöneres.« Ich habe Großmutter Isolas Rat viele Male befolgt.

Wenn Sie an sich selbst Neidgefühle bemerken und etwas zu unternehmen bereit sind, sind Sie schon auf dem Weg der Genesung. Ein kleines Ritual wird Ihnen helfen: Legen Sie sich ein wenig Weinraute unter die Zunge, und sprechen Sie: »Ich bin jetzt frei von Neid und Eifersucht und wünsche (Name) Glück in seinem/ihrem Leben. Auch ich kann etwas schaffen und Erfolg haben und mich beweisen.« Nehmen Sie danach ein Kräuterbad, und räuchern Sie in Ihrem Haus mit Kopalharz oder anderen besonders wirksamen Substanzen wie Salbei, Zeder oder Rosmarin.

## Alte Weisheit

### Unglücks-Kehraus

Die Maya kehren Treppen und Diele mit einem Besen, den sie vorher in einen Eimer mit Basilikumwasser getaucht haben. Man zerquetscht die frischen Basilikumblätter mit der Hand im Wasser und läßt das Ganze vor dem Gebrauch eine Weile stehen. Damit möchte man Neid abwehren oder eine Pechsträhne beenden.

Beginnen Sie mit dieser Prozedur an einem Donnerstag oder Freitag, und wiederholen Sie sie an neun aufeinanderfolgenden Tagen. Man kann überall im Haus Basilikumwasser versprengen, vor allem da, wo man schläft, ißt und sich ausruht. Sagen Sie dabei: »Alles Pech und Unglück muß jetzt mich und diesen Ort verlassen. Ich glaube von ganzem Herzen, daß dieses heilige Wasser und diese Gebete alles Unglück vertreiben und mein Leben zum Besseren wenden.«

**Ein Haus von Neid säubern** Man weiß nie, was für negative Gefühle nach einer Scheidung, einem Streit, einem Einbruch oder anderen bösen Vorkommnissen in einem Haus zurückbleiben. Gebäude, Gegenstände, sogar Pflanzen können negatives Ch'ulel aufnehmen.

Meine Freundin Louise, alleinerziehende Mutter, beschäftigte zweieinhalb Jahre lang eine Haushälterin aus El Salvador. Elsa, so hieß sie, war älter als Louise, und als sie sich eingelebt hatte, bekam sie etwas Aufsässiges und Bevormundendes.

Sie hielt sich für die bessere Mutter, und das ließ sie Louise auch immer wieder wissen. Den Kindern redete sie ein, sie sei die bessere Köchin und Gefährtin und liebe sie genauso, wenn nicht mehr als ihre Mutter.

### Weihwasser

Don Elijio schrieb dem Weihwasser aus katholischen Kirchen besondere Kräfte zu. Er hatte immer eine Flasche mit Weihwasser in seiner kleinen Heilertasche und benutzte es täglich zu spirituellen Heilungen. Weihwasser kann man ins Glasflaschen (kein Plastik!) bis zu einem Jahr aufbewahren. Zerdrücken Sie ein wenig Weinrautenkraut in einer Vierteltasse Weihwasser, und trinken Sie es. Geben Sie neun Tropfen Weihwasser in einen Tee, der zu Heilzwecken bereitet wird. Ich gebe gern eine Tasse davon ins Bad oder in das Wasser, mit dem ich ein Haus segne.

Besonders kehrte sie diese Haltung heraus, wenn es um eine kümmernde Topfpflanze ging, die Louise schon etliche Jahre hatte. Elsa pflegte diese Pflanze wieder gesund und hatte sie fortan in der Küche neben dem Waschbecken stehen. Sie ließ keine Gelegenheit aus, Louise unter die Nase zu reiben, daß sie die Pflanze gerettet hatte und Louise dazu nicht in der Lage gewesen war.

Dieses Verhalten paßte Louise gar nicht, aber sie brachte es nicht über sich, Elsa vor die Tür zu setzen. Sie schwieg zu allem, bis Elsa sich nicht mehr an die vereinbarten Zeiten zu halten begann und sie sogar vor anderen anschrie. Als Louise das zur Sprache bringen wollte, ging Elsa in die Luft. Sie lief aus dem Haus und kam später wieder, als niemand daheim

## Der böse Blick

*Mal ojo,* der böse Blick, mag auch mit Neid zu tun haben, ist aber meist nicht mit anhaltendem Übelwollen verbunden.

Man kann sich den bösen Blick auf verschiedene Arten zuziehen. Wenn Sie beispielsweise in einem absolut hinreißenden Outfit daherkommen und jemand anderes grün vor Neid wird, kann dessen möglicherweise haßerfüllter Blick Sie depressiv oder sogar krank machen. Das kann auch Menschen passieren, die einen Preis gewonnen, eine Trophäe errungen, ein neues Haus gekauft oder eine Beförderung erhalten haben.

Die Maya glauben, daß kleine Kinder krank werden können, wenn ein neidvoller Blick sie trifft. Daher der Brauch, das Gesicht eines Säuglings mit einem Tuch aus leichtem Stoff abzudecken, um es vor »heißen Augen« oder »bösen Augen« zu bewahren.

Sie sind gewiß schon Menschen begegnet, die einen so stechenden Blick hatten, daß Sie sich regelrecht unwohl fühlten. Menschen mit solch einem Blick sollten wissen, wie sie auf andere wirken. Ein Maya-Heiler erzählte mir einmal von einer Nachbarin, die sich zum Besuch bei einem ihrer Kinder stets anmeldete, damit man den Papageienkäfig rechtzeitig verhängen konnte, um das Tier vor dem überaus stechenden Blick dieser Frau zu bewahren.

Symptome des bösen Blicks sind beispielsweise entzündete, tränende, verschleimte Augen, plötzlich auftretende heiße, juckende Hautausschläge, Schlafstörungen und Alpträume, schwindendes Interesse an den Dingen des Alltags und schließlich eine Neigung, mit geliebten Menschen und Familienmitgliedern aneinanderzugeraten.

Die Behandlung ist die gleiche wie bei der Neid-Krankheit.

Auch viele Christen glauben an den bösen Blick. Die frühen Juden verstanden den bösen Blick als einen Dämon, wie Miriam Chaiken schreibt. »Ein Mensch konnte den bösen Blick haben, ohne es zu wissen. Man sagte, sein Blick bringe Unglück wie der eines mißgünstigen Menschen.« Die Juden besaßen eine Reihe von Abwehrmitteln, zum Beispiel Amulette, das Ausspeien, die Zahl Drei.

war. Sie verteilte die Schmutzwäsche auf dem Wohnzimmerboden und verschwand auf Nimmerwiedersehen.

Jetzt, da es vorbei war, bat Louise mich, das Haus zu reinigen. Wir taten es gemeinsam mit dem folgenden Ritual. Danach breitete sich tiefer Frieden aus.

Aber die gesundgepflegte Pflanze neben dem Waschbecken welkte und starb innerhalb von sechs Stunden.

Ein Haus von Neid zu säubern ist nicht schwierig und zudem ein äußerst heilsames Ritual. Den Wänden, Teppichen, Kleidungsstücken und allem anderem im Haus wird die negative Energie entzogen. Wenn das Ritual richtig wirken soll, müssen Sie an sich und die Pflanzen und die übrigen zum Einsatz kommenden Mittel glauben.

Besonders wichtig ist, daß Sie dieses Ritual nie – *niemals* – zur Selbstdarstellung mißbrauchen. Seien Sie zurückhaltend und bescheiden. Auch große Worte sind nur hinderlich. Je weniger gesprochen wird, desto besser. Alles Gerede über das spirituelle Heilen schwächt nur seine Wirkung.

Auch Publikum ist bei dieser Arbeit eher fehl am Platz. Am besten ist es, wenn Sie mit einer Person allein arbeiten. Angehörige können zugegen sein, aber Skeptiker und Ungläubige behindern Sie nur, wenn Sie noch Anfänger sind.

Beginnen Sie mit Gebeten an den Geist, zu dem Sie in dieser besonderen Beziehung des Gebens und Nehmens (nicht nur des Nehmens) stehen. Räuchern Sie im ganzen Haus. Sprechen Sie Ihre Gebete mit vertrauensvoller, dankbarer Liebe, während Sie das Räuchergefäß von Zimmer zu Zimmer tragen. Geben Sie jeder anwesenden Person etwas Weinrautenkraut unter die Zunge, und zerdrücken Sie Weinraute, Basilikum und Tagetes in Wasser.

Lassen Sie die Pflanzen ein wenig im Wasser ziehen, am besten in der Sonne, während Sie das Räuchergefäß durchs Haus tragen. Danach versprengen Sie das Wasser mit den Händen oder einigen zusammengebundenen Tagetes- und Basilikumstengeln überall im Haus, während Sie darum bitten, daß Neid und Eifersucht aus dem Haus vertrieben werden, weil sie Schaden anrichten.

Tun Sie sich hier keinerlei Zwang an, sprenkeln Sie das Wasser auch in alle Schränke und Kammern, Bäder, Duschen, unter die Betten und Tische. Widmen Sie den vier Ecken des Hauses besondere Aufmerksamkeit, und besprengen Sie schließlich auch die Bewohner des Hauses.

Wenn Sie das an einem Donnerstag oder Freitag tun können, um so besser. Wenn nicht, dann ist das auch in Ordnung; mit Ihrem Glauben können Sie diesen kleinen Nachteil ausgleichen.

Die Reinigung wirkt sich unendlich wohltuend auf den gesamten Haushalt aus. Der Unterschied ist direkt spürbar – Leichtigkeit und Frieden breiten sich aus, Hoffnung und Klarheit kehren ein.

## Pesar – Kummer

Kummer und Trauer kennt jeder Mensch. Auch diese Gemütsverfassung zehrt unsere Ch'ulel-Reserven auf. Wir müssen trauern, um zum Beispiel den Verlust eines geliebten Menschen zu verwinden. Auch zerbrochenes Liebesglück, eine Scheidung und andere unwillkommene Veränderungen im Leben ziehen Kummer und Trauer nach sich. Ein dauerhafter Ortswechsel kann bei Kindern einen Kummer hervorrufen, der manchmal jahrelang, ja lebenslang anhält.

**Haben Sie die Pesar-Krankheit?** Ein häufiges Zeichen dieser Krankheit sind abgrundtiefe klagende Seufzer. Der betroffene Mensch atmet flacher als sonst, so als säße der ganze Schmerz in der Brust und als dürfe man sie daher nur ganz wenig bewegen. Bei Kindern äußert sich die Krankheit beispielsweise als Weinerlichkeit, Unzufriedenheit, Schlaflosigkeit, die Unfähigkeit zu spielen und ein allgemeines Unwohlsein.

Pesar kommt manchmal zusammen mit Susto, besonders bei Menschen, die jemanden durch plötzlichen gewaltsamen Tod – zum Beispiel Mord, Selbstmord oder Unfall – verloren haben. Man wird von Erinnerungen an den Verstorbenen verfolgt und quält sich selbst mit Vorstellungen von den letzten Augenblicken dieses Lebens. Manchmal kann solch ein Mensch das

Grauen auch dann nicht wieder loswerden, wenn er gut betreut wird und sich mitteilen kann.

Auch bei Pesar wird mit Gebeten, Kräuterbädern und Räucherwerk behandelt.

**Angestautes Pesar** Eine junge kanadische Frau suchte mich in meiner Praxis in Belize auf. Sie war ein paar Jahre zuvor nach Belize ausgewandert und hatte hier eine ökologische Farm aufgezogen. Drei Monate vor ihrem Besuch war ihr jüngerer Bruder, mit dem sie eine innige Beziehung verband, auf dem Weg zum Flughafen – er wollte seine Schwester zum ersten Mal in ihrer neuen Heimat besuchen – bei einem Autounfall ums Leben gekommen.

Sie hatte folgende Symptome: geschwollene Lymphdrüsen, Blasenentzündung, Schlaflosigkeit, Verdauungsstörungen, durchfallartige Stühle, ständige Müdigkeit, Depression und ein nicht abzuschüttelndes Gefühl von drohendem Unheil. Sie war zur Untersuchung in einer Klinik gewesen, und dort hatte man ihr gesagt, bis auf die Blasenentzündung sei alles normal.

Dann berichtete sie, bei der Nachricht vom Tod ihres Bruders habe sie im Bauch einen schmerzhaften Stich gespürt, und dieses Gefühl sei nie wieder ganz verschwunden. »Es ist wie ein eisiger Knoten in den Eingeweiden«, erzählte sie. »Mein Appetit ist einfach weg. Ich habe seit seinem Tod sechzehn Kilo abgenommen. Ich habe meinen Bruder wirklich sehr geliebt. Wir waren nicht nur Geschwister, sondern die besten Freunde. Als Teenager hatten wir gemeinsame Rendezvous, wir verbündeten uns gegen unsere Eltern, und jeder war für den anderen Stütze und Inspiration. Wir haben regelmäßig miteinander telefoniert, und ich konnte es kaum erwarten, ihn das erste Mal in Belize zu sehen. Ich kann meine Trauer einfach nicht überwinden, und ich sehe ihn immer wieder in diesem Auto, dann der Unfall und was er gefühlt haben muß. Das verfolgt mich. Ich habe immer sehr lebhaft geträumt und mich abends geradezu auf das Schlafengehen gefreut. Ich schreibe meine Träume in einem besonderen Buch auf. Seit dem Tod meines Bruders konnte ich mich an keinen einzigen Traum mehr erinnern.«

Ich ging nach draußen zu meinem Weinrautenstrauch und pflückte, nachdem ich das Pflanzengebet gesprochen hatte, ein paar Zweige. Wieder in meiner Praxis, gab ich der Frau einen kleinen Stengel unter die Zunge, legte die übrigen über Kreuz auf ihre Handgelenkspulse und sprach das Pesar-Gebet.

Fast augenblicklich brach der Damm der Tränen, und dann flossen sie, als wollten sie gar nicht wieder aufhören. Sie schluchzte hemmungslos, und es tat ihr gut. Ich bereitete ihr auf der Stelle ein Bad und badete sie selbst in Weinraute, Basilikum und Tagetes, während sie nackt auf meiner Veranda in der Sonne saß. Wir fühlten beide, wie das ganze Entsetzen und der Kummer sich Minute für Minute aus Körper, Geist und Seele zurückzog.

Nach dem Bad umräucherte ich sie mit Kopalharz und sprach noch einmal die Pesar-Gebete. Danach legte sie sich zum Ausruhen in meine Praxis – und schlief dort in tiefem Frieden volle drei Stunden.

Nach dem Aufwachen erzählte sie, sie habe von ihrem Bruder geträumt. Er sei gut aufgehoben gewesen und habe ihr gesagt, sie solle ganz beruhigt sein, denn es gehe ihm sehr gut. »Bis jetzt habe ich noch frei«, erzählte er, »und weiß noch nicht, worin meine Aufgabe hier bestehen wird.«

Seit jenem Tag ist dieser Frau wieder wohlauf und kann ihren Tätigkeiten nachgehen. Der Knoten im Bauch hat sich aufgelöst, sie kann wieder essen, hat wieder Farbe im Gesicht und volles, glänzendes Haar. Das Bad hatte ihr so gut getan, daß sie jetzt selber Weinraute, Basilikum und Tagetes zieht und regelmäßig damit badet. An solchen Tagen, sagt sie, seien ihre Träume besonders lebhaft.

Und gottlob denkt sie nur noch selten an den Tod ihres Bruders. Sie erinnert sich lieber an gemeinsame schöne Zeiten und sagt Dank dafür, daß er da war.

**Liebeskummer** Liebeskummer ist so verbreitet, und doch wissen so wenige, wie sie sich selbst helfen können, die Phase des Schmerzes und Kummers mit Haltung zu durchleben. Die Maya sehen das gebrochene Herz als eine spirituelle Krankheit, die sich in allerlei Symptomen manifestiert – zum Beispiel

Schlaflosigkeit, Angst, unkontrollierbare Gedanken, Eßstörungen mit Zu- oder Abnahme, Verwirrung, Entscheidungsschwäche und Depression.

Als Beispiel hier nun eine Geschichte mit glücklichem Ausgang.

Eine junge amerikanische Pharmaziestudentin nahm an einem Seminar auf der Ix Chel Farm teil. Während ich über die spirituellen Heilmethoden der Maya sprach, sah ich bereits, daß sie großen Kummer hatte. Nach dem Unterricht kam sie auf mich zu und fragte, ob sie mich allein sprechen könne.

»Ich hatte die ganze Zeit das Gefühl, daß Sie direkt zu mir sprechen«, sagte sie. »Eine Woche vor unserer Reise hierher hat mein Freund sich von mir getrennt, und ich war am Boden zerstört. Ich konnte die ganze Zeit nicht aufhören zu weinen. Er ist jetzt auch hier und hat etwas mit einem der anderen Mädchen angefangen. Es ist so verletzend und demütigend, ich bin so traurig, und es tut so weh – jeder Tag ist von morgens bis abends eine einzige Folter. Können Sie mir helfen? Gibt es dafür in der Maya-Medizin etwas?«

»Allerdings«, sagte ich, »das gibt es.« Ich nahm sie bei der Hand und ging mit ihr in die Gärtnerei, wo meine geliebten Weinrautepflanzen wachsen. Weinraute ist mein persönlicher Verbündeter unter den Pflanzen und hat mir schon oft geholfen. Ich setzte mich für einen Augenblick vor den Pflanzen hin und sprach die Glaubens- und Dankgebete. Ich nannte auch den Namen der Studentin und bat den Weinrautengeist, ihr über diese schwierige Zeit hinwegzuhelfen. Dann brach ich einen etwa acht Zentimeter langen Stengel ab und ließ sie ein kleines Stückchen davon unter die Zunge legen. Sie sollte daran saugen und die Säfte schlucken und noch dreimal ein neues Stück nehmen, bevor sie zu Bett ging.

Am nächsten Morgen um halb acht tauchte sie als erste auf und kam zu mir in die Gärtnerei.

Sie verkündete mit solcher Entschiedenheit, daß ich lachen mußte: »Wissen Sie was, Dr. Arvigo? Ich bin darauf gekommen, daß er mir einen Gefallen getan hat!«

Und wie recht sie hatte!

Was kann man nun bei Liebeskummer konkret tun?

*Gebete* Der Kranke braucht jetzt vor allem einen kräftigen Energieschub durch Heilgebete, die auf den Kummer und das Verlustgefühl gemünzt sind. Wenn Sie für jemand anderen beten, legen Sie ihm/ihr beim Beten die Hände auf den Kopf. Beten Sie für sich selbst, knien oder setzen Sie sich vor eine brennende grüne Kerze. Sprechen Sie die Gebete an neun aufeinanderfolgenden Tagen. Nach dem Beten blasen Sie die Kerze jedesmal wieder aus. Am neunten Tag lassen Sie sie abbrennen.

*Kräuterbad* Folgen Sie den Anleitungen zur Vorbereitung eines Kräuterbades auf S. 86. Es gibt so viele wohltuende Pflanzen, frische oder getrocknete, unter denen man wählen kann, wenn es ein gebrochenes Herz zu heilen gilt: Tagetes, Basilikum, Rosmarin, Zitronenstrauch, Thymian, Salbei, Zeder, Melisse, Mädesüß, Herzgespann, Kamille, Lindenblüten, Lavendel, Rosenpelargonie, Zitronenverbena. Wenn Sie davon einige in Ihrem Garten haben, setzen Sie sich für einen Augenblick zu ihnen, und erklären Sie ihnen, worum es für Sie geht – den Verlust, die Zurückweisung, das Zerstieben der Zukunftsträume zu überwinden. Was es auch sei, bringen Sie es vor, und beobachten Sie dann, welche Pflanzen Sie am meisten anziehen. Es können mehrere sein, drei oder vier, aber wenn es nur eine oder zwei sind, nehmen Sie diese, und es wird gut sein. Benutzen Sie einfach mit Zuversicht das, was Sie haben, und die Erfolge werden für sich sprechen.

### Alte Weisheit

#### Auch so kann man Pesar loswerden

Die Maya essen jeden Tag händeweise geröstete oder rohe Kürbiskerne, bis Traurigkeit und Kummer weichen.

Meditieren Sie, während Sie die Pflanzen mit bloßen Händen im Wasser zerdrücken. Denken Sie an Ihre Wünsche für die Zukunft, an das, was Sie sich von diesem Baderitual erhoffen – vielleicht einen Neubeginn und Erlösung von schmerzlichen Erinnerungen und der Traurigkeit.

Das Bad bietet Gelegenheit für Affirmationen wie diese:

»Mit diesem heiligen Wasser wasche ich alle Traurigkeit ab und wende mich wieder voll und ganz dem Leben zu.«

»Ich glaube mit der ganzen Kraft meines Herzens, daß ich durch dieses Bad und die Gebete wirklich Erleichterung erfahren werde.«

Wiederholen Sie dieses Bad alle drei Tage und mindestens dreimal, auch wenn Sie sich schon nach dem ersten Bad großartig fühlen sollten.

*Kräuter zum Trinken* Bei Liebeskummer greifen die Maya stets zum frischen Weinrautenkraut. Setzen Sie sich still vor die Pflanze, und erklären Sie ihr, was Sie brauchen. Knipsen Sie eine Zweigspitze ab – nur zwei bis drei Zentimeter –, und legen Sie sie unter die Zunge, um daran zu saugen und nach und nach den Saft zu schlucken. Das können Sie ein- oder zweimal am Tag machen, in der schlimmsten Phase der Trennung auch dreimal.

Sollten Sie gegen Weinraute allergisch sein, versuchen Sie es mit Johanniskraut. Es ist ein wunderbares Heilmittel und sowohl in der Natur leicht zu finden als auch in Form von Tee, Kapseln, Dragees und Tinkturen verfügbar. Schwangere sollten weder Weinraute noch Johanniskraut zu sich nehmen. Rosmarin und Basilikum sind hier ein guter Ersatz.

*Räucherwerk* Setzen Sie sich dem Rauch aus, während Sie beten, baden, Tee trinken oder an den frischen Blättern im Mund saugen. Räuchern Sie in den Räumen, die Sie und Ihr Partner als Wohn- und Schlafzimmer benutzt haben. Dieses Räuchern soll seelische und spirituelle »Überbleibsel« aus dem Haus und seinen Räumen entfernen. Tragen Sie das Räuchergefäß überall dahin, wo Erinnerungen an die Beziehung auf Sie einstürmen, aber vergessen Sie dabei nicht, sich auf die Veränderungen zu konzentrieren, die Sie mit dieser Maßnahme zu bewirken versuchen. Auch dies ist eine gute Gelegenheit, zu beten und Ihren Glauben zu bekräftigen.

**Der Tod geliebter Menschen** Auch diese spirituelle Krankheit ist eine Form von Pesar. Im Unterschied zum Liebeskummer geht es hier jedoch um etwas Endgültiges.

Trauer über den Tod eines geliebten Menschen ist etwas ganz Natürliches und Notwendiges, dem niemand sich entziehen sollte. Mit einem normalen Maß an Trauer ehren wir das Leben des Verstorbenen und bekunden, daß eine leere Stelle zurückbleibt, die nie wieder genau so zu füllen sein wird. Geht die Trauer jedoch über ihre Zeit hinaus und wird zu Gram, so daß der Alltag allzulange darunter leidet, dann muß etwas getan werden, was dem Trauernden hilft.

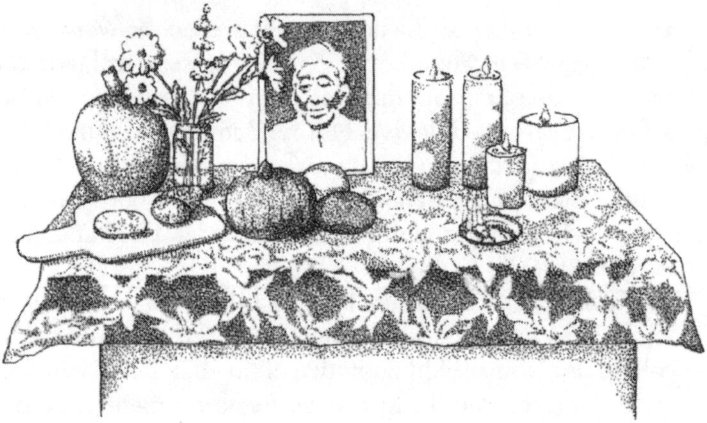

*Das Maya-Ritual für Verstorbene* Die Angehörigen richten einen Altar für den geliebten verstorbenen Menschen ein – ein Foto, Blumen, weiße Kerzen, Obst, manchmal ein wenig von jeder Mahlzeit. Sie laden Freunde und Nachbarn zur gemeinsamen ersten Nacht ein, und hier singt man zusammen und betet für den Verstorbenen. Dieses Zusammensein wird *Belario* genannt.

Der Tote wird meist am nächsten Tag von einem Geistlichen beerdigt. Während dieser Feier wird mit Kopalharz geräuchert, bis die letzte Erde auf den Sarg geschaufelt ist. Die nächsten neun Tage sind alle Mitglieder der Gemeinde von der Familie eingeladen, nach Sonnenuntergang zum gemeinsamen Beten und Singen zu kommen. Am letzten Abend versammeln sich noch einmal viele Menschen zum Beten, Räuchern und Singen, und anschließend gibt es ein meist von den Nachbarn zubereitetes Essen.

Am ersten Jahrestag kommen Angehörige und Freunde wieder im Haus des Verstorbenen zusammen, und das Beten und Singen kann die ganze Nacht dauern. Manche Familien belassen den Altar mit dem Foto jahrelang an einem Ehrenplatz. Und man empfindet es selbst als Ehre, sich um die Pflege des Altars kümmern zu dürfen – das Obst und die Blumen erneuern und sich um die Kerzen kümmern.

*Totengedenken* Der 1. November, Allerheiligen, hierzulande *El Día de los Todos Santos*, ist der Tag, an dem der Toten gedacht wird.

Es dürfte sich um einen ursprünglich keltischen, dann christlich umgedeuteten Festtag handeln, der mit dem von den Spaniern importierten Katholizismus kam und bei den heutigen Maya vielleicht ein Gemisch aus neuzeitlichen und antiken Bräuchen der Neuen und der Alten Welt ist. Jedenfalls ist es ein schöner Brauch und eine kurze Darstellung wert.

Der oder die Familienälteste ruft zunächst alle Angehörigen in Erinnerung, die in die Welt der Geister hinübergewechselt sind. Die Frauen der Familie backen anschließend je ein kleines Brot für jeden der Verstorbenen. Dessen Initialen sind auf dem Brot mit Teigstreifen gelegt. Bei Sonnenuntergang folgt eine Prozession zum Friedhof, und hier werden die Brote in einem Korb mitgeführt. So ziehen ganz Großfamilien singend mit diesen Körben durch die Straßen und zünden weiße Kerzen an. Das ist ein wunderschöner Anblick und zugleich Ausdruck der staunenden Verehrung für das jenseitige Leben der Toten.

Am Grab legen die Familienmitglieder die Brote auf Tücher oder Spitzendeckchen, und man stellt weiße Kerzen auf, während man auf den Segen des Geistlichen wartet. Er verweilt mit Weihwasser und Gebeten bei jedem der Gräber. Die Erwachsenen beten und räuchern mit Kopal, während die Kinder miteinander spielen.

Die Maya glauben, daß die Toten es lieben, wenn ihrer an

diesem Tag gedacht wird, ja daß sie vorübergehend zurückkehren, um die in den Broten enthaltenen spirituellen Opfergaben der Liebe und des Gedenkens anzunehmen. Es ist kein Tag der Trauer, sondern ein Tag großer Freude. Es ist auch der Tag, an dem man die Ahnen um Hilfe bittet, etwa um Regen und eine gute Ernte oder bei Krankheit, Familienstreitigkeiten und anderen Problemen.

Von dieser Art des Gemeinschaftslebens und der Erinnerung an unsere Vorfahren gibt es in der modernen Gesellschaft herz-

## Magie

Wenn die Leute das Wort »Magie« benutzen, wissen sie meist nicht, wovon sie überhaupt reden. Was ist eigentlich Magie? Gute Magie ist gutes Beten und gute Absicht. Schlechte Magie ist schlechtes Beten und schlechte Absicht. So einfach.

Gebet und Intention sind Ch'ulel oder Energie, und es ist in vielen Untersuchungen belegt worden, daß solche Energie ihre Wirkungen auf Menschen, Pflanzen, Tiere und alles Lebendige hat. Ob wir es wissen oder nicht, jeden Tag umschwirren uns Gebete und Intentionen aller Art. Die Stimmungen anderer lassen uns nicht unberührt, soviel wissen wir aus Erfahrung. Aber das ist mit Gebeten und Intentionen nicht anders. Ständige negative Gedanken in Richtung eines bestimmten Menschen sind eine Art Gebet. Selbst unsere depressiven Gedanken über uns selbst sind Gebete. Und hoffnungsvolle, positive Gebete sind eben Gebete zum Guten.

Don Elijio praktizierte mit seinen Behandlungen »gute Magie«, denn es war seine Absicht, den von spirituellen und körperlichen Krankheiten Heimgesuchten Hilfe und Beistand zu geben.

*Maldad*, »Bosheit« oder »Schlechtigkeit«, ist schlechte oder böse Magie. Maldad sehen die Maya als planvollen bösen Zauber, während der böse Blick und selbst die neidvolle Mißgunst nicht von so zielgerichteter böser Absicht sind.

Maldad kann darin bestehen, daß man auf andere wütend oder eifersüchtig ist und einen Schwarzmagier dingt, der den oder die anderen mit einem Zauberbann belegen soll. Es geht dabei meist um ungelöste Streitigkeiten zwischen Familien oder

lich wenig, aber wir können von den Maya doch einiges lernen und uns ihre Weisheit zunutze machen, wenn es Schmerz und Verlust zu überwinden gilt.

einzelnen. Man möchte dem Opfer vermeintliches Unrecht heimzahlen und mit dem Zauberbann dafür sorgen, daß dieser Mensch im Leben scheitert. Maldad kann auch Besessenheit erzeugen. Wenn man solch einem Fluch nichts entgegensetzt, sagen die Maya, kann er zum Tod führen. Dann breitet sich nämlich das Netz des Hasses und des Bösen aus, so daß der Magier immer mehr Macht bekommt und seine üblen Mittel immer wirkungsvoller werden.

Nur H'men können Maldad diagnostizieren und behandeln. Man muß dazu nämlich mit der Welt der Geister kommunizieren können. Durch Träume oder mit Hilfe seines Sastun kann ein H'men die Maldad-Diagnose bestätigen und dann seine Kräfte einsetzen, um den Fluch oder Bann zu lösen.

Als Don Elijio mich mit dem Maldad-Begriff vertraut machte, fiel es mir nicht leicht, mich auch für spirituelle Krankheiten dieser Art zuständig zu fühlen. Ich war außer mir vor Angst, als er mich zum ersten Mal bei der Behandlung einer Frau mitarbeiten ließ, die nach seiner Überzeugung »besessen« war; ich mußte ihm bei einer Prozedur helfen, die sich zu einem regelrechten Exorzismus auswuchs. Und kaum weniger entsetzt war ich, als er mich zu einem Haus schleppte, das »gereinigt« werden mußte. Hier ließ er mich nämlich mit bösen Geistern allein, die, wie er sagte, für sonderbare Vorkommnisse in diesem Haus verantwortlich waren. Im Laufe der Jahre ist mir jedoch klargeworden, wieviel Hilfe solche spirituellen Interventionen bedeuten können.

## Spirituelle Krankheiten, bei denen man H'men braucht: Verlorene Seelen Gestorbener, Gespenster, Besessenheit

Eine »verlorene Seele« gehört zu einem Verstorbenen, der den Übergang von der stofflichen Sphäre zum Totenreich in der Geisterwelt nicht gänzlich bewältigt hat. Diese Seele durchstreift jetzt einen Zwischenbereich, den die Maya *Xibalba* nennen, »Ort der Ehrfurcht«. Solch ein Mensch ist meist eines gewaltsamen, plötzlichen Todes gestorben, so daß er keine Zeit hatte, sich auf den Tod vorzubereiten. Er konnte weder beichten noch Unrecht bereinigen, und er mußte ohne die Unterstützung durch Gebete sterben.

Diese unglücklichen Wesen irren verstört umher. Manche folgen dem Ruf böser Magier und werden durch Schmerz und Entbehrung zu Instrumenten des Bösen.

»Gespenster« sind verlorene Seelen, die sich schon sehr lange in diesem Zustand der Verwirrung und Orientierungslosigkeit befinden. Sie sehnen sich so sehr nach Gesellschaft und Austausch, daß sie häufig dort bleiben, wo sie im Leben zuletzt gewohnt haben.

Nach Auffassung der Maya sind solche Seelen in der Unterwelt gefangen und weder ganz tot noch ganz lebendig. Auch Gespenster können sich wie die verlorenen Seelen in ihrer Verzweiflung von Hechiseros zu bösen Zwecken mißbrauchen lassen. Im Extremfall ergreifen sie von lebenden Menschen Besitz.

Ein H'men kann mit einem Ritual dafür sorgen, daß verlorene Seelen und Gespenster ihren Weg finden. Auch Exorzismen nehmen die H'men vor.

**Ein Ritual für plötzlich Verstorbene** Die Maya-Heiler legen uns ans Herz, der Toten, insbesondere der plötzlich Verstorbenen stets mit Gebeten und spirituellen Opfergaben zu gedenken. Die Gebete, sagen sie, beruhigen und trösten die verlorenen Seelen, bewahren sie vor schlechter Gesellschaft und rufen Engel herbei, die die Seelen sanft heimgeleiten, so daß sie Frieden finden.

Hier etwas, was Sie selbst tun können: Richten Sie in Ihrem

Haus auf einem Tisch oder Regalbrett oder an irgendeiner geeigneten Stelle einen Altar ein. Sie werden vielleicht, um neugierigen Fragen von Besuchern auszuweichen, eine nicht direkt einsehbare Ecke wählen. Stellen Sie ein Foto des Verstorbenen auf den Altar und dazu religiöse Symbole oder Statuen oder Gegenstände, die dem Glauben des Toten entsprechen. Auch Blumen sollten hier immer stehen, vor allem weiße Rosen und Tagetes; aber natürlich sind alle Blumen geeignet, die Sie mit Liebe darbringen.

Der Altar sollte stets saubergehalten werden, die Blumen sollten immer frisch sein. Legen Sie sich Zeiten fest, zu denen Sie vor dem Altar sitzen oder knien können, um in der Ihnen gemäßen Weise zu beten. Katholische Maya beten vor dem Altar den Rosenkranz. Wenn Sie mit Kopal, Salbei, Zeder oder Rosmarin räuchern, wird die Atmosphäre um den Altar gereinigt, und die Maya glauben, daß die Verstorbenen sich dann wie in einem warmen Bad fühlen. Wiederholen Sie das neun Tage lang täglich. Manche legen sich neun Steine in eine Schale und legen jeden Tag nach dem Beten einen davon in eine zweite Schale.

## Der Maya-Heilpflanzengarten

Auf ganz kleinem Raum können Sie sich Ihren eigenen Maya-Heipflanzengarten anlegen und aus ihm die Heilkräfte der Natur für körperliche und geistige Krankheiten beziehen. Betrachten Sie diese Stelle als Ihr Heilbiotop. An solch einem Garten haben nicht nur wir selbst unsere Freude, sondern er leistet etwas für die ganze Erde. In den natürlichen Verbreitungs-

### Ein Wildbiotop im eigenen Garten

Auch wenn Sie keinen Heilgarten anlegen möchten, sollten Sie einen kleinen Teil Ihres Gartens verwildern lassen. Hier werden sich Pflanzen ansiedeln, die in Ihren Breiten heimisch sind, und auch mit dieser kleinen Maßnahme sichern wir die Artenvielfalt. Am meisten tun wir manchmal mit dem, was wir unterlassen.

gebieten dieser Heilpflanzen wird immer mehr Land für andere Zwecke erschlossen, und die Pflanzen finden hier immer weniger Lebensraum.

Diese wunderbaren Pflanzen verschönern nicht nur Ihre Umgebung, sondern schenken Ihnen und Ihren Angehörigen und Freunden oder Klienten sehr wirksame Mittel gegen allerlei häufig vorkommende Krankheiten. Nach den Anweisungen in diesem Buch können Sie die Pflanzen als Kräutertees, beruhigende Kräuterbäder und Räucherwerk verwenden oder zu Salben, Hustensirups und anderem verarbeiten.

## Einen Heilgarten anlegen

Legen Sie zunächst eine geeignete Stelle fest. Sie sollte sonnig sein und durchschnittliche Bodenverhältnisse bieten. Die folgenden Heilpflanzen sind alle nicht besonders anspruchsvoll, lieben aber viel Sonne und müssen gut bewässert werden. Geben Sie noch einen ordentlichen Schuß Liebe dazu, und es kann kaum noch etwas schiefgehen.

Säubern Sie die Stelle von Unkraut, und graben Sie den Boden um, wobei Sie etwas Dünger oder Kompost einarbeiten. Das ist eine Arbeit für das zeitige Frühjahr oder den Spätherbst.

Hier ein paar pflegeleichte und dankbare Pflanzen, die Sie selbst aus Samen ziehen oder vorgezogen kaufen können:

### Ein Heilgarten mit Topfpflanzen

Wenn Sie keinen Garten haben, können Sie die Heilpflanzen auf dem Balkon oder auch auf dem Fensterbrett in Töpfen und Kästen ziehen. Sie brauchen Töpfe von etwa 25 Zentimeter Durchmesser und einige Pakete Pflanzerde. Füllen Sie die Töpfe oder Kästen zuerst zwei bis drei Zentimeter hoch mit Sand, damit keine Staunässe entstehen kann. Auch oben sollen nach dem Einfüllen der Erde zwei bis drei Zentimeter bis zum Rand bleiben.

Weinraute – Pflanze
Basilikum – Pflanze oder Samen
Tagetes – Pflanze oder Samen
Rosmarin – Pflanze
Thymian – Pflanze
Salbei – Pflanze oder Samen
Rote und weiße Rosen – Pflanze
Amaranth – Samen
Hibiskus – Pflanze

Fangen Sie mit ein, zwei Exemplaren jeder Art an. Von der Weinraute ist normalerweise nur eine einzige Sorte zu haben. Basilikum kommt in zahlreichen Formen vor, mit denen Sie später experimentieren können; bleiben Sie zunächst bei *Ocimum basilicum*. Tagetes kann die Zwergform oder die hohe Wuchsform sein, je nach den Platzverhältnissen in Ihrem Garten. Die kleine Form macht sich sehr nett in Töpfen oder als Randbepflanzung, während die hohe Form sich besser für Flächen im Garteninneren eignet. Rosmarin und Thymian sind meist nur in einer Sorte lieferbar, Salbei häufig in mehreren. Rosen brauchen ihren ganz eigenen Platz am Zaun oder am Haus, und es sollte ein sonniger Platz sein. Viele Rosen fühlen sich auch in Töpfen wohl. Hibiskus muß in einem großen Topf gezogen werden und soll im Winter im Haus in der Nähe eines sonnigen Fensters stehen.

Sie können jeder Pflanzenart ihr eigenes kleines Beet anlegen und diese Beete mit Steinen oder anderen niedrigen Einfassungen abgrenzen. Sie können sie aber auch zusammen in kleinen Gruppen wachsen lassen.

Rosen, Hibiskus und Amaranth können bis zu etwa einem Meter hoch werden. Ausgewachsene Zwergtagetes erreichen dagegen nur etwa fünfzehn bis zwanzig Zentimeter. Alle übrigen werden einen guten halben Meter hoch.

Mit der Aussaat der Samen beginnen Sie im Februar im Haus. Jetzt können Sie auch einen kleinen Pflanzplan für Ihren Garten entwerfen. Sie brauchen nicht zu sehr in die Einzelheiten zu gehen, und es kann auch einfach ein Bild sein, das Sie sich nur in der Vorstellung machen. Pflanzen lieben Aufmerksamkeit, und vielleicht können Sie Ihren Heilgarten so anlegen, daß man ihn gut sieht und jeder etwas von der Schönheit der Pflanzen hat.

## Pflanzzeit

Wenn die Gefahr von Nachtfrösten vorüber ist, wird es Zeit, die eigenen Setzlinge und die gekauften Stöcke auszupflanzen. Das geschieht am besten an bewölkten Tagen oder spät nachmittags, wenn der Garten nicht mehr in der prallen Sonne liegt.

Lockern Sie die Aussaaterde um die Setzlinge äußerst vorsichtig, damit Sie die Pflänzchen mit möglichst viel Erde an den Wurzeln herausheben können. Jedes bekommt ein eigenes Setzloch. Setzen Sie die Pflanzen so tief ein, daß sie etwa bis zur halben Stengelhöhe zwischen den Wurzeln und den untersten Blättern im Boden sind. Sorgen Sie dafür, daß die Wurzeln gut abgedeckt sind und die Pflanze sicher steht. Die Erde um den Stengel wird leicht angeklopft. Wenn alle Pflanzen an Ort und Stelle sind, werden sie mit einem Gartensprenger oder der Gießkanne reichlich gegossen.

## Pflege

In der ersten Woche werden die jungen Pflanzen morgens und abends gegossen, danach zweimal wöchentlich. Entfernen Sie kontinuierlich alles Unkraut, damit Ihre Pflanzen genügend Platz zum Wachsen haben.

Und verweilen Sie immer wieder einmal bei ihnen. Teilen Sie ihnen hörbar oder nur innerlich mit, daß Sie bei Krankheiten des Körpers und des Geist ihre Hilfe in Anspruch nehmen möchten. Bekunden Sie Ihre dankbare Anerkennung für die Heilkräfte der Pflanzen, und versprechen Sie, daß Sie gut für sie sorgen werden. Vergessen Sie auch nicht, ihre Schönheit zu bewundern.

## Ernte

Wenn Ihre Pflanzen gedeihen, können Sie schon nach dreißig Tagen erste Blätter und Blüten pflücken. Halten Sie jedoch vorher einen Augenblick inne, um ihnen die Aufmerksamkeit zuzuwenden, mit der Sie einem Freund begegnen würden. Erklären Sie ihnen, daß Sie ein paar Ihrer Blätter und Blüten für einen Tee, ein Bad oder sonst eine Anwendung nehmen werden. Erklären Sie, weshalb und für wen das nötig ist. Danken Sie der Pflanze; bekräftigen Sie Ihren Glauben, daß sie Ihnen helfen wird, das Angestrebte zu erreichen.

Den Sommer über können Sie immer wieder Stengel, Blätter und Blüten pflücken, solange Sie nicht zuviel nehmen und damit das Leben der Pflanze gefährden. Eine Faustregel: Im Hochsommer nimmt man niemals mehr als höchstens ein Drittel einer Pflanze. Wenn mehr da ist, als Sie verwenden können, trocknen Sie die abgeschnittenen Stengel für den Winter.

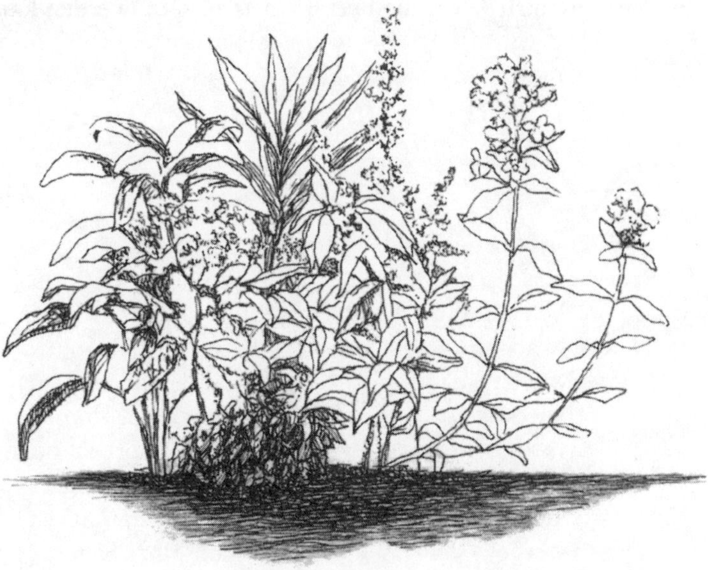

## Das Trocknen der Pflanzen

Legen Sie die Stengel auf unbedrucktem Papier an einem Fenster aus, wo genügend Licht und gute Luftzirkulation ist. Sie können sie auch zu kleinen Sträußen binden und in der Küche oder in einem trockenen Kellerraum aufhängen. Manche legen die Pflanzenteile auf ein Backblech und lassen sie bei 35–40 °C eine Stunde im Backofen trocknen – so lange, bis sie ganz spröde werden.

## Aufbewahrung

Bewahren Sie die Kräuter in Papiertüten oder Gläsern trocken auf. Geben Sie sehr gut acht, daß sich kein Schimmel bildet. Sollte es irgendwo doch zu schimmeln beginnen, müssen Sie mit den noch nicht angeschimmelten Resten noch sorgfältiger verfahren. Alles Verschimmelte gehört auf den Kompost, oder Sie legen es zurück auf die Beete, wo es zersetzt werden kann.

FÜNFTER TEIL

# Alltagsweisheit der Maya: Neun Regeln für ein gesundes Leben

Die Menschen in den Maya-Dörfern führen im allgemeinen ein sehr einfaches Leben. Sie essen das, was sie selbst anbauen, sie arbeiten hart, und ihr Leben ist auf die Gemeinschaft ausgerichtet. Bevor sie sich zu einer Sanitätsstation aufmachen, werden sie sehr wahrscheinlich erst einmal mit ihren Hausmitteln aus der Natur zurechtzukommen versuchen. Da in einem Haushalt alle Generationen einer Familie leben, sind meist ältere Menschen anwesend, die sich auf Kräuterarzneien, Kräuterbäder oder Massage verstehen.

Natürlich können wir nicht so leben wie diese Maya, aber ich glaube, wir dürfen ihnen ruhig einiges abschauen. Deshalb hier neun Anregungen für vorbeugende Maßnahmen, die den Maya selbstverständlich sind und auch Ihnen zu einem langen, gesunden und produktiven Leben verhelfen können. Diese Anregungen können wir aufgreifen, selbst in der Hetze dieses modernen Lebens.

## Ernährung

Essen Sie nicht zuviel. Hören Sie auf, bevor Sie satt sind. Nach einigen Minuten wird das Sättigungsgefühl eintreten, denn die Speisen quellen im Magen auf.

Kauen Sie gut. Der Magen hat keine Zähne. Nur wenn Sie langsam und gründlich kauen, kann Ihr Körper gut verwerten, was Sie essen.

Hier die günstigste Zusammensetzung Ihrer Nahrung:

- 75 Prozent Obst und Gemüse
- 10 Prozent eiweißhaltige Nahrungsmittel wie Fleisch, Milchprodukte, Bohnen oder Samen und Nüsse
- 10 Prozent Vollkorngetreide, etwa Reis, Quinoa, Hirse und Weizen
- 5 Prozent Fett und Öl

- Nehmen Sie möglichst ökologisch erzeugte Nahrungsmittel zu sich.
- Lassen Sie weißen Zucker, Süßspeisen und Koffeinhaltiges soweit wie möglich weg. Essen Sie zwischen den Mahlzeiten höchstens Obst und Nüsse, und auch die nur, wenn Sie wirklich Hunger haben.
- Essen Sie nicht spät abends, und lassen Sie zwischen den einzelnen Mahlzeiten mindestens vier bis sechs Stunden vergehen.
- Lassen Sie keine Gelegenheit aus, eine Mahlzeit auszulassen.
- Und höchstens zwei alkoholische Getränke pro Tag.

## Wasser

Trinken Sie viel reines Wasser. Unser Körper braucht mindestens acht Gläser am Tag, und wenn die Gesundheit zu wünschen übrigläßt, brauchen wir noch mehr. Das Wasser soll nicht zu kalt sein; Zimmertemperatur ist am besten.

## Bewegung

Bewegung ist enorm wichtig. Sehen Sie zu, daß Sie etwas tun, was Ihnen wirklich Spaß macht, damit Sie dabeibleiben. Spazierengehen, Tanzen, Schwimmen, Yoga, Gewichtheben – so etwas tut wirklich gut. Wer zuviel zu tun hat oder ein wenig faul ist, kann sich ein Stretching-Video kaufen und täglich damit üben. Schon dreißig Minuten, jeden Tag, werden Ihr Leben verändern. Versprochen.

## Natürliche Heilmittel

Finden Sie heraus, welche natürlichen Heilmittel sich für Sie am besten zur Vorbeugung eignen. Abonnieren Sie eine Zeitschrift für ganzheitliches Heilen, und informieren Sie sich über natürliche Therapieformen, die Sie selbst zu Hause anwenden können, bevor Sie den Arzt rufen.

## Massage

Leisten Sie sich so oft wie möglich eine Ganzkörpermassage. Massage baut Streß ab, stärkt das Immunsystem und fördert die Durchblutung.

## Fühlen

Machen Sie Ihren Gefühlen gegenüber einem Freund oder einer Freundin Luft. Lassen Sie sie nicht unter der Oberfläche schwelen. Durch das Aussprechen lernen Sie sich selbst besser kennen, und negative Energien werden abgebaut.

## Geben

Lassen Sie die Gemeinschaft von Ihrer Zeit und Ihren Fähigkeiten profitieren. Machen Sie mit, übernehmen Sie etwas, was anderen nützt. Geben lohnt sich. Im Geben schauen wir auf die Bedürfnisse anderer und lösen uns für diese Zeit von unseren eigenen. Wenn wir für andere da sind, werden irgendwie auch unsere eigenen Bedürfnisse befriedigt.

## Atmen

Man kann nur staunen, wie wenig wir das simpelste aller Gesundheitsmittel nutzen – den Sauerstoff. Jede Zelle des Körpers braucht ihn, jeder Atemzug ist Brennstoff. Besorgen Sie sich ein Buch, nach dem Sie Techniken der Tiefenatmung erlernen können. Schon fünf Minuten am Tag werden Sie bis in die letzte Faser stärken. *Und rauchen Sie nicht!*

## Spielen

Ruhen Sie sich viel aus, machen Sie sich klar, was Spaß und Freude für Sie bedeuten, und dann holen Sie sich so viel wie möglich davon.

# Rositas Dank

Es besteht ein Unterschied zwischen Weisheit und Wissen. Ich kann nur andeuten, was ich den traditionellen Heilern verdanke, die mir in den dreißig Jahren meines Lebens in Mittelamerika ihre Weisheit vermittelt haben. In dem Wunsch, Menschen zu helfen, denen sie nie begegnen würden, verhalfen Sie mir zu einem wahren Schatz von über Generationen angesammeltem Wissen. Sie waren Töpfer, Sattler, Näherinnen, Kräuterkundige, Massagetherapeuten, Schamanen, Hebammen und Schlangendoktoren. Lauter für beide Seiten schöne Beziehungen über so viele Jahre.

Dank den Mitgliedern der Traditional Healers Foundation:

Don Elijio Panti, Maya-H'men, der mich mehr als jeder andere traditionelle Heiler unter seine Fittiche nahm und dessen Lehrling, Schützling und Freundin ich war. Er starb 1996 im Alter von 103 Jahren nach einem wunderbaren, überaus schöpferischen Leben im Dienst an anderen. Am Tag seines Todes wurde der Himmel reicher und die Erde ärmer.

Hortence Robinson, Hebamme und Schamanin, deren Freundschaft und Wissen mich bereichert haben. Viele der Kräuterrezepte in diesem Buch habe ich im Laufe von über zehn Jahren von ihr gelernt. Wenn es auch manchmal wie das Haschen nach Federn im Wind war, ist es mir doch gelungen, manches von ihren intuitiven Geistesblitzen und einem in ihrer Familie durch Generationen von Heilern gewonnenen Erfahrungsschatz festzuhalten.

Beatrice Waight, Dorfheilerin in Belize, die mir großzügig ihr Wissen vermittelte und über viele Jahre eine gute Freundin gewesen ist. Beatrice ist Mutter von neun Kindern, ausgebildet und in die alten Traditionen der Yucateca-Maya eingeführt von ihrem Vater und den beiden Großmüttern, die in einer Zeit kriegerischer Auseinandersetzungen aus Mexiko nach Belize gekommen waren. Eine starke und schöne Frau.

Polo Romero, Schlangendoktor und Buschmeister, der sich um mich gekümmert und mich angeleitet hat in all den Jahren, die er im Busch arbeitete. Er sammelte Pflanzen, gab sein Wissen weiter, barg und verpflanzte Heilpflanzenarten im Terra Nova Forest Reserve.

Dank auch an die traditionellen Heiler Juana und Antonio Cuc, die etliche Generationen mit ihren Pflanzenheilmitteln versorgt haben; Juana Shish, die im Dorf Succotz für die medizinische Grundversorgung zuständig ist; Barbara Fernandez aus Belize City, die dort am Markt einen im ganzen Land bekannten und anerkannten Kräuterladen führt und außerdem ein Buch geschrieben hat, *Medicine Woman: The Herbal Tradition of Belize*; Thomas Green aus dem Bezirk Cayo, der sein Handwerk in den Chiclegummi-, Kautschuk- und Mahagonilagern erlernte und dazu ein meisterhafter Kanubauer ist; den verstorbenen Percival Reynolds, der »wissenschaftlicher Kräuterheilkundiger« genannt zu werden liebte; Winston Harris aus Cristo Rey in Cayo, Meister des Überlebens im Dschungel und Schlangenbißheiler; Andrew Ramcharon, berühmter Schlangendoktor aus Calcutta im Bezirk Corozal, der von seinem Vater und Großvater, beide aus dem indischen Kalkutta, ausgebildet wurde; und Artita Guerra, Töpferin und traditionelle Heilerin von Durazno, Guerrero, in Südmexiko.

Ich kann jedem schreibenden Menschen nur wünschen, daß ihm eine so geduldige und bereitwillige Muse zur Seite steht wie Nadine Epstein, meine Freundin und getreue Mitautorin. Seit ich sie kenne, schreibe ich besser und bin ein besserer Mensch geworden. Danke, Noah Phillips, für deine Geduld, während deine Mama all die Stunden mit mir am Computer verbrachte.

An meinen Mann, Greg Shropshire, für all seine Liebe und Unterstützung während der vergangenen zwanzig Jahre.

Meinen Kindern James Arvigo, James Cimarolli und Crystal

Arvigo; sie repräsentieren für mich die Lehren der Vergangenheit, die Zukunftshoffnung und den Antrieb für die Gegenwart. Ein besonderer Dank an Crystal, die auf der Ix Chel Farm alles managte, so daß ich bei der Arbeit an diesem Buch immer wieder mal für längere Zeit abwesend sein konnte.

An meine Tante Emma Eshoo für ihre Unbezähmbarkeit.

An Michel J. Balick, Direktor des Institute of Economic Botany und des New York Botanical Garden, der gute Ethnobotaniker und Feldforscher aus uns machte. Ihm habe ich so viel zu verdanken, denn er war es, der mich in die Welt der Wissenschaft und der Pflanzen einführte, und so wuchs in mir die Liebe zur Pflanzenkunde und zum Heilen wie der Wald ringsum. Seiner Assistentin Liz Pecchia für ihre Geduld und Hilfsbereitschaft in all den Jahren. An Willa Capraro für sehr wertvolle Hilfen in allen Bereichen des Belize Ethnobotany Project (BEP). In den neun Jahren, in denen BEP in Belize Heilpflanzen sammelte, die in Washington auf Wirksamkeit gegen Krebs und Aids untersucht wurden, stellte USAID (United States Aid to International Development) die erforderlichen Mittel bereit; viele der in jener Zeit gewonnenen Erkenntnisse sind in dieses Buch eingeflossen. Dank für die Unterstützung des U.S. Cancer Institute und Dr. Gordon Cragg; an die Rockefeller Foundation, die Metropolitan Life Insurance Foundation, die Overbrook Foundation, die Eddwar John Noble Foundation, den Philecology Trust, die Rex Foundation, die John D. und Catherine T. MacArthur Foundation und die Nathan Cummings Foundation.

An Patty und Matt Long sowie die Gildea Foundation, die unser Bush Medicine Camp für Kinder so großzügig unterstützten – mögen die Maya-Geister es ihnen lohnen. Dank auch an die unerschrockenen Camper Emery, Patrick und Dorothy Long.

An Hugh O'Brien, Leiter der Central Farm in Belize, früherer Rektor des Belize College of Agriculture und Direktor des Medicinal Plants Committee in Belize, der auch in schwierigsten Zeiten an unsere Arbeit glaubte und uns stets unterstützte.

An Raphael Manzanero, Earl Green, Richard Belisle, Oscar Rosado, Daniel Silva, Francisco Salazar, John Link, John Pinelo, Carol August, Melanie Santiago, Dennis Jones und The Belize Enterprise for Sustainable Technology, Bridget Cullerton und Ainslie Leslie.

An meine langjährige Freundin, Schwester und Mitstreiterin Colletta Aberdale für all ihr Wissen und Können, ihr Engagement und ihre Loyalität. An Mick, Lucy, Piers, Bryony und Ann Fleming, die mir über so viele Jahre gute Freunde und Nachbarn gewesen sind. Was wäre ich ohne die vielen Nachmittagstees und Ruhepausen bei euch!

An die Mitarbeiter der Ix Chel Tropical Research Foundation: Tara Blanco Gamero, Rigoberto Gamero, Ruth Guttierez Coh, Ruth Pech, Pablo Cocom, Rolando Cocom, Vivian Tzib, Belarmino Mai, Auxiliadora und Rigoberto Pech.

An Forestry Department und Conservation Division des Belize Ministry of Natural Resources; hier bekamen wir die Erlaubnis zum Sammeln der Pflanzen und große Unterstützung, ohne die wir nicht viel hätten erreichen können.

An meine Heldinnen und Helden: Ethel Arvigo, Sharon Matola, Patch Adams, Katie Valk, Rosemary Gladstar, Gail Ulrich, Brigitte Mars, Marion Rose, Feather Jones, Diana DeLuca, Christa Obuchowski, Jim Duke, Mark Blumenthal, Katy Moran, Steve King, Norman Farnsworth, Al Kapuler, Sue Clemens, Janice Alcorn, Trish Flaster, Seven Song, Pam Montgomery, Varro Tyler, Mindi Green, Michael Tierra, Susun Weed, Janice Longboat, Timothy Plowman und Ann Bradburn.

An Bob und Nettie Jones von Eva's Restaurant in San Ignacio, Cayo, für Millionen Gefälligkeiten und viel Lachen.

An so viele vom New York Botanical Garden: Daniel Atha, Noah Goldstein, Hans Beck, Brian Boom, Mee Young Choi, Willa Capraro, Douglas Daly, Gregory Long und Michael Nee. An die Mitarbeiter des Herbariums und der Bibliothek und an die Botaniker des Institute of Systematic Botany und ihre Kollegen überall auf der Welt, die beim Identifizieren der in diesem Buch genannten Pflanzen halfen.

An Frontier Herbs in Norway, Iowa, Nick Frost aus Santa Fé in New Mexico und das Bioneers Institute für die Unterstützung, die sie den Projekten der Traditional Healers Foundation gewährt haben.

Und zum Schluß – aber gewiß nicht zuletzt – den Bäumen und Pflanzen von Belize: Ihr seid meine Lehrer, Heiler, Berater und Gefährten, ihr seid das, wozu ich hier bin. Ich hoffe, daß unser Bemühen um euch ein wenig eurem Bemühen um uns entspricht. Ich bete für eure geschützte und geachtete Zukunft in Belize, in Mittelamerika und überall auf der Welt.

Ich danke den Neun Maya-Geistern, vor allem Ix Chel, die mir während all der Jahre Traumvisionen schenkten und immer für mich da waren.

Ix Chel Farm, Belize

# Nadines Dank

An Rosita Arvigo als wunderbare Freundin, als Übernachtungsgast, als Gefährtin beim Schreiben und Lernen und bei allen Abenteuern.

An Bridget Gazo, Bibliothekarin im Bereich präkolumbianische Geschichte an der Dumbarton Oaks Library der Harvard University, die uns den Zugang zu dieser wahrhaft erstaunlichen Informationsquelle erschloß. Die Bücher, die wir dort fanden, bereicherten dieses Buch und uns selbst. An Sandra Parker-Provenzano und Toni Stephens für ihre stets fröhliche Hilfsbereitschaft.

An Charles Eisendrath vom Michigan Journalism Fellows Program und an Max Heirich von der University of Michigan, die mir 1989/1990 eine intensive Beschäftigung mit dem Thema Geist-Körper-Medizin ermöglichten. Aufträge der Zeitschriften *Smithsonian, Ms.* und *Whole Earth Review* führten mich nach Belize.

Gute Ratschläge erhielten wir von unseren Lesern: der Archäologin Anabel Ford, der Nachwuchs-Schamanin Caroline Kenner, der Schriftstellerin Debra Bruno, dem Ethnobotaniker Michael Balick, der Therapeutin Deborah Fox, der Akupunkteurin Margaret Beatty, dem Internisten und Akupunkteuren Ali Safayan, dem Naturheiler Gregory Shropshire und der Naprapathin Sheila Leidy. Der Ethnologe James Boster gab mir weitere Einblicke in die Maya-Heilkunde.

Die Mitarbeiter der Ix Chel Farm und die Helfer beim Bush Medicine Camp gaben sich jede erdenkliche Mühe, uns den Aufenthalt in Belize so angenehm wie möglich zu machen. Patty Long ermöglichte das Medizinlager – und nahm Noah mit auf. Einen besonderen Dank verdient Dorothy Long, die Noah eine so wunderbare Gefährtin war; ihm hat es auch viel Spaß gemacht, unter dem Tisch zu schlafen. An Crystal Arvigo, die über ihre Jahre hinaus klug und besonnen ist.

An unseren Agenten Al Zuckerman und seine Assistentin Faye Greenfield, und an unsere Lektoren, die viel zur Verwirklichung dieses Buchs beigetragen haben – Karen Levine, Doug Abrams und vor allem Renee Sedliar.

An viele liebe Freunde: Linda Feldmann, Rebecca und Evan Roe, Eileen Dzik, Jack Edelstein, Lisa Newman, Jan Genzer, Lonni Moffct, David McCandlish, Georgia Moffet-McCandlish, Monica Bussolati, E.R. Shipp, Tracey Steiner, Laurent Amzallag, Arlene Dookwah, Joe Dempsey, Sharon Gillooly, Evan und Claire Dempsey, Natasha Nenadivic und Marcus, Gloria und Mike Levitas, Deborah Fox, Bob und Claudia Schwebel, Teresa Leal, Lucinda und Sydney LaRee und die Familie Cavalieri-Grosse. Danke euch allen.

An James Bronson: Ihm fielen immer neue Anwendungen seiner freundlichen Hilfsbereitschaft ein.

An Donald und Jeanne Epstein, Mildred Epstein, Marcy Epstein, Michael Epstein und meine Eltern Ruth und Seymour für Hilfe und Zuspruch.

An John O'Leary: Er zog verlorene Computerdateien wieder an Land, fütterte den Drucker von Hand mit Hunderten von Seiten, hielt mich auf dem laufenden und verstand es immer, mich zum Lachen zu bringen.

An Noah Phillips, die Freude aller: Er war geduldig mit einer Mama, die den Computer mit Beschlag belegte, so daß er *Carmen Sandiego* längst nicht so oft spielen konnte, wie er gern gewollt hätte.

Washington, D.C.

Der Verlag und die Redaktion der deutschen Ausgabe danken Herrn M. Auth vom Kräutergarten in München für seine Nachforschungen zu den in diesem Buch vorkommenden Heilkräutern und die Ergänzungen des Pflanzenindex.

# Anmerkungen

## Vorwort

1. Eric Thompson, 1930, S. 68–69.

## Erster Teil

1. Freidel, Schele und Parker.
2. Silver.
3. Einführung in das Popol Vuh, Übersetzung James A. Fox. Auf der Website der Stanford University zum Popol Vuh: www.Stanford.edu/class/anthro98a.
4. Dennis Tedlock.
5. Ebenda.
6. Freidel, Schele und Parker, S. 51.
7. Morley.
8. Freidel, Schele und Parker.
9. Foster.
10. Boster.
11. Silver.
12. Boster.
13. Foster.
14. Michael Coe, *The Maya*, 1966.
15. Ebenda.
16. Freidel, Schele und Parker.
17. Gordon Schendel, *Medicine in Mexico*, 1968.
18. Chaiken.
19. Berlin.
20. Boster.

21. Harner.
22. Eliade.
23. Silver.
24. Ingerman.
25. Kay.
26. Douglas.

## Vierter Teil

1. Dossey, 1995.
2. Ingerman, S. 19.

# Pflanzenindex

Vorbemerkung zur Bestellbarkeit:

Damit Sie die Rezepte in diesem Buch auch zu Hause anwenden können, haben wir Wert darauf gelegt, daß die darin vorkommenden Heilkräuter in Deutschland erhältlich sind. Im folgenden finden Sie Informationen zur Lieferbarkeit der jeweiligen Pflanzen. Weiter unten ist außerdem eine Bezugsquelle angegeben, über die Sie die meisten von ihnen bestellen können.

V = immer vorrätig, L = kurzfristig lieferbar, F = wird frisch verwendet, A = apothekenpflichtig, U = Pflanze unbekannt oder nicht in Deutschland erhältlich, R = als Räucherstoff erhältlich, N = nicht notwendig

Ein paar Pflanzen sind in Deutschland bisher nicht im Handel. Wir hoffen allerdings, mit diesem Buch die Nachfrage und damit auch die Versorgung anzuregen. Eine Änderung der Bestellage werden wir bei Folgeauflagen dieses Buches berücksichtigen.

Ackerschachtelhalm – *Equisetum arvense* (V)

Aloe – *Aloe vera* (F bzw. als Saft, V)

Amaranth, Fuchsschwanz – *Amaranthus retroflexus* (bisher sind nur die Samen erhältlich, nicht die Blätter; der Amaranthanbau in Deutschland ist noch im Versuchsstadium)

Avocado – *Persea americana* (F)

Balsambaum, siehe Perubalsam

Balsambirne – *Momordica charantia* (F)

Banane – *Musa acumi-*

*nata*, siehe auch Obstbanane (F)
Basilikum, Basilienkraut – *Ocimum basilicum* (V)
Bejuco de Hombre, »Menschenliane« – *Agonandra racemosa* (U)
Bengalrose (rote Rose) – *Rosa chinensis* (kann ersetzt werden durch *Rosa damascena*)
Brennessel, große – *Urtica dioica* (V)
Brutblatt – *Kalanchoe pinnata* (F; als homöopathisches Mittel erhältlich, A)
Ceiba, siehe Kapokbaum
Chayote, siehe Stachelgurke
Chinawurzel, Stechwinde – *Smilax china* (L)
Damiana – *Turnera diffusa* var. *aphrodisiaca* (V)
Desmodium – *Desmodium adscendens* (L)
Epazote, mexikanisches Teekraut, Gänsefuß – *Chenopodium ambrosioides* (L)
Feigenkaktus, Opuntie, Nopal – *Opuntia cochenillifera* (F; Saft und Blätter nicht erhältlich)
Gewürznelke – *Syzygium aromaticum* (*Eugenia caryophyllata*) (V)
Gomartharzbaum, Gumbolimbo – *Bursera simaruba* (U)
Guaco, siehe Pfeifenblume
Guinweo – *Agonandra*-Art (U, N)
Gumbo-limbo, siehe Gomartharzbaum
Herzgespann, Löwenschwanz – *Leonurus cardiaca* (V)
Hibiskus, chinesischer Roseneibisch – *Hibiscus rosa-sinensis* (kann ersetzt werden durch *Hibiscus sabdariffa*, V)
Holunder – *Sambuccus nigra* (V)
Ingwer – *Zingiber officinalis* (V)
Johanniskraut – *Hypericum perforatum* (V)
Kamille, echte – *Matricaria recutita* (V)
Kamille, römische – *Anthemis nobilis* (V)
Kapokbaum – *Ceiba pentandra* (U)
Kartoffel – *Solanum tuberosum* (F)
Kawa-Kawa, Rauschpfeffer – *Piper methysticum* (V)
Klette, große – *Arctium lappa* (V)
Knoblauch – *Allium sativum* (F)
Kopalbaum – *Protium copal* (R)
Krauser Ampfer – *Rumex crispus* (V)

Kürbis – *Cucurbita pepo* (F und Kerne, V)
Löwenschwanz, siehe Herzgespann
Löwenzahn – *Taraxacum officinale* (V)
Mais – *Zea mays* (F)
Maisgriffel – *Stigmata maidis* (L)
Menschenliane, siehe Bejuco de Hombre
Melisse – *Melissa officinalis* (V)
Mexikanisches Teekraut, siehe Epazote
Mimose, siehe Sinnpflanze
Nelkenpfeffer, siehe Piment
Nopal, siehe Feigenkaktus
Obstbanane – *Musa paradisiaca*, siehe auch Banane (F)
Opuntie, siehe Feigenkaktus
Orange oder Mandarine – *Citrus sinensis* oder *Citrus reticulata* (F)
Papaya – *Carica papaya* (F)
Passionsblume – *Passiflora incarnata* (V)
Petersilie – *Petroselinum crispum* (F, V)
Pfefferminze – *Mentha piperita* (V)
Pfeifenblume, Guaco – *Aristolochia odoratissima* (U, N; bei der Aristolochiasäure sind gesundheitliche Nebenwirkungen nicht ausgeschlossen, daher ist die Verwendung dieser Pflanze in Deutschland nicht erlaubt)
Perubalsam – *Myroxylon balsamum* (L)
Piment, Nelkenpfeffer – *Pimenta dioica* (V)
Portulak – *Portulaca oleracea* (F)
Rebhuhnbeere – *Mitchella repens* (U)
Rettich – *Raphanus sativus* (F)
Ringelblume – *Calendula officinalis* (V)
Rose (rot), siehe Bengalrose
Roseneibisch, siehe Hibiskus
Rosiges Immergrün – *Catharanthus roseus* (U)
Rosmarin – *Rosmarinus officinalis* (V)
Rotklee, Wiesenklee – *Trifolium pratense* (V)
Sabalpalme – *Serenoa repens* (identisch mit *Sabal serrulata*, L)
Salbei – *Salvia officinalis* (V)
Samtblume, siehe Tagetes
Schafgarbe – *Achillea millefolium* (V)
Sesam – *Sesamum indicum* (V)
Sinnpflanze, Mimose – *Mimosa pudica* (diese Mimosenart U)

Springkraut, Balsamine – *Impatiens capensis* (U)
Stachelgurke, Chayote – *Sechium edule* (F)
Stechwinde, siehe Chinawurzel
Stierhornakazie – *Acacia cornigera* (N)
Stinktierwurzel, Schneebeerenwurzel – *Chiococca alba* (U)
Stockrose, Eibisch – *Althaea rosea* (V)
Studentenblume, siehe Tagetes
Tagetes, Studentenblume, Samtblume – *Tagetes erecta* und verwandte Arten
Thymian – *Thymus vulgaris* (V)
Tres Puntas – *Neurolaena lobata* (U; kann zum Teil ersetzt werden durch *Echinacea-purpurea*-Wurzel, V)
Verbena-Art – *Stachytarpheta cayennensis* (kann ersetzt werden durch Verbena, *Lippia citriodora*, V)
Wegerich – *Plantago*-Art (V)
Weinraute – *Ruta graveolens* (A)
Yamswurzel, wildwachsende – *Dioscorea mexicana* (V)
Zimt – *Cinnamomum verum* (V)
Zitronengras – *Cymbopogon citratus* (V)
Zitronenstrauch (»Oregano«) – *Lippia graveolens* (kann ersetzt werden durch Verbena, *Lippia citriodora*, V)
Zwiebel – *Allium cepa* (F)

# Bezugs- und Informationsquellen

Einige wenige der in diesem Buch genannten Heilpflanzen sowie die daraus zubereiteten Tinkturen und Arzneien werden im deutschsprachigen Raum schwer zu beschaffen sein. Der Import unterliegt außerdem sehr strengen Bestimmungen, so daß dieser umständliche und aufwendige Weg für den einzelnen kaum gangbar sein dürfte.

Für die Suche nach hierzulande noch ungewöhnlichen Heilpflanzen empfehlen sich folgende Schritte:

1. Machen Sie eine naturheilkundlich, insbesondere phytotherapeutisch ausgerichtete Apotheke ausfindig, die mit allen wichtigen Lieferanten auf diesem Gebiet zusammenarbeitet (siehe auch unten stehende Adresse).

2. Informieren Sie sich beim ethnobotanischen Fachhandel, der inzwischen auch im Internet recht gut vertreten ist. Empfehlenswerte Suchbegriffe für den Einstieg sind »Ethnobotanik« und »Ethnomedizin«.

3. Sehen Sie sich in Gärtnereien und Gartenmärkten um. Viele Pflanzenzuchtbetriebe stellen eine breite Palette auch sehr ausgefallener Exoten bereit.

Viele der hier beschriebenen Kräuter sind unter folgender Adresse erhältlich oder können innerhalb kurzer Frist bestellt werden. Der Kräutergarten führt die meisten Produkte aus kontrolliert biologischem Anbau oder kontrolliert biologischer Wildsammlung.

Kräutergarten
Inh. Romana Auth
Pestalozzistr. 3

80469 München
Tel./Fax: 0 89/23 24 98 02
www.kraeutergarten-muenchen.de
www.biodrogerie.de

Weitere Informationen erhalten Sie auch direkt an der Quelle:

**Ix Chel Farm**

San Ignacio, Cayo
Belize
ixchel@btl.net
www.ixchelherbs.com
www.rainforestremedies.com

**Workshops zur Maya-Bauchmassage (Maya Abdominal Massage)**

Informationen bei:
Colletta Aberdale
43 Beacon St.
Northampton, MA 10016
USA
colletta@javanet.com

**Seminare über Gesundheitsvorsorge und Heilkunde der Maya (Maya Health and Healing Seminars)**

Angeboten werden diese Seminare von der Ix Chel Tropical Research Foundation und der Traditional Healers Foundation.
Kontakt über:

Ix Chel Farm
San Ignacio, Cayo
Belize

011-501-923-870
ixchel@btl.net

Dort bekommt man auch Informationen über die Traditional Healers Foundation of Belize, das Mitteilungsblatt *Tree of Life*, das Terra Nova Forest Reserve und das Tree Planting Camp Program sowie das Bush Medicine Camp for Children. Auch Spenden werden dort entgegengenommen.

# Literatur


Amman. *Medical Secrets of Your Food*. Mysore, Indien: Wesley Press, 1979.

Arvigo, Rosita. »Maya Uterine and Abdominal Massage«. Unveröffentlichtes Manuskript. San Ignacio, Belize, 1998.

–, und Michael J. Balick. *Die Medizin des Regenwaldes: heilende Kräfte der Maya-Medizin*. Aitrang: Windpferd, 1994.

–, und Nadine Epstein. *Mein Leben als Medizinfrau*. Bern, München, Wien: Scherz, 1995.

Ayensu, E. S. *Medicinal Plants of the West Indies*. Algonac, Michigan: Reference Publications, 1981.

*Badianus Manuscript: An Aztec Herbal of 1552*. Baltimore: Johns Hopkins University Press, 1940.

Berlin, Brent und Elois. *Medical Ethnobotany of the Highland Maya of Chiapas, Mexico: The Gastrointestinal Disease*. Princeton, New Jersey: Princeton University Press, 1996.

Boster, James. *Kekchi Maya Curing Practices in British Honduras*. Cambridge, Massachusetts: Harvard University Press, 1973.

Chaiken, Miriam. *Menorahs, Mezuzas, and Other Jewish Symbols*. New York: Clarion Books, 1990.

Colby, Benjamin N. und Lore M. *The Daykeeper: The Life and Discourse of an Ixil Diviner*. Cambridge, Massachusetts: Harvard University Press, 1981.

Dossey, Larry. *Heilende Worte: die Kraft der Gebete und die Macht der Medizin*. Südergellersen: Martin, 1995.

–. *Prayer is Good Medicine*. San Francisco: Harper San Francisco, 1996.

Douglas, Bill Gray. »Illness and Curing in Santiago Atitlan: A Tzutujil Maya Community in the Southwest Highlands of Guatemala«. Dissertation, Stanford University, 1969.

Duke, James A. *The Green Pharmacy*. Emmaus, Pennsylvania: Rodale Press, 1997.

Eliade, Mircea. *From Muhammed to Medicine Men*. New York: Harper & Row, 1967.

Fabrega, M., und Daniel Ben Silver. *Illness and Shamanistic Curing in Zinzcantan: An Ethnomedical Analysis*. Stanford, California: Stanford University Press, 1973.

Foster, George W. *Hippocrates' Latin American Legacy: Humoral Medicine in the New World*. Berkeley, California: Gordon and Breach Science Publishers, 1994.

Freidel, David, Linda Schele und Joy Parker. *Maya Cosmos: Three Thousand Years on the Shaman's Path*. New York: William Morrow, 1993.

Gilbert, A., und M. Cotterell. *The Mayan Prophecies*. Rockport, Massachusetts: Element Books, 1995.

Girard, R. *Esotericism of the Popol Vuh*. Pasadena, California: Theosophical University Press, 1979.

Harner, Michael. *Der Weg des Schamanen: ein praktischer Führer zu innerer Heilkraft*. Genf, München: Ariston, 1994.

Ingerman, Sandra. *Auf der Suche nach der verlorenen Seele*. München: Econ Taschenbuch Verlag, 2000.

Jackson, M., und T. Teague. *The Handbook of Alternatives to Chemical Medicine*. Oakland, California: Teague & Jackson, 1982.

Kay, M. A. *Healing with Plants in the American and Mexican West*. Tucson, Arizona: University of Arizona Press, 1996.

Kunz, J., und A. Finkel. *The American Medical Association Family Medical Guide*. New York: Random House, 1987.

Middleton, J. *Magic, Witchcraft, and Curing*. Austin: University of Texas Press, 1967.

Morley, Sylvanus G., und G. W. Brainerd. *The Ancient Maya*. Stanford, California: Stanford University Press. 1983.

Peredo, M. G. *Medical Practices in Ancient America*. Mexico: Euroamerican Editions, 1992.

Reichel-Dolmatoff, G. *The Sacred Mountain of Columbian Kogi Indians*. E. J. Brill, 1990.

Robineau, L. *Towards a Caribbean Pharmacopeia*. TRAMIL, 1991.

Rogers, S. *The Shamanic Healing Way*. Ramona, California: Acoma Books.

Shaw, R. J. *The Ancient Maya*. Stanford, California: Stanford University Press, 1994.

Silver, Daniel Ben. »Zinacanteco Shamanism«. Dissertation, Harvard University, 1966.

Simons, A., B. Hasselbring und M. Castleman. *Before You Call the Doctor*. New York: Fawcett Columbine, 1993.

Stevens, J. L. *Incidents of Travel in Central America, Chiapas, and Yucatan*. New York: Dover Publications, 1969.

Taylor, L. *Herbal Secrets of the Rainforest*. Rocklin, California: Prima Health, 1998.

Tedlock, Barbara (Hg.). *Dreaming: Anthropology and Psychology Interpretations*. Cambridge: Cambridge University Press, 1987.

Tedlock, Dennis (Übers.). *Popol Vuh: The Definitive Edition of the Mayan Book of the Dawn of Life and the Glories of Gods and Kings*. New York: Touchstone/Simon & Schuster, 1985.

Veeris, D. *Green Remedies and Golden Customs of Our Ancestors*. Den Haag, Niederlande: Triangel Publicaties, 1999.

Vogel, H. C. A. *The Nature Doctor: A Manual of Traditional and Complementary Medicine*. New Canaan, Connecticut: Keats Publishing, 1991.

Vogel, V. J. *American Indian Medicine*. Norman: University of Oklahoma Press, 1970.

# Register

**Stichwörter** in *Kursivdruck* bezeichnen Küchenrezepte. **Seitenangaben** in *Kursivdruck* verweisen auf Abbildungen.